中宣部宣传思想文化青年英才项目支持

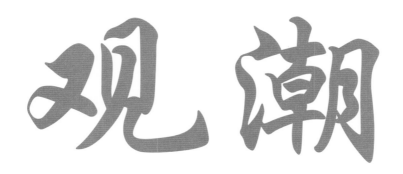

观潮

一名中医人的新闻传播二十年

马　骏　著

U0189017

中国科学技术出版社

·北 京·

图书在版编目（CIP）数据

观潮：一名中医人的新闻传播二十年 / 马骏著 . — 北京：中国科学技术出版社，2024.2
ISBN 978-7-5236-0379-6

Ⅰ . ①观… Ⅱ . ①马… Ⅲ . ①中国医药学—新闻学—传播学—研究 Ⅳ . ① R2

中国国家版本馆 CIP 数据核字 (2023) 第 234063 号

策划编辑	于　雷　韩　翔
责任编辑	于　雷
文字编辑	靳　羽
装帧设计	佳木水轩
责任印制	李晓霖

出　　版	中国科学技术出版社
发　　行	中国科学技术出版社有限公司发行部
地　　址	北京市海淀区中关村南大街 16 号
邮　　编	100081
发行电话	010-62173865
传　　真	010-62179148
网　　址	http://www.cspbooks.com.cn

开　　本	787mm×1092mm　1/16
字　　数	531 千字
印　　张	30
版　　次	2024 年 2 月第 1 版
印　　次	2024 年 2 月第 1 次印刷
印　　刷	北京盛通印刷股份有限公司
书　　号	ISBN 978-7-5236-0379-6/R · 3147
定　　价	98.00 元

作者简介

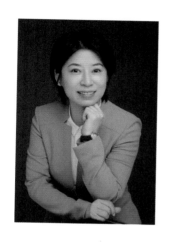

马骏，满族，黑龙江富锦人，医学博士，高级编辑，中医执业医师，中华中医药学会副秘书长。曾任《中国中医药报》副总编辑、《中医健康养生》总编辑。2019 年获中宣部"宣传思想文化青年英才（新闻界）"称号。

毕业于北京中医药大学，从事中医药新闻报道与文化宣传 20 年，先后在《中国中医药报》社记者部、新闻部、专刊部工作，参与创办报纸视点、文化、聚焦等新版面及重大历史性宣传报道任务，创办国家级期刊《中医健康养生》，出版中、英、俄三语版本《中国人的时间养生智慧》等多部著作。获王选新闻科学技术奖、中华中医药学会科学技术奖二等奖、中华中医药学会优秀期刊负责人等奖项，作品获全国中医药好新闻一等奖、二等奖等。

内容提要

　　中医药是中华文明的杰出代表，数千年来为中华民族的繁衍昌盛作出了重要贡献。近二十年，中医药行业在党中央国务院的坚强领导下进入了高速发展的快车道，作者从一名新闻工作者的视角，梳理了不同历史阶段中医药发展的重大决策部署、中医药发展振兴重点热点事件的深入剖析以及对行业楷模的访谈实录，将二十年来跌宕起伏、波澜壮阔的中医药改革发展浪潮的印记，生动地展示在读者的面前，呈现了诸多国医大师、院士、专家、教授和多学科研究者们对中医药的所思所想所为，记录了具有数千年历史的中医药，在新时代伟大变革中面对新环境、新需求如何传承创新、如何体现出自身价值和贡献的种种探索和实践，以期用这些催人奋进的永恒记录激励更多中医药人勇往直前。

许　序

2009 年初，学院安排我协助马骏老师完成学位论文的撰写，初识才晓她在 2003 年就已经从北京中医药大学硕士研究生毕业了，出于好奇地问她为什么还要再读新闻专业，她非常诚恳地回答，为了做出更优质的中医药新闻报道、更广泛地传播中医药文化。时任《中国中医药报》记者部主任的马老师，肩负着工作和家庭双重重担，依然坚持读书求学，我被她的敬业与好学所感动。在后来的论文写作中，马老师结合《中国中医药报》的多年实践经验，深入分析了行业媒体面临的瓶颈和挑战，以及未来发展的可能空间，建设性地提出了创新机制、突出特色、打造品牌和整合资源等策略。该论文不仅体现出马骏老师丰富的业界经验和扎实的理论功底，也成了后来众多致力于研究行业媒体的新闻学子们的参考范本。

2015 年听闻她着手创办健康养生刊物，也就是后来的《中医健康养生》，出于对老友的关心，从她的朋友圈中看到创办之难和付出之多，敬佩之余产生了请马老师来人大课堂做讲座的想法。当我说出想法后，尽管她工作繁忙，仍旧欣然同意了。马老师先后给人大新闻学院的本科生、研究生讲授了媒体的定位与创办、新闻产品的设计等专题，每次讲座后，同学们都会围绕在她身边问这问那，意犹未尽。除了在教学上支持人大新闻人才的培养，马老师还多次受邀参加新闻学院硕士研究生答辩和学术研讨会，从业界专家的视角与学者们分享新型主流媒体在内容生产和传播体系建设上的经验。

近日，马老师又送来了书稿，捧读之后思绪万千。近二十年是我国中医药事业稳步发展的时期，中医医疗服务机构遍布全国各地。习近平总书记指出："要坚持人民至上、生命至上，研发生产更多适合中国人生命基因传承和身体素质特点的'中国药'，特别是要加强中医药传承创新发展。"中医药学是中华文明的瑰宝，传承、创新、发展中医药是新时代中国特色社会主义事业的重要内容之一，而做好中医药的新闻宣传报道有助于答好中医药现代化之问，加快推进我国中医药事业的发展。此书的出版可谓恰逢其时。

从某种意义上来说，著书立说不仅是对前人成果的扬弃和对后人深省的启迪，更是对自己所思所想的梳理、提炼与升华。马老师从事中医药文化事业已有 20 年，本书的出版也反映出她作为中医药改革发展的"记录者""见证者""推动者"的思考与付出，以及在工作之中的勤奋努力、工作之余的深思熟虑，真正做到了"站在天安门上看问题，站在田埂上干工作"。

常言道：文如其人。捧读之后，可以真切感受到作者正沿着"做人低调宽厚，做事踏实细致"的求索之路前行。"欲穷千里目，更上一层楼"。衷心祝愿马老师在中医药文化事业上有更多的收获。

中国人民大学教授

博士生导师　新闻系主任　　许向东

于中国人民大学静园

刘　序

光阴似箭，二十年弹指一挥间，世界格局、经济社会、我们的事业和生活都发生了翻天覆地的变化。我和马骏博士认识于2003年，那时她刚刚从校园毕业步入报社，正是充满朝气和梦想的时候。近日拜读她的最新作品，被她宽广的视野、敏锐的目光、对中医药深刻的认识及接地气的语言所折服。

回顾这些出自她笔下的深度报道、专题采访、热点追踪、科普宣传等，将二十年来跌宕起伏、波澜壮阔的中医药改革发展浪潮的印记，活生生地展现在人们的面前。对她的敬佩油然而生。她已经成为一位资深的编辑、中医药新闻记者和健康养生领域的专家，她所创办的《中医健康养生》杂志在中医药健康养生领域已有着很高的知名度和影响力。主编的《中国人的时间养生智慧》等多部著作，在国内外都受到了广泛的关注和好评。

2014年，在我首次当选为世界针灸学会联合会主席时，曾得到她的深度采访，在书中再次看到这些内容，倍感亲切。由衷感谢以马骏博士为代表的中医药新闻人，胸中有大局、心中有人民、眼中有世界，为中医药传承创新走向世界所作的独特贡献。

"一切向前走，都不能忘记走过的路；走得再远、走到再光辉的未来，也不能忘记走过的过去，不能忘记为什么出发。"本书实录了二十年来马骏博士及其新闻战线上的同仁们，作为记录者、见证者、推动者，在中医药改革发展的历程中所挥洒的汗水、付出的心血、留下的注脚。

我们生逢一个伟大的时代，这些报道从新闻人的角度，梳理了党中央国务院在不同历史阶段对中医药发展的重大决策部署；展现了国医大师、院士、医生、教师等多学科专家对中医药的所思所想所为，他们中的年长者可能早已故去，但他们独特的经验、观点却通过这些报道被留传下来，并不断激励着后学；记录了具有数千年历史的中医药，在新时代、新时期面对新环境、新需求如何传承创新、如何体现出自身价值和贡献的种种探索和实践，不论成功与失败，这些都将成为激励中医药人奋进的永恒记录。

　　这是一部难得的关于中医药文化与发展的参考书。我希望更多的中医药人能在书中看到往昔记忆，看到踔厉奋斗，也看到青春梦想。我也希望这本书能够为读者提供更多的历史启示和现实思考，促进中医药文化的传承和发展，为中医药事业的繁荣和发展作出更大的贡献。

国际欧亚科学院院士

世界针灸学会联合会主席　　刘保延

前　言

清晰记得 2003 年的夏天，迈出北京中医药大学校门，踏进中国中医药报社的大门。日子如白驹过隙，我在北沙滩的这座小楼里，已工作了 20 个春秋。

这是一名中医人不断成长的 20 年。刚入行时，连消息的门径也摸不到，人非生而知之，孰能无惑？从零起步，我在新闻的道路上不断追逐，工作 3 年后决心攻读第二个硕士学位——新闻学，将理论和实践结合在一起。多采多写多练，从采访摄影到编辑写作，越干越有乐趣，从组稿、策划、审版，到创办杂志、业务研究，始终心怀敬畏，笔耕不辍，终于完成了今日的这部作品。

这是一名中医人坚守逐梦的 20 年。如果说，每个中医人心中都有一个振兴中医的梦想，那么做一名中医药媒体人无疑让自己离这个梦想更近一步。生于斯，长于斯，无论潮起潮落，低谷或风口，守护和发扬中医药都是中医药媒体人的职责使命所在。从当年的举步维艰、奋力呐喊，到如今中医药地位提升、文化繁荣，眼望传统中医药在时代大潮中乘风破浪，与有荣焉。

这是一名中医人奋进青春的 20 年。亲历过艰苦困顿的新闻现场，也见证过激动人心的荣光时刻。最欣慰团队伙伴的彼此支援，一路同舟共济；最感念藏在文字背后的朋友支持，有的一面天涯，有的深藏心底；最难忘与业界大师的倾心交谈，即便有些已成逝者，但那时那日是我一生的宝贵记忆。很幸运，我选择了记者这个职业，扎根于中医药的广袤田野，在遗憾的艺术中探究真相，在繁复的世事中鼓舞正义，终不负青春。

书中选取收录了 200 多篇见报稿件，包括消息、特写、通讯、深度报道、随笔、评论等各种新闻体裁，有些尚显粗糙幼稚难属精品，但毕竟是彼时彼刻的真诚记录，故不揣浅陋，恳请师友见教。同时，这些稿件见报离不开报社编辑老师们的精心修改编排，有些作品亦是与其他同志合作完成的，在此一并诚挚感谢。

走在新闻和中医药的交叉地带，我遇到过不少困难和挑战，但更有幸得遇前辈领导、恩师益友的亲切关怀，正是他们的热情指引、无私帮助，令我可以秉持初心逐梦前行。

最后，特别想感谢文中的每一位采访对象，是你们的信任，让我和读者增加了对这个世界和生命的认识维度，并藉由文字，将我们有限的生命连接留存到无限的广阔世界中。

无惧时光流年，正因饱有对中医药最深切的热爱。此生中医人，传承中医魂，终将生生不息。

（本书即将出版之际，女儿如愿考上了中医药大学中医专业，甚慰。）

2023 年 7 月

目　录

第二辑　　　　　　新闻聚焦　深度报道

深度报道是对富有时代感的热点难点问题运用解释、分析、预测等方法，报道来龙去脉，剖析反映问题。记者要善于发现中医药行业问题与不足，通过调研分析引发关注，以助改进。

总有些人站在时代前沿登高望远，为中医药行业定位把脉、指路领航。在会议活动中一些部委官员、两会代表委员、专家院士等常会发表重要观点，需记者格外留心观察提炼。

第四辑　　

围绕中心、服务大局是行业报纸的重要功能定位，把反映国家中医药管理局指导行业发展的时政要闻串联在一起，昨日之新闻即为今日历史。回望一路走来的中医药，步履踏实而坚定。

第五辑　　大江南北　根在基层

在充分发挥中医药特色优势、推动改革发展的历史进程中，各地涌现出大批行业典型，赴实地调研采访，接地气深入民生，可捕捉到更真实、更鲜活的新闻。基层，是新闻报道永不枯竭的源头活水。

第六辑　　　走向国际　传承创新

如今中医药在国际上的"朋友圈"越来越大,"遵循中医药发展规律,传承精华、守正创新"
已成共识,中医药发展进入新阶段。回望过去 20 年,是中医人的共同努力,涓涓细流,
汇成江海。

第七辑　　舆论观察　新闻评论

评论有舆论监督、表明态度、正面引导等作用，每在重大节点或有新闻要事发生，及时发表评论有助读者明辨是非，指导实践，行业报作为坚强舆论主阵地，弘扬主旋律，让中医之声更嘹亮。

编辑是常年"为他人作嫁衣裳"的幕后角色，但有时也需代表编辑部向读者阐发报刊的编辑思想和策划意图，本辑收录的新年寄语、卷首语、发刊词、编者按等，均属此类。

国医大师 杏林剪影

医之大者，岐黄荣光。

本辑以传记或人物访谈的形式，

记录了早年间国医大师们的真学问、真性情、真风采，

分享中医专家、科研工作者、留学生们的精彩人生。

强巴赤列：藏医巨擘

他从青灯苦烛走来，一手捧着传统，一手牵着未来，在风云变幻的历史年代，为藏医药开启新的一页。

他论著上百，弟子近千，活人无数，集藏医药古老的智慧于一身，又无私无欲地播散开去。

他以开放的姿态引进西医，以坚守的姿态护卫传统。作为门孜康最优秀的学者，他的人生历尽坎坷。

6月8日，拉萨大昭寺旁的一座石砌藏式小楼，灿烂阳光下一片静谧。"国医大师"强巴赤列盖着厚厚的毛毯，躺坐在门口的椅子上，身边5位徒弟在烧水、做饭。因为长期伏案，他的双眼已经失明，双腿也无法行走。

几天前，他离开生活了5年的藏医院住所，重新搬回这里，回到这座自己出生的老宅。82岁的强巴赤列声音低沉，言语不多，但当说起还俗结婚、率先入党的青春往事，突然间他放声大笑，皱纹绽放如花，笑声顽皮、得意而悠长。

这是位充满传奇色彩的人物。他自幼接受严格的藏文学、医药和天文历算的训练，是同时代藏医药的集大成者，站在历史的潮头，他积极接受西医，编写了全套现代藏医药教材，让藏医药从寺庙走进学校，开启藏医药科研、教育和对外交流。他以特有的热情、智慧，为藏医药书写了一个新时代。

学业

"我学医是一位女活佛占梦决定的"

他是为数不多的既学习藏医藏药，又掌握藏文学和语法、天文星算的学生。戴上老师亲手制作的绣着诃子和慧剑的帽子，是他最感自豪的事。

"我小时候耳朵长，头颅大，许多人都说我聪明，其实大脑袋的傻瓜有的是。"强巴赤列幽默地说。

强巴赤列的祖父和父亲在拉萨行医颇有名气，家境较好。6岁时，强巴被送到拉萨有名的私人学校，学习藏文 30 个字母和短脚、长脚书法。老师要求非常严格，考试不及格会挨打，或者让学生们按排名互相打耳光。"可能因为吃了父亲配制的藏药央金丸（智慧药）吧"，小强巴的确聪明，5 年后以优异的成绩毕业。

藏医世家的子弟，今后做医生是顺理成章的，但父亲一心想让强巴在噶厦政府中谋一官职。"我学医可没有像今天的大学生那样填志愿，是一位女活佛在神像前占梦决定的。"强巴回忆。

父亲去世后，母亲请一位有名的老尼姑为他的前途占卜。"我和母亲毕恭毕敬地站在老尼姑面前，她久久端详着我的面孔，念念有词地掷出手中的骰子，然后告诉我母亲说，这孩子不能当官，当官活不到 18 岁，如果学医，将来定会造就伟业，成为雪域高原上的大医生。"

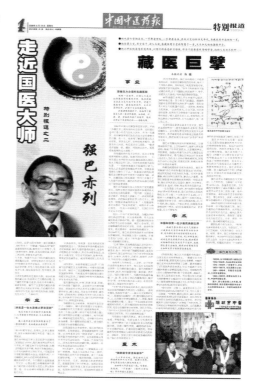

《中国中医药报》2009 年 6 月 19 日报道国医大师强巴赤列的版面

13 岁那年，母亲带着强巴去拉萨"门孜康"（拉萨藏医天文历算学院）向最有名的藏医大师、曾任十三世达赖喇嘛首席保健医的钦饶诺布拜师。巧的是大师年轻时曾向强巴的祖父学过医学，于是强巴 9 年艰辛而难熬的学生生活从此开始。

每天黎明起床，祈祷、背诵、听课、答辩，学习内容除了藏医学，还包括天文历算和藏语法。钦饶诺布大师认为天文历算对启发智慧有好处，藏文语法、书法也非常重要。藏医经典《四部医典》是强巴赤列学习的主要内容，书中 20 多万字的内容，他只花 3 年时间就熟记于心，深得老师喜爱。

为鼓励学生互相竞争，钦饶诺布亲自设计了一顶帽子。帽子前后绣着诃子和慧剑，代表藏医和天文历算两门成绩获得优秀，一共有三人获过此帽（相当于现在的博士帽）。夏天采药期间必须戴上这顶帽子，校外的群众一看就知道这是优等生，没有帽子的学生深为羡慕。那个戴帽采药的夏天，成为强巴赤列前半生最荣耀的回忆。

在钦饶诺布众多徒弟中，强巴赤列的长相俊俏，且性情善良。恩师满意他的学习成绩，认为他是祖父的"转世灵童"，把全部祖传秘方传授给强巴赤列，还有清零算法等许多天文历法的诀窍。"我是一个有福气的人，因为在我学医的启蒙时期，就遇到一位学业和品质高尚的大恩师。"

9年苦读中，还有段"小喇嘛抢走小尼姑"的插曲，他差点为此终止学业。那时，年轻的强巴赤列不甘寺院寂寞，爱上了美丽的德钦卓嘎，二人一起还俗结婚，这在当时是不允许的。后来，得到家人和老师原谅后，他重新获得了学习的机会，也因此更加刻苦钻研。强巴和爱人牵手走过或风雨交加，或风和日丽的岁月，直到1979年德钦卓嘎去世。

事业

顶着压力办现代化藏医院

他像一名旗手，引领人们走过60年藏医药发展的历程。他任西藏自治区卫生厅副厅长多年，创建了藏医学院、藏医院研究所、天文历算研究所，扩建了自治区藏医院。

在极困难的条件下，他编写了藏医史上第一套分科教材，如今藏、川、滇、青、甘地区仍在广泛使用。他为此付出了昂贵的代价——右眼失明。

1951年中国人民解放军进驻拉萨，开始了西藏历史上最深刻的社会变革。此时强巴赤列已是小有名气的私人医生。作为一名藏医，他对解放军医疗队的诊治方法有着极大的兴趣。有一天，他参观了解放军建立的人民医院，深深为儿科、妇科的技术吸引。他想先学习汉语，然后逐步学习西医，"像老虎有翅膀一样，藏医、西医结合治疗，效果更佳是我的远大理想。"

传统藏医治疗是不分科的，医生主要靠观察判断病人病情，检测手段比较单一。后来在强巴赤列担任自治区藏医院院长期间，他大力推动分科门诊，引进先进检测手段和仪器。"一些新的措施在开始遇到了阻力，有些人认为这样会使藏医学灭绝，但我还是顶着压力推行了下去。"执着地引进西医，使藏医在诊断和治疗方面有了创新和飞跃。如今，区藏医院已经发展成一所日门诊量几千人的现代化医院，藏药的科研也在强巴的推动下取得显著成果。

强巴赤列是最早加入中国共产党的藏族医生，他终生难忘1955年随青年参观团在北京见到毛主席的情景。"我不顾一切地走上前去握手，给他老人家献上了一串祖传的紫色佛珠，并把额头紧贴在伟人的大手上，顿觉有一股暖流涌遍我的全身。"入党就意味着对宗教的"叛变和背离"，周围许多人难以接受，一些友人对他疏远了，但强巴赤列对此从不后悔。

他以一个共产党员的执着，为藏医学的地位奔走呼吁着。民主改革初期，有人认为藏医院是宗教的产物，曾一度把藏医院改为以西医为主的综合医院。强巴心急如焚，四处解释藏医药学的科学性。后来，政府听取意见，提出要保护、继承和发扬藏医学。20 世纪 60 年代，强巴和恩师钦饶诺布共同管理拉萨藏医院，师徒俩配合得十分默契，扩建古老的门诊部，成立了医学遗产整理小组，决心重振藏医药事业。

1966—1976 年，在劫难逃的强巴赤列走到人生的谷底，成了"假党员""宗教迷信保护者"，被罢官、批判。然而"破了陶罐得铁锅"，就是在这段时间，强巴赤列写出了 10 万余字的包括基础学、生理学、药理学、诊断学、病理学、内科学、外科学等 11 本藏医学教材。

他经常工作到夜里二三点，由于经常研读那些发黄的木刻书、细小如针尖的挂图说明和一行行蝌蚪般的藏文，强巴的眼睛开始发肿、流泪，有时就像针刺一般疼痛。两年过去，他的右眼失明了，而教材则迅速传遍藏、川、滇、青、甘等五省区的藏族地区，被评价为"第一次用现代观点深入浅出、系统总结藏医真正奥秘的科学著作"。

1976 年，强巴赤列恢复院长职务后，向区政府提出加强西藏藏医药事业的八项建议：一、重视老藏医，抢救医学遗产，二、建立天文星算研究所，三、修建现代化藏药厂，四、健全藏医药研究所，五、在西藏大学增设藏医系，六、搜集、整理和出版藏医古籍，七、建立一个有 100 张床位的藏医院住院部，八、把市藏医院改为自治区直属医院，促进全区藏医事业的发展。强巴赤列说："当时不少人说这些设想'胃口太大'，如今这八项建议全部实现，而且是超规格完成。"

为发扬壮大藏医药事业，强巴赤列多方沟通，积极斡旋。凭借全国人大代表的身份，他呼吁解决了近千名基层医务人员的编制问题，创建了藏医学院、藏医院研究所、天文历算研究所，扩建自治区藏医院，倡导藏医传统管理模式与现代科学管理方式的结合。

医术

"国家级专家没有退休"

二十岁出头时，强巴赤列已是精通藏医和天文历算，能独立采药，背起药箱为病人解忧的医生了。

他始终工作在临床一线，对黄疸、高原病、"宁屈病"（窦性心动过缓）等内科病尤其擅长。

因为身体原因，强巴赤列现在已不能到医院出诊。但他还在藏医院的住所里，每天下午为病人看病，当时他说，"我是国家级专家，国家级专家不能退休。"但岁月和环境并不放过强巴赤列，由于不能随心所欲地开口、用手，徒弟次旦久美说："有时他的情绪很愤怒。"

60 年来强巴赤列几乎从未离开过临床。20 岁时他已是一名小有名气的藏医，跟随钦饶诺布老师背着药包到拉萨八廓街一带的穷苦人和乞丐的帐篷中巡医，一边把脉，观察病人的尿液，一边送药送水，分文不取，当时贫富的悬殊、世界的不公给他留下深刻印象。老师对他说，"病人是医生的儿女，有钱给治，没钱也要治；当官的给治，乞丐也要治"，他一直记在心头。

无论对高官显贵还是身无分文者，强巴的态度始终如一，他无私援助年老体残、智商疯癫的人，还长期免费为农牧区来的学生讲授知识。很多康复的患者和接受过他教育和资助的人，都把他视为身边的"活菩萨"和再生父母。

强巴赤列擅长诊治内科疑难杂症，注重提高临床疗效。20 世纪 60 年代，他深入研究黄疸病，筛选了许多有效药方，主张藏医辨证，西医辨病。他提出用通气火运行之通道法治疗萎缩性胃炎，降气调血安神法治疗查龙病（高血压），用色妥久吉治疗慢性阑尾炎，用阿嘎杰巴治疗心动过缓，用唐庆尼阿、阿嘎尼修等治疗高原性头痛等。

西藏是病毒性肝炎相对高发区，强巴赤列根据"赤巴其性热毒应按毒论治"的思路，提出肝胆热症本质为赤巴热毒，应用牛黄青鹏散、欧百尼阿方清肝热、解赤巴之毒邪。高原红细胞增多症是慢性高原病的一种临床类型，强巴赤列系统总结望诊、触诊、问诊特征，阐明饮食、起居、药物、放血等多种具体疗法。

一位在那曲工作 16 年，患"高原红细胞增多症"两年的男性患者，强巴赤列给出具体药物处方：早上服二十五味余甘子丸 4 粒，中午服用十八味檀香丸，晚上服用十五味沉香丸，间隔服用余甘子汤。15 天后微调药物，早、中午同前，晚上服用二十味沉香丸，间隔服用婆婆纳汤和三果汤。5 天后实施放血疗法。患者痊愈，至今不曾复发。

学术

中国科协第一位少数民族副主席

西藏气象台每天的天气预报必以藏医天文历算的推算作为综合参考，这与强巴赤列的贡献有很大关系。

他不断著书立说，对《四部医典》的历史源流问题做出定论，提出藏医对胚胎学的认识运用早于国外，在藏药红景天抗缺氧、藏药治疗萎缩性胃炎和肝炎等方面取得重要成果。

《四部医典》被公认为是藏医学的基石，但原文是古老的颂体韵文，藏文水平一般的人很难看懂，需要用现代语言来解释。1988 年强巴赤列对医典挂图做了注解，整理和翻译了《四部医典彩色挂图》，后又主编 25 万字的《藏医曼唐大详解蓝琉璃之光》，对 80 幅挂图（其中小图 5000 多幅）做了全面诠释。2006 年，强巴老人虽然双目失明，但还是以惊人的毅力重新整理并主编 410 万字的《藏医四部医典八十幅曼唐释难蓝琉璃之光》，该书是目前诠释《四部医典》最有分量的著作。

"我付出的一切努力，就是想在有生之年把恩师钦饶诺布的功德传承下去，为后人留下一点财富。"在整理、翻译过程中，强巴赤列针对《四部医典》提出很多重要观点。他认为该书作者是公元 8 世纪西藏名医云登贡布，在总结藏族本土医疗经验时广泛借鉴了当时汉地、天竺和尼泊尔等地的医学发展成果。从而推翻古印度传本的错误观点，把藏医学理论形成与发展的历史向前推进了 800 年，结束了历史纷争。

强巴赤列对天文历算一直很感兴趣，天文历算和传统藏医药密不可分，藏医诊疗疾病的脉象变化、放血疗法时间的选择、服药时辰、药材的采集加工等，都需要天文历算的帮助。强巴赤列做了大量调研，编写《西藏天文历算学简史及气象经验》，将罗睺盘应用于日月食预报和天气预报，提高了预报的准确性。直至今天，西藏气象台的天气预报每天必与藏医天文历算的推算参照综合补充，强巴赤列对此有很大贡献。他主编的 600 万字的《西藏天文历算总汇》在国内外同领域尚属首次，具有很高的学术价值。

强巴赤列认为藏医药在今天面临两个挑战：人才和科技。为激励广大年轻人，他耗费 10 年心血，查遍各地文献，为将近 150 名藏医学家撰写了通俗易懂的人物传，希望藏族青年从祖先身上汲取力量。他不遗余力地授课带徒，承担全国名老专家师承项目，带硕士、博士研究生，抓紧一切机会传授经验，数百名藏医药人才在他的教导下得以成长。

1990 年他担任中国科协副主席，是中国科协第一位少数民族副主席。强巴赤列主持的藏药治疗萎缩性胃炎、运用现代诊断和藏药方法研究肝炎疗法、藏药红景天和茅膏菜抗衰老等多项研究，都取得了重要成果。他还先后赴尼泊尔、日本、美国、中国台湾等地讲学，推动藏医藏药走出去。

藏医经典中有句名言："时常乐意为众生谋利益者是人之杰，恰似宝灯，不论油多油少灯芯粗细，无私照尽最后一丝光为止。"带徒、授课、著书，强巴赤列始终忙碌着，他就像名旗手，在近 60 年时间里引领藏医药人员走过民主改革、社会主义建设和改革开放等各个历史时期，把藏医学带到一个全新阶段。

强巴赤列①小传

1929 年，生于西藏拉萨八廓街北街 32 号。

1934—1942 年，布达拉宫文化学校就读。

1942—1953 年，门孜康学习，攻读博士。

1953—1961 年，任区团委办公室主任。

1961—1996 年，西藏自治区藏医院院长，之后任名誉院长。

1990—1995 年，西藏自治区卫生厅副厅长，中国科协副主席。

第六、第七届全国人大代表，第八届全国政协委员。现任西藏中藏医学会会长、西藏天文历算学会会长、中国民族医药学会名誉会长。

（获第九届全国中医药好新闻一等奖,《中国中医药报》2009 年 6 月 19 日,

走近国医大师特别报道之二）

---

① 强巴赤列于 2011 年逝世，享年 83 岁。

王玉川：内经研究领军人

他学术临床造诣深厚，亲自编撰全国高等中医药院校第一、二版《内经》教材。

他的文章振聋发聩，观点新颖大胆，生活中却极为低调，从不与他人争。

他的研究独辟蹊径，冷静客观，钦佩者很多，口碑极好。

在北京 419 路公交车上，常能看到一位手提便利袋、胸前用醒目的绿带系着乘车卡的老人，人们不会想到：这就是 86 岁的国医大师王玉川。

来北京 50 多年，他说常在梦中回到江南水乡。做了 20 年全国政协委员，担任北京中医学院副院长多年，然而回首往事，江苏奉贤乡下，那十几年自由自在的行医生活，是他一生最快乐的时光。

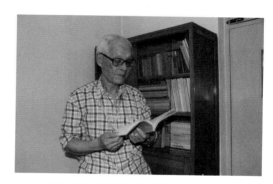

国医大师王玉川在大学办公室（马骏摄）

"什么名啊利啊，没意思的。"在老家当过小学教员、中医教师，但调北京以后讲课不灵了——口音重，学生听不懂。那就埋头做研究吧。一本王冰注《黄帝内经》翻烂了，用胶布粘好；书上批注写得密密麻麻，铅笔、钢笔小楷，遍布页眉页脚；自学生物、物理，画图制表，清苦寂寞，却乐在其中。

辛苦耕耘终结硕果，他成为中医界最早研究《内经》理论体系、学术内涵的中医学家，是《内经》重点学科的创建者和带头人，对阴阳学说的演变、气血循环理论、五行学说、运气学说、河图洛书等研究做出重要贡献。他高雅的风范、深邃的学识、严谨的精神和务实的态度，影响着全国同道，成为一个时代的旗帜。

学术成就

"老先生中，他的理论水平相当高"

他精研内经，醒世而作，对五行学说、气血循环理论、运气学说提出独到见解，破译河图洛书之谜，敢于对"辨证论治""有是证用是方"提出质疑。

没有先进的实验设备，不用文献校勘的方法，在20世纪五六十年代，靠什么来完成理论研究？玉川老笑答："自己看书，想的嘛！"在那个参考资料极少的年代，常常是一本书、一盏灯，伴着王玉川熬到天亮，"如切如磋，如琢如磨"，忽有所悟的欣喜，激励他一路坚持。

早在1938年，当15岁的王玉川从开过药铺的父亲手中得到一本《黄帝内经》，通读一遍就觉得莫名的喜欢，而这本穿越千年时空的经典之作，静静地躺在他的手中，也似乎正等待着被解开奥秘。

此后，江南水乡独立出诊的12年中，他几乎每天都要抚读一番，字里行间写下蝇头小楷，记下一本本读书笔记。后来在江苏省中医学校进修，老师们发现了这位与众不同的学生。当年就破格留校任教，承担内经的教学任务。不久他被调到北京中医学院，创建内经教研室。

当务之急是编写教材。为了用现代语言确切表达《内经》的丰富内涵，他率领教研室同事夜以继日，力争通俗易懂又采撷全部精华，终于完成集前人大成的《内经讲义》，后来升级为全国统一内经教材，也为《中医学基础》和《中医基础理论》等其他教材编写打下了坚实基础。

研究中，王玉川发现，《内经》同一篇中常会出现两种不同的观点，令人困惑。为此他翻遍了校图书馆所有藏书，写下几百万字的笔记，从1979年开始相继发表论文30多篇，许多观点得到同行认可和赞誉。他倡导五行学说的多学科研究，对《内经》气血循环理论有独特见解，正确认识和评价了运气学说，解开河图洛书之谜。

"在这些老先生中，玉川老师的理论水平相当高。"北京中医药大学严季澜教授评价说。这凝结着王玉川心血的几十篇高水平论文，不止当年在全国产生重要影响，今天读来，仍令人感叹语言之泼辣，观点之新颖，论证之严密。要知道，研究阴阳、五行、气血这些基础理论，绝不是一门学科的问题，而是关系到整个中医药大厦的理论基石。

承古而不泥于古，注重创新，是贯穿王玉川研究中医理论的一条主线。比如，他论述阴阳学说的演变，认为从《周易》的一分为二、二分为四，到中医学中的三阴三阳，是古代医家为适应医疗需要的一种改进，用三阴三阳能更精确地区分阴阳能量的盛衰多少。那种把三阴三阳的性质和次序认为是不能变动的"死板的规定"，是不符合实际的。

多年来，辨证论治被视为"中医特色"的重要标志，但是，王玉川认为这种提法并不合适。首先，辨证论治的统治地位是在牺牲了"同方异治"的宝贵经验，扼杀了寻找广谱有效方药的热情之后才取得的；其次，辨证论治的辉煌成就使人们的思维陷入永恒不变的公式之中，在辨证论治的圈子里打转，与创新的客观要求越来越远。他认为，那种认为辨证论治可解决一切问题，如果解决不了只能怨自己没有掌握好的思想"是一种现代迷信"，是只求稳定不求上进的表现。

王玉川常说，一个学者所以能著书立说成一家之言，就不能没有一点可取之处，一篇文章做出了荒唐的结论，也不等于其中没有一点儿有价值的材料。因此，对古代文化遗产，应采取审慎的态度，吸取合理内核，这体现了他"创新而不废古"的学术境界。

在对五行学说的研究中，王玉川甄别经学五行与医学五行，认为五脏五行说引入中医学后，不再艰涩难懂，实用价值较高。同时他看到，在五行归类、生克、乘侮、制化以外，譬如"五行互藏"的内容仿佛已被遗忘，成为五行学说的研究空白，教材也没有反映。事实上，被遗忘的"五行互藏"有重要意义，比如在此基础上提出的《内经》阴阳二十五人的体质学说，比古希腊希波克拉底的气质学说、苏联巴甫洛夫的神经类型学说，都更为细致和全面。

20 世纪六七十年代，由于左倾路线的影响，运气学说一度被打入冷宫。王玉川可谓当代研究运气学说最有成就的人。1993 年他主编的《运气探秘》代表了当时研究的最高水平。他探讨五运和六气的体系问题，指出平气概念的重要性，从西汉的灾害性天气论证了运气学说的科学性，阐发《素问》遗篇的学术价值。

"创新是硬道理，是科学技术的生命线。"王玉川认为，"有是证用是方"的原则是不对的。这种方证对应关系无一不是建立在"以方测证"，即是根据方药性味功能推测出病理状态这一方法的基础之上，在方药功能固定的前提之下，以方测证的结果当然百分之百符合方证相对的原则。然而，现代研究告诉我们，任何一味中药都含有多种有效成分，它们的药理作用往往也是多方面的，二味以上组成的复方则更为复杂。所以，"以方测证"本身，就不是什么正确可靠的唯一科学方法。如果我们停留在这个水平上，就永远也不会有所发现、有所前进，方证之间相互关系的谜团也就永无解开之日。

治学做人

"看过他书批的人，都很震惊"

虽然时代久远，纸面泛黄，但他亲手描画的双螺旋体和多肽链依然清晰而美好。他独立思考，在学问上敢于向权威挑战，生活中却淡泊低调，特立独行。"人家说我好也行，说我不好也罢，都一样！"

采访王玉川，是件很不容易的事。费尽各种周折。5月的一天，他终于如约坐在了北京中医药大学的办公室。然而面对媒体，他还是不愿多说什么，好在事先采访过知情人。北京中医药大学鲁兆麟教授说，"看过他书批的人，都很震惊。"

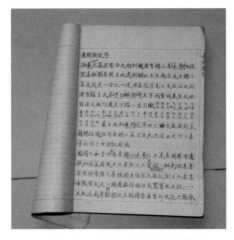

王玉川逐字逐句抄写的《素问劄记》

墙边立着一排书柜，信步走过去，翻出一本用 1984 年的日历装订的笔记本。日历背面写着一行行整齐小楷，红色、蓝色间杂铅笔，有的字下面画着重点号或横线，内容是关于《外台秘要》的方药体会。再随意打开一本硬皮笔记，上面整齐地记着生物化学的内容，其中一页用极细的铅笔画着细胞 RNA 与蛋白质合成分解图，虽然时代久远，纸面泛黄，但双螺旋体和多肽链的结构依然清晰而美好。

翻下去，十几本笔记本的纸质都很粗糙，字体却都那么纤秀工整，有的字小得几乎看不清。可以想见王玉川当年是怎样地心细如发，这几十万娟秀小字承载着多少个安于清苦的日日夜夜。笔记内容有经典抄录，有个人思考，他很喜欢自制图表，比如为研究比较体质学说，他把巴甫洛夫神经类型学说、希波克拉底气质说以及内经的阴阳五态人划为一个表格里，新颖而独特，给人启发。

那本传说中，被王玉川翻得书皮烂掉用胶布粘好、再无一处空白可写眉批的《黄帝内经》已经找不到了，他连自己的书和发表的文章也都没留意保存。"别人借走了没还，我也记不得向谁要了，哈哈哈！"显然他并不以为意，更不以为憾。多年的临床处方也没有保留一张，根本不打算出版临床经验集，"有什么用呢？没用！"玉川老这样给自己解释。

如今他眼睛花了，别说写字，翻看当年的笔记都得借用放大镜才行，但幸运的是，这种勤奋严谨的治学精神已经延续下去。严季澜年轻时曾受教王玉川，他也是数十年如一日地坐在办公室研读经典、琢磨医案，喜欢用铅笔写些纤细小楷，下着旁人眼中的"笨功夫"。然而，就是这样一群学者的严谨操守，酿造北京中医药大学厚重的文化学术底蕴，在浮躁的今天，更显得可贵和难以超越。

王玉川治学注重独立思考，不迷信权威。在1984年担任健康报振兴中医刊授学院顾问期间，他曾和刊院同学谈中医治学方法："没有独立自主的精神，做任何事情都不可能做出成绩。不要做教材的奴隶，要做教材的主人，这才能把前人的成就真正变成自己的知识。决不能像果戈理在《死魂灵》里描写的那位'死读书、读书死'的彼得尔希加，他辛辛苦苦读了一辈子书，到头来却什么知识都没得到。我们需要的是自己观察，自己思索，自己做主，那是一种独立思考的治学精神。"

这种独立思考的态度，使得王玉川在中医基础理论研究领域，屡获开创性突破，正是因为不迷信权威，敢于对传统提出质疑，才使得研究深入下去，跨越了一个个学术高峰。

了解王玉川的人，对他的第一评价大多是"低调""不争"。然而这样一个不喜参政的人，却是全国政协四届委员，担任北京中医学院的副院长多年，还有多项校内外职务，这似乎是种矛盾。

王玉川生性喜欢自由，他把这些称为"乱七八糟的事"。"当时没办法推，这也是种任务。"如果可以自己做决定，他断然不愿从熟悉的南方来到北方生活，更不愿从事行政工作。但是在其位谋其政，他在全国政协七届四次会议期间提出的"关于公费医疗费用不宜包干到医院管理"的提案，被评为优秀提案。任院长期间，他重视教学科研和学术建设，内经专业被列入国家中医药管理局首批重点学科，停刊20多年的《北京中医学院学报》于1981年恢复，成为学校及全国学术交流的重要阵地。

然而一旦退休，他就任何管理工作都不参与。据介绍，玉川老退休后更为低调，不轻易发表任何意见，每天8点前到办公室，中午回家稍作休息，下午又回来。"他的思维，就是做自己的事，看自己的书。"

这种淡泊、低调，不是怕得罪人，也不是没有想法，他是位特立独行、生性高洁的人。采访中，玉川老说的频率最高的词就是"无所谓"，他说，人生几十年，没必要争名夺利。"人家说我好也行，说我不好也罢，都一样！"

教育临床

"倘若倾心而倒，一辈子经验说不了3天"

虽然反对师带徒的方式，但受他恩惠的年轻中医成百上千，至今很多毕业生都珍藏着他逐字逐句精心审阅过的论文。理论临床相得益彰，其深厚的理论功底令其临床疗效卓著。

列在王玉川名下的学生并不多，不过四五人，和师带徒相比，他更提倡现代学院教育。他认为临床上从来没有相同的病人，好中医应该独自到临床去实践摸索。"倘若倾心而倒，一个老师的经验，用不了3天就能说完；相反，也可能临床跟师3年，还摸不到门。"

虽然如此，王玉川对所有的年轻中医都毫无保留，倾其所有，他甘为人梯、无私传授的风范使很多人受益终生。北京中医药大学第一届中医专业毕业生刘燕池教授，谈起一件往事。1962年他毕业分配到内蒙古讲内经课，没有经验的他返回母校寻求帮助。当时王玉川把历经一年刚誊完稿、尚未出版的《内经讲义》交给他，用作参考。刘燕池拿到这份原稿，心情澎湃，现在回想起来还常说"师恩难忘"。

他时时要求年轻学子做到言之有理，强调文以载道，每年审阅研究生毕业论文的工作，他从不敷衍，逐字逐句精心批阅，一本论文要修改几天。写满他整齐字迹的论文，经常被毕业生们珍藏。

王玉川一直强调理论和临床结合的重要性，并身体力行，长年坚持为普通百姓治病。他擅长治疗中医内科各种疑难杂症，如心血管疾病、风湿病、血液病等，临证时一丝不苟，疗效卓著，深受患者欢迎。

有段时间，王玉川在国医堂一周出诊4次，非常劳累。一次在北中医校园，刚从研究生处退休的鲁兆麟碰见了他，两人边走边聊。"和你说个事儿，"王玉川认真地说，"这国医堂看病，你能不能替我出两天？"但累归累，他还是一直坚持在临床一线。

深厚的理论功底，保证了王玉川卓越的临床疗效。有次鲁兆麟接诊一位神经根髓鞘脱的病人，治疗非常棘手，用遍了温阳药、补气药、活血药还是效果不好，他向王玉川请教。王玉川说，"《内经》讲'肾恶燥，即食辛以润之'，你别净顾着补阳，加点细辛这类通药试试。"果不其然，病情好转。

在临床传承教学中，王玉川常从古典医籍中总结用药知识以示后人。他认为临床不应为方证相对束缚，要勇于探索能治多病的方剂。以《千金方》中能治疗 30 多种病证的"芫花散"为例，孙思邈对此方赞赏有加，但也无法解释原理，只能在书中寄望于后人。王玉川指出，有些医家沉湎于辨证论治，对古书中许多同方治异病的例子不屑一顾。研究同方治异证的机制，对实现中医现代化也有很大意义。

王玉川名下的七九级硕士研究生陶广正教授，得知恩师被评为"国医大师"欣然提笔："为人淡泊，不慕虚名。师出名门，有真才实学；学富五车，而无头角夸诞。虽非博导，而众多博导皆曾受教；未登讲堂，而授课讲稿竟出其手。著述不多，却不乏真知灼见；临床虽少，却每能一丝不苟。审查论文，从不敷衍；撰写书评，必中肯綮。尊为国医大师，谁敢谓曰不然！"

王玉川[①]小传

1923 年，生于江苏省奉贤县（现上海市奉贤区）。

1941—1943 年，从医于中医名家戴云龙先生、陆渊雷先生，学成后在当地行医。

1943—1955 年，在奉贤县开设门诊从事中医临床工作。

1955—1956 年，在江苏省中医进修学校，深入学习中医相关知识。

1956—1957 年，在南京中医学校从事中医药教学与临床工作。

1957—1963 年，奉卫生部调令来北京中医学院从事教学工作，潜心于《黄帝内经》的教学和研究。主持主编全国中医院校教材第一、二版《内经讲义》。

1978—1984 年，在北京中医学院从事行政管理工作，任副院长。

全国政协第五、六、七、八届委员会委员，现任北京中医药大学顾问。

（获第九届全国中医药好新闻一等奖，《中国中医药报》2009 年 7 月 1 日，

走近国医大师特别报道之四）

---

① 王玉川于 2016 年逝世，享年 93 岁。

郭子光：伤寒达人　奇症克星

他精研伤寒，创新理论学说，力倡"病证结合"，一生痴迷中医，醉心治学。

他是位传统老中医，6岁随父诵读汤头歌诀，至今信手拈来、倒背如流。

他是位现代老中医，77岁熟练使用QQ、短信、网络视频，充满生活乐趣、阳光气息。

大浪淘沙，中医历史上的河间、易水、丹溪、温补等学派，其理法方药已融会到临床各科不复独立存在。伤寒和温病学派也成为当今两大中医学派，郭子光当属伤寒达人。

郭子光学问广博，除在伤寒方面卓有成绩、提出"病理反应层次"学说以外，还率先开掘中医康复学科领域、提出创立"现代中医康复医学"的框架，指出"病证结合"论治的四种形式、治疗慢性病的8个步骤。

2009年6月在北京参加了国医大师表彰会后，郭子光更忙了。他今年77岁，在30位国医大师中，这个年龄属于"年富力强"的。每周出诊4次，还要带学生、讲课、参加各种活动，但他总是笑呵呵的，以忙为乐。7月的一天，在成都中医药大学附属医院名医堂，记者采访了他。

学术：广博精深

日本伤寒界，郭子光的名字无人不知、无人不晓，这源于他的一篇论文和一次公开辩论。

在很多场合，郭子光都说过这样的话："学术上广博而不精深者，有之；精深而不广博者，未之闻也。"他认为一名有作为的中医知识面决不能窄，中医学术必须在继承的基础上着重发展。这一思想深受周恩来总理的影响，当年和周总理见面的每个细节，令他铭记一生。

1972年，他研究慢性支气管炎有成，和其他17名专家一起受到周恩来的接见。周总理说："病毒是怎么产生的，西医也说不清楚。但是中医把一切都归脾胃，也太笼统，中医、西医都要发展。"接着，周恩来背诵了一段长长的《黄帝内经》原文，郭子光为其学识渊博和人格魅力折服。自此，他把总理作为偶像，把广博精深和做人谦逊作为座右铭。

郭子光在学术上影响较大的著作，如《伤寒论汤证新编》《日本汉方医学精华》《中医各家学说》等，都是在广泛阅读和精深思考后编著而成。广博使他的学术成就是多方面的，精深使他的理论探索富有创意。他在《伤寒论汤证新编》一书中，提出"病理反应层次"学说，是现代研究伤寒颇有影响的新说。该书出版时，海峡两岸还处于阻隔阶段，但中国台湾一家书店将其多次出版，作为中国台湾中医药学院的教材。

在郭子光的学术道路上，有一篇里程碑式的文章，那是1979年《中医杂志》首页上发表的《伤寒论证治规律的探讨》，共7页，当时他还是一名助教。"这篇文章为我打开局面，开始小有名气了。"重视仲景学说的日本，特意派人到成都考察郭子光的学问，邀请他去日本演讲，之后韩国等地纷纷请他去海外出诊、定居。

20世纪八九十年代，是郭子光学术的鼎盛时期，他集中发表大量论文，受邀在国内外四处讲学。1986年，郭子光应日本东洋医学会邀请，作"小柴胡汤证治"特别演讲，演讲结束后与藤平健、小川新等日本古方派著名学者进行了一场辩论，郭子光以睿智而富有说服力的发言征服了日方学者，并让他们看到了中国本土中医的"可望而不可及"之处，使其大为折服。

他先后4次去日本讲学，每年组织中日临床交流活动，郭子光的名字在日本伤寒界可谓无人不知、无人不晓。他的硕士研究生、成都中医药大学各家学说教研室主任刘渊说，几年前在日本学习期间，但凡提到郭子光的名字，日本学者无不肃然起敬，谦恭之态令他大为惊讶。

郭子光在伤寒研究方面的最大成就，是提出"病理反应层次"是六经方证的实质，他提出创立六经辨证论治新体系，把仲景学说的发展推向新阶段。他认为六经病就是六个大的病理层次阴阳失调的反应。伤寒六经方证，是仲景在当时条件下，为寻找调节人体反应状态的确定性，而总结出来的针对不同的病理反应层次进行调节的治疗体系。

他在临床上力主"病证结合"诊疗，归纳出"病证结合"论治的四种形式，指出每种形式的特点、优点和适应范围，包括分型论治、分期论治、方证相对论治、以基础方加减论治四个方面，这样既重视整体调治，也重视局部的病理损伤，促进中医对许多疾病的病机与证候的认识更深入更具体。

他开掘中医康复学术领域，提出"现代中医康复医学"基本框架。以前中医古籍有关中医康复的内容散见于各科著述中，郭子光把零零碎碎的经验、认识，提高到学科体系的高度，进行系统化整理、研究。他对康复理论与方法的原理与具体运用作

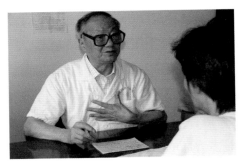

郭子光为患者诊病（马骏 摄）

了具体阐述。驳斥了"中医无康复"之说，不同意把康复与养生混为一谈，认为只有把治疗措施提到康复意义的高度来要求，才能充分开掘中医学的潜在内涵。

此外，郭子光在诸多领域有所创新。比如提出"攻邪已病"治癌症的学术思想，肝主疏泄治血液病，比如在《肺结核病》一书中提出"三因鼎立"学说，形成发病公式：原因＋诱因＋素因→疾病，被认为是对中医病因发病学的创新。

临床：善治奇症

"给病人医好了病，心中是个享受。这种幸福感，比得到很多钱还满足。"

如果有来生，郭子光说自己还会选择做医生。对他而言，治愈病人的幸福感，比得到很多钱还满足，他常说，"病人一高兴，我也感到高兴。"他擅长治疗内科疾病，尤其对冠心病心绞痛、难治性血小板减少症、慢性肾炎蛋白尿、某些癌症等疑难病症疗效卓著，在病人和同行中声望很高。

每周他在成都中医学院附属医院名医堂、老中医门诊部坐诊 4 次。由于患者过多，必须当日挂号，早晨 8 点开号，不到 3 分钟 25 个号就被一抢而空。不想让病人白跑一趟，再加五六个号已成了惯例。

他印象最深的病例是 20 世纪 70 年代治愈的第一例乙脑病人。当时郭子光在城关医院主管病房，来了位 7 岁的小病人，体温 41℃，抽风不止。当务之急是赶快让病人醒来，给病人服用了安宫牛黄丸，但还需要麝香和竹沥水，药房里没有。幸好有位少数民族的进修生，把身边带着的好麝香捐献出来。随后郭子光让人砍断几根竹子，用火烧，流出大杯大杯的竹沥水，再把麝香兑进去。4 小时后娃娃的体温下降，很快苏醒。过几天小病人系着鲜艳的红领巾，孩子的爸爸捧着特大的写着"伟

大的中医药"的锦旗一起来道谢。

1998年，一位43岁的公司经理腹内肠鸣，从沥沥有声到整天无休止地"咕咚"响，四处医治无效。来就诊时，一米开外"咕咚、咕咚"的肠鸣声清晰可闻。郭子光诊其为"肝之疏泄太过，内动肝风，扰动肠系，肝失藏血挟瘀滞。"遂投从肝治之，肠鸣即消，不再复发。

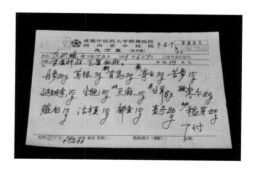

郭子光的处方

前不久，有一位患再生障碍性贫血的60多岁女病人，郭子光认为她属于肾精亏虚，给病人开了鹿茸、人参等药，3个月后，病人恢复得很快，血小板上升，腿和耳朵的症状改善很快，全家人送来一大包礼物表示感谢。郭子光说："请你一定成全我，保持我的医名。"从医将近60年，他无数次拒绝了患者的红包和礼物。每有贫苦的病人，他反倒送钱给他们买药。

经过多年探索，郭子光总结出自己临床治疗的8个步骤要领：凡有外感先治感，气机不疏先治郁，运化失司先理脾，平调阴阳治原病，整体局部善处理，无证可辨亦须辨，治标药物逐步减，西医诊断做参考。徒弟们按照这个步骤操作，少有疏漏。

成才：天道酬勤

没担任过任何行政职务，没有耀眼的家世、过人的天分。就凭着勤奋和执着，郭子光为众多中医学子树立一个成功的范式。

在巴蜀地区，郭子光有"多产作家"的美誉，发表医学论文130余篇，主编医学专著11种。然而可贵的是，无论出名前后，他的文章"从不假人手"，决不挂名。200多万字的《现代中医治疗学》，是郭子光在70多岁的年龄，逐字逐句亲自修改、补充完成的。一个人能有这么多精力吗？郭子光笑答："人的一生是很长的。"

郭子光的身上，可以发现成就来自于聪慧和热爱，但更重要的还是勤奋。他把中学老师的临别赠言"为学如逆水行舟，不可一篙放缓"作为一生的信条。早在成都中医学院读书期间，郭子光就开始在学术杂志上发表文章，第一篇文章就做了个大题目——《中医长寿学术之探讨》，"这个文章，今天读起来还很新鲜"。

从医几十年，他始终保持一个习惯：白天应诊，晚上一定要翻阅中医书籍，弄清当日所见疑难，对典型病案必做详细记录，有所发现就动笔记述，日积月累，发表大量论著。以至于现在，他的徒弟有时会苦恼无题目可写，因为该总结的，老师早已亲自写完了。

勤记卡片是郭子光的治学秘诀，上万张卡片在他家中的书柜，按类别整齐存放着。多年来，读书中每遇到有启发的内容，他就摘录下来制成卡片，这为他编写大量著作打下扎实的基础。他常对学生讲："请不要太相信自己的记忆，只有摘录下来的东西才可靠。"

郭子光是个爱琢磨的人。小时候，他常常躺在地上望着天：天有边没有？有边的话，天外面又是什么？物质是怎么来的？最源头是什么？长大后学习中医，他对《伤寒论》深感好奇。一本书不过2万多字，总结了那么多行之有效的临床经验，有上百位历代注家研究它，其中的奥妙到底在哪里？探索的兴趣引领他有所发现，《伤寒论》之所以有强大的生命力，与仲景采取"寓理于事，因事明理"的总结方法有关。

他常说中医的学习要从培养兴趣开始，应从小普及中医文化。走上中医这条路，对郭子光来说，几乎是命中注定的。他的父亲是当地名医，印象中，当时自家医馆里，常用药物如柴胡、银花等每日要用上一大箩，不少危重病人在父亲的调治下常应手而愈。幼年父亲即开始教以诵读《伤寒歌括》《温病百言》《医学三字经》等书。郭子光7岁时，父亲积劳成疾，不幸早逝，但他小小心灵早已立下的岐黄之志，更加坚定不移。

随后他师从舅父廖济安习医。舅父也是郭子光父亲的徒弟，擅长经方，治"暴证"尤过其师。他精心培养外甥，先让他专门攻读私塾，学习《论语》《中庸》《诗经》一年有余，然后开始教医。跟舅父临床习医的3年，是郭子光进步最大的3年。出师后，19岁的他在镇上独立开诊，很快小有名气。

为谋求深造，1956年郭子光考入成都中医学院，四年后因成绩优异而提前毕业留校任教。在这里，他开始了奋斗终生的事业，并收获了爱情。爱人冯显逊也是该校的妇科专家，两人兴趣相投，白天遇到的疑难杂症，晚上回家再相互探讨，总有说不完的话。

育人：爱徒如子

郭子光子女没有继承中医，他深以为憾，于是把学生当成自己的孩子。

在成都中医药大学，郭子光强调学生背经典是出了名的。他说，古代的经典著作代表了中医的宝贵经验，多背一个处方就是多掌握一个看病的手段。采访中，他能随口背出很多大段的中医经典。他的背诵方法是从头到尾连着读十遍。"再长的古文，读一遍拿个纸条揉一个纸团，攒成十个纸团就都记住了。"

一次，一位研究生跟着郭子光坐诊。查看病情后，郭子光说出《内经》上的一句话，结果这位研究生写不出来。"这怎么能行呢？"研究生遭到郭子光的批评。

他对学生的要求一向严格，必须能讲、能医、能写。曾有位学生是福建一所医院的内分泌科主任，当时字写得不够好，郭子光就要求他一天练一篇毛笔字。他果真照着做，"教研室的报纸都让他写完了，"字也有了很大提高。

郭子光讲课属于"睿智型"，语言风趣、清新，学生们评价"听郭老师的课是一种享受。"他在讲课中注意使用新词汇，常告诫其他老师，"须知庸俗的或习惯的口语容易冲淡严肃的学术氛围，而单调、重复的语言，则易使人神情抑制而困倦。"四川省中医药科学院杨俐说，"郭老了解很多现代词汇，比如暗物质、黑箱理论。"

子女没能继承父业，郭子光深以为憾，他把学生当成自己的孩子。和学生们走在路上，他是一定要互相牵着手的。虽然课堂偶尔要批评学生，但他对学生们关爱有加。有次晨练看到一位贫困女生靠给同学送牛奶赚1毛钱，他联系到该班班主任，匿名向年级10名贫困学生每人提供500元钱，在信封上写道：成功永远属于那些艰苦奋斗的人——赠给中医"明日之星"。一次，郭子光在学校校报上看到一位学生写自己父亲的艰辛，颇为感动。随后找到校报编辑，让他转交200元钱给这位作者。

郭子光的生活丰富多彩，性情开朗。闲时喜欢和老伴一起切磋书法、欣赏京剧，两人还爱读武侠小说，是不折不扣的"金庸迷"。前不久他还做红娘，帮女白领相亲，陪着见面。郭子光从不排斥现代通信工具，乐于学习，他可以自己上网用QQ聊天，利用网络视频给患者诊病，熟练地收发手机短信，来电铃声竟是周杰伦的"千里之外"。

他是充满爱心的，是勤奋和智慧的，他为所有的中医院校学子提供一种勤学奋进的成功范式。77岁的郭子光精力充沛，满怀憧憬，他说中医未来会更好，会有更多的大师。

郭子光①小传

1932 年 12 月，生于重庆市荣昌县郭氏中医世家。

1947—1951 年，亲仁中学肄业后读私塾 1 年，后师从舅父廖济安习医 3 年。

1952—955 年，悬壶乡里，后任县城关医院主任。1953 年，西南军政委员会卫生部中医进修学校专修班进修 1 年。

1956 年，成都中医学院（现成都中医药大学）医学系本科。

1960 年，毕业后留校任教，从事中医内科、伤寒、各家学说、养生康复等课程的教学、临床及科研工作。

2002 年，被确定为全国第三批老中医药专家学术经验继承工作指导老师。

（获第九届全国中医药好新闻一等奖，《中国中医药报》2009 年 7 月 27 日，

走近国医大师特别报道之六）

---

① 郭子光于 2015 年逝世，享年 83 岁。

张琪：肾病大家

他钻研肾病 40 多年，临床科研硕果累累，是当之无愧的肾病权威。

他对复杂肾病或各类疑难重症都辨证精准，生死边缘救人无数。

他性情温和，但为中医之兴衰，曾多次致信总理，医之大者天下为公。

87 岁的张琪略微发胖，喜欢眯眼微笑，像是邻家长辈。生活中他行事低调，别无所求，但对中医学术和临床，却有一种特别的坚持和认真，在东北及全国中医界广受尊重。

肾病病因病机错综复杂，20 世纪 60 年代中西医对此都没什么好办法。张琪迎难而上，一研究就是 40 多个春秋，大大提高了全国肾病学术和诊疗技术水平。他在很多疑难杂病诊治上也卓有建树，亲手培养的 50 多名博士、硕士遍及海内外。

8 月底，记者在哈尔滨张琪的新家采访了他。相比几年前，老人家身体和精神更佳，言语更见率性和哲理。"外化而内不化"，张琪像是一本耐读的书，越读越生感慨，医之大者当如是。

真心：不尚空谈重疗效

"予不自欺亦不欺人"，他不在乎人们对大方的偏见，看病敢用、善用大方复方。

张琪没拜过什么名师，靠自己临床多琢磨，不到 40 岁就成为"黑龙江省四大名医"之一。成名后，张琪在书中，在讲座中，把自己的经验体会不加修饰地和盘托出。

一次在黑龙江中医药大学讲座时，张琪说，"我是一个实用主义者，不主张写过多的书。注解百篇不如临床实践一次。"因为多次从《伤寒论》中尝到甜头，他本打算写一本《伤寒论》注解，但后来看到单纯注解的书太多，就决定写一本对临床有实用价值的书。他说，过去有许多老中医，书读得很多，但是临床少，他们不大愿意看病。"出书是给别人以间接的实践。《伤寒论》是张仲景的实践，《温病学》是叶天士的实践。我们要自己实践，直接的实践，读书是间接的实践。"

　　张琪喜欢"求真"二字，坚持实事求是的态度。他说，现在有些杂志写老师经验，把老师捧得天一样高，很不好。有的报道说，某种病治疗效果特别好，痊愈率特别高，一看就是假的。在《张琪临证经验荟要》自序中，他写道："书中所录，皆源于实践，确有疗效者，方敢书于笔端，医乃活人之道，予不自欺亦不欺人也。"

　　对大处方治病，业内一直有种偏见，认为是辨不清证候开"葫芦方"。或许是基于对自己辨证精准的信心，张琪善用大方复治法治疗慢性肾小球肾炎、慢性肾功能衰竭，药味多达20多味，取得很好的疗效。

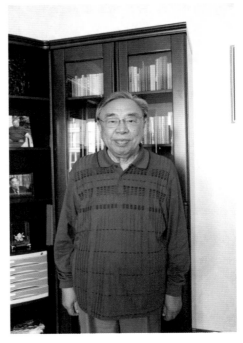

国医大师张琪在家中（马骏　摄）

他说，"必须认识到现在有些疾病的病因病机已不那么简单。比如尿毒症病机错综复杂，有虚有实，脾肾不足兼有湿热、痰浊、瘀血，不能单纯补或泻，要从多方着手，处方兼顾，这其实也是学术的发展。"

　　除"大方复治法"，张琪还善用辨证法，如散敛合用、寒湿并用、消补兼施等法，即在一个方中把两类作用相反的药物组在一起。他推荐多读毛泽东的"矛盾论""实践论"，这些哲学思想有利于在复杂的疾病中分清主症和兼症。他说，"医者意也"，"意"字有很深的涵义，为医者必须思路广阔，善于分析病情，动中肯綮。

　　张琪治法多尊仲景，常在古方基础上加减化裁，创制出许多行之有效的新方剂，如治疗淋巴结结核、甲状腺囊肿的瘰疬内消饮，治疗静脉炎的活血解毒饮，治疗慢性肾病日久、尿蛋白不消失的利湿解毒饮等。经他研制的"宁神灵"，获得布鲁塞尔尤里卡国际发明博览会银奖，救活了一个药厂。

　　专攻疑难重症是张琪临证一大特点，他在胸痹、痹病、肝病、血液病、精神疾病方面有丰富的临床经验。被他治愈和挽救的重症患者究竟有多少，谁都数不清。

　　庆安钢铁厂一位青年工人，在一次火灾中一氧化碳中毒，确诊为脑细胞坏死。病人四肢颤抖，神志呆滞，几乎成为废人。张琪开出第一个处方，以后不断调整，服药 100 多剂后，病人奇迹般恢复健康。

比利时人杰克·贝兰克不远万里从布鲁塞尔飞到哈尔滨，他尻以代踵，脊以代头，步履蹒跚，张琪用中医药使他站稳了脚，直起了腰。回国后他迫不及待发来电报报喜："虽然我已经 61 岁了，可是身体却像 16 岁少年一样充满活力。"

决心：攻克肾病闯新路

肾病是"穷病"、重病，西医没有好办法，张琪意识到这是中医的机会和责任。

从 20 世纪 60 年代开始，张琪抓住肾病方向，带动一批人持续地研究几十年，这在中医界并不多见。到底是什么机缘，让他下决心选择攻克肾病顽疾呢？

张琪说，和冠心病、糖尿病不同，肾病不是什么"富贵病"，越是生活在寒冷潮湿、贫困劳累的人越可能患病。20 世纪 60 年代初，张琪任黑龙江省祖国医药研究所内科研究室主任。当时他原本想研究冠心病，但那时人们生活困难，一年下来才有 4 个病例，倒是收治了不少慢性肾炎患者。病人周身浮肿，颜面口唇发白，衰弱无力，病情反复发作，最后肾功能衰竭，因尿毒症而死，为此张琪心急如焚。

面对肾病顽症，国内外许多医学工作者付出了艰辛努力，但治疗效果不尽人意。透析只能维持生命，有依赖性，肾移植必须付出高昂的代价，排斥现象难以解决，激素疗法副作用明显，易复发。正因西医对肾病没什么好办法，张琪确信这是中医发挥作用的"突破口"。

1962 年，张琪与西学中的主治医师单翠华开始研究慢性肾炎的治疗。中西医结合治疗慢性肾炎当时在全国还没有先例，要闯出一条路子谈何容易！张琪古方新用，摸索出治疗慢性肾炎的良方"加味清心莲子饮"，单翠华则协助他监测病人，科学分析。1964 年去重庆参加全国肾病学术会议，他的大会发言"慢性肾小球肾炎证治"获得岳美中老中医等一致好评。十年动乱期间他们被迫止步。1981 年此项工作取得的成果达到国内先进水平。

现代医学发展带来很多新内容，中医肾病科研越来越难。张琪说，开始的目标是把浮肿治好，之后是解决蛋白尿，后来着重改善"肾穿"的病理结果。他一面学习现代医学知识，一面对肾病进行系统的临床与科学研究，分析每一种肾脏疾病的病因病机。1986 年国家科委和卫生部确定"七五"攻关计划，张琪关于"中医治疗劳淋"的课题中标。之后他组建肾病研究室和专科门诊，先后开展了"中医药治疗慢性肾小球肾炎的临床研究""中医药治疗慢性泌尿系感染的临床与实验研究""血尿的中医治疗研究"以及"中医药延缓慢性肾功能衰竭进展的临床及基础研究"等，由他亲自审定研制出治疗肾病的系列中药，所在的黑龙江省中医研究院成为全国中医肾病治疗中心之一，多项课题获得国家及省部级奖项。

40多年来，张琪对肾病的研究越来越深入，在治疗上强调补脾益肾。他创造性地运用多元化思想，以多靶点大方复治法，对难治性疾病如慢性肾衰竭临床疗效颇佳。

张琪说，依靠中药，不用透析，很多肾衰竭病人的肌酐水平能10年维持稳定，不会演变成尿毒症。已发展成尿毒症的，有的服用中药也能好转，他研制出很多有效的院内制剂。大兴安岭一位10多岁的男孩患肾衰竭尿毒症，又吐又泻，病情危急。张琪用鼻饲中药的办法，把他从生死边缘拉了回来。如今男孩已从复旦大学毕业，几个月前张琪在上海讲课时，他和母亲特来面谢。

黑龙江省中医研究院肾病科现已全面继承张琪的临床经验，细分成4个科，210张床位，他们运用中医中药为肾炎、肾病综合征、肾衰竭等肾病患者减轻身体痛苦，降低经济负担，带去健康的希望。

热心：钟爱临床志不移

眼看中医被取缔，他还是坚持在药店当学徒；宁可手脚生冻疮，攒的钱不去买被褥，都买了医书。

张琪喜欢临床，离不开病人，乐意给人看病。"我这辈子唯一不高兴，就是有一年不让我看病了，这是最苦恼的。"

他认为只有临床才能学到真本领，要求研究生必须按时出门诊。对寒暑假日都跟着出诊的勤奋学生，张琪特别喜爱，赞不绝口。省中医院肾二科主任王今朝是1989级的硕士研究生，有一次她没按时出现在张琪的诊室，张老吩咐，"让今朝给我打个电话"。电话里张老温和地告诫"不能离开临床啊"，老师的焦急让王今朝从此痛下决心，现如今成为医疗骨干。

一般来说，请张琪教授诊病的人大都是重患或疑难病。张琪对病人极有耐心，看病时间很长。五女儿张佩青是省中医研究院副院长，她说"家父性格温和，遇事不怒，每遇不同意见，则欣然颔首，耐心倾听。"本来就生性温厚，对待病人张琪更是如同亲人。"有的患者一股脑倾泻出来，一说病情就是十几分钟，但他从来不打断，总是认真听，我们在旁边干着急。"

有次医院组织全体职工春游，坐在车上的张琪看到一位慢性肾炎的老患者来了，立即下车请病人到诊室看病。为此他耽误了出游，有人为之遗憾，可他却高兴地说："以病人之乐为己乐，这是一个医生最有意义的事，岂不远胜过野游之乐吗！"

如今张琪每周两次门诊，查一次病房。上午看不完，病人就想法加号，或者家里找、路上截，他总是微笑着来者不拒。老伴王桂珍说："这老头，成天就认病人。他立了条规矩，到家找看病，平民百姓、省委书记一样看待，不许嫌农村人脏，不许谎说不在家。"

对临床这种超乎寻常的喜欢，和他幼年的经历有关。张琪的曾祖父和祖父都是河北省乐亭县的名中医，6岁时爷爷每夜在油灯下教他读医书，张琪亲眼目睹他们治好许多疑难疾病。青年时，日本侵华想取缔中医，眼看学中医毫无出路。张琪只身在东北闯荡，别人劝他改行，但他偏偏坚持在哈尔滨天育堂药店当学徒。没老师敢教，他就夜里起床偷偷对着医书琢磨先生的处方。冬天天冷，别的学徒攒些钱买毛毯盖，他不顾手脚生满冻疮，把钱都买了医书。

1967年，他有3个月下放到黑龙江省兰西县农村，条件非常简陋，但能有机会给人治病他乐此不疲。十里八村的农民赶着车，骑着毛驴，用门板抬着病人来到张琪驻地，他一一耐心地给乡亲们诊治，最多一天看了101位病人。有的农民朋友至今还与他保持着联系。

热爱是最好的老师，张琪的成才经历完美诠释了这一点。因为热爱，所以心甘情愿吃苦钻研，医技在临床的长期磨炼中得以升华。张琪在河北乡间平生第一次临诊，就治好一位久治不愈的高热病人；在哈尔滨市第四联合诊所，他的医术和为人深得工人们信任；到黑龙江省中医研究院不久，常被邀请为当时的省委第一书记等领导诊病，还受中央委托为苏联阿穆尔州秘书长（相当于我国省长）治好了心脏病。42岁撰写的《脉学刍议》揭示了脉学在辨证中的重要地位，一版再版，在国内颇有影响。

张琪说，学习任何一种科学，任何一种知识，首先要热爱。中医经典内容看似枯燥，但里面确实有好东西，要注重边学习边实践。把看的书应用在临床，用了就觉得中医"有味道"，就钻进去了，钻进去后就更愿意学了。

为了学习新技术新经验，他几乎订全了国内发行的各种中医杂志，一有闲暇便细心阅读。逛书店淘书，成了张琪晚年生活的一项重要内容。张佩青说，"家父治学严谨，从不敷衍，年已耄耋日诊患者数十人，夜读文献，查找古今医案。我因行政工作繁杂，求医者甚多，时有劳累放松之感，辄扪心自比顿觉惭愧，其精神激励后人，警示来者不敢懈怠。"

公心：牵挂事业广带徒

他从来不争，什么都可随意，但为了中医事业，张琪奔走呼吁，几次致信总理。

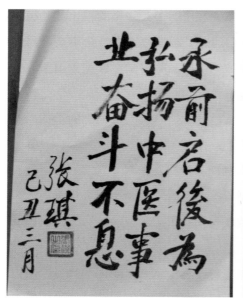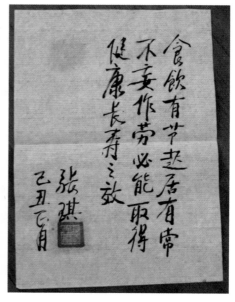

国医大师张琪题字（马骏 摄）

张琪说，80多年来最高兴的一天，是1953年听到传达的毛主席对中医工作的指示，认为中医对中华民族的繁衍昌盛功劳最大。选择中医以来他遭遇过很多歧视和阻力，那天突然听到这个喜讯，31岁的他觉得前方一片光明，兴奋得一晚没睡觉。

他说自己"第二高兴的事"，就是成立了国家中医药管理局。

他的感恩发自内心。因为经历人生甘苦，他能深刻体会国家政策对一名中医从业者的影响。他说政府给他的荣誉太高了。

事实上，张琪是个欲望不多的人。生活中，他喜欢写写毛笔字，听听京剧。当年有关部门想提拔重用，他婉言谢绝；有朋友建议他到南方合开诊所，他表示不会经营。他从不考虑升官发财，最大爱好就是看病。

他似乎注定为中医而生。一向性情平和、从不发怒的张琪，为了中医事业，他愿意出头多次联名致信国家主席和总理，为中医争取政策和支持。在很多场合他公开呼吁中医改革教育模式，要中西医并重，他的忧虑溢于言表。

为培养更多人才，张琪不顾年事已高，坚持带研究生。他说："自己还能干几年？带徒才有意义。"他亲手培养了 50 多名博士和硕士研究生，8 位继承人，现在还有 2 个第四批继承人和 5 名博士研究生。张琪力争"培养一个出息一个"，他的学生有中国中医科学院院长曹洪欣、北京医院中医科主任王暴魁、天津中医药大学内分泌中心主任吴深涛等，大部分成为中医战线的中坚力量。

他还是广东省中医院肾病科徐大基和林启展的带教老师。为指导他们学习，张琪不顾舟车劳顿，一年中两度从哈尔滨到广州，亲自带他们随诊，平时不厌其烦地在电话里授业解难，每一封信件都是亲笔书写。

80 岁生日之际，张琪收到众多学生的感恩与祝福。黑龙江中医药大学谢宁、周亚滨教授在贺信中说："随师 3 年，日间临证，夜间读书；鸡鸣冷月，黄卷青灯，用功不为不苦。得恩师精勤教诲，推云拨雾，指点迷津，更给予我们人品医品之熏陶，对学生晚辈爱护有加。时光流逝，愈觉 3 年随老师鞍前马后实乃人生之莫大荣幸。"

张琪，就是这样一位平和真诚的老人，一个骨子里有热爱有追求的中医人，一名内涵深厚、需要用心揣摩的大师。

张琪[①]小传

1922 年，出生于河北省乐亭县；

1938 年，由吉林省长春市辗转至黑龙江省哈尔滨市，在天育堂学医；

1942 年，毕业于哈尔滨汉医讲习所，正式行医；

---

① 张琪于 2019 年逝世，终年 98 岁。

1951 年，在哈尔滨中医进修学校学习，组建哈尔滨第四联合诊所；

1955 年，调黑龙江省进修学校（黑龙江中医药大学前身）任教；

1957 年，调黑龙江祖国医药研究所（黑龙江中医研究院前身）参与筹建；

1978 年，任黑龙江省祖国医药研究所副所长；

1986 年，聘为黑龙江中医学院内科博士研究生导师。

全国第五、六届全国人大代表。

（获第九届全国中医药好新闻一等奖，《中国中医药报》2009 年 9 月 17 日，

走近国医大师特别报道之十二）

教改要紧贴临床　师资要加紧培养
——任继学教授谈中医教育

任继学在中医学界是一位响当当的人物，他首创中医急诊学，学验俱丰，年近八旬仍博闻强识，思维敏捷。前不久记者有幸走访了素负盛名、魅力独特的任继学。

任老的书房不大也不豪华，视野里满是书和各色收藏品，方桌上笔墨纸砚齐备，几本小册子在案头随意叠放，边角摆着夫人准备好的小盅水果，静谧的空气中似有暗香流动。每天绝大部分时间任老都在这里读书写文章处理来信，专用的毛边红线八行便笺上，任老笔墨娴熟地写下行行刚健有力的中楷。

始终用毛笔，拒绝穿西装，表面看这似乎是一名守旧的老中医，然而实际上任老的思维非常活跃，科研项目硕果累累，现在仍在研读分子生物学、遗传学、循证医学等方面的最新专著。

"几十年没培养出名医？我说不能这么看"

和许多老中医不同，任老谈起中医教育自然也有很多自己的看法，但是他没有对现状大发牢骚或是心灰意懒，相反，他能够客观地看待问题，尽其所能多做一点事，始终对后辈寄予厚望。

有一个比较流行的观点，说中医教育几十年没有培养出名中医来，话未落地，耿直的任老已经表态："我认为不能这么看。新中国成立后这几十年的中医教育，培养了大批实用型和科研型人才，中医队伍逐渐壮大起来。如果说没培养出名医，那把北京中医药大学的王永炎往哪写啊，上海中医药大学的严世芸、蔡淦往哪摆？"

任老接二连三地又举出数十位专家的名字，他说名医只能是少数，这些都是中医学院培养出来的一代名医，不论是从事临床还是教学，他们都是我们中医队伍的骨干。中医学院没培养出真正中医的说法，是不太确切的。

教材改革要紧贴临床

中医教学计划应该彻底改革，认认真真、老老实实地坐下来修订。课程设置上中医要占 2/3 以上，四部经典必须改成主干课，特别要加强古汉语的学习。

规范教材已经出到第七版了，有人评价说"一版、二版比较正规，三、四版问题较多，五版问题挺大，六版好一些，七版有一定深广度。"任老认为，教材改革已经有所进步，但是还得继续改，必须紧贴临床，教材是培养人才之本。研究生教材应该拉开档次，硕士研究生要求熟悉四部经典，博士研究生则要掌握十部经典的内容。编写教材不能操之过急，多花些时间，才能经得起临床实践的检验。

新编教材要充分吸收一些现代科技内容，X线、显微镜、B超这些都是物理光学，应该充实到中医望诊里，扩大中医望诊的视野，"能知物理，才能晓医宗"，况且这些东西本来临床就一直在用。还有些丢弃的内容应该拾回来，比如温病学教材抛弃了原书的瘟疫内容，结果 SARS 爆发新一代学生没办法了。这些内容新教材中应有所补充。

中医基础理论需要彻底"回归"

中医基础理论教材有些不尽人意，有人把中医存在的基础说成哲学，认为中医阴阳五行、脏腑经络都是哲学，气也属于哲学范畴，任老不赞同这样归类，他说，"你天天喘气是哲学？整部《黄帝内经》《伤寒论》都是哲学？能这样讲吗？"中医基础理论这门课程是 1976 年后开设的，课程是必要的，但应该认认真真地彻底回归，这样培养的学生才能相信中医是一门科学。现在国家中医药管理局课题"中医基础理论归真"，就是要把搞得含糊不清的理论重新说清楚。

任老举例，比如"道"，学校老师一般讲是指一切事物发展规律，学生的认识因此也不是很清楚。其实中医的"道"仅在《灵枢》《素问》中就有 250 多处，如五脏之道、营气之道、气道、血道、液道，含义是很丰富的，不单指万事万物变化的规律法则，还包涵人体生理生化之通道等要义。中医之道是一个刚柔相济之体，有开合、升降出入、代谢、信息作用。

采访中，任老几次起身去找书查证，"我老爷子说话得有根据"。一本本略有破损明显翻阅多次的书被任老取出，他坐下来一页页翻找。他那执着专注的神情，深深印刻在记者的脑海里。

师资队伍亟待培养

人们常提"名中医"，"名老师"却不大提，任老说其实中医的师资队伍亟待培养，应该树立名教师的典型，让典型带动整体进步。现在有些老师一毕业就到课堂，文献基础不牢，教学内涵缺乏重点、难点、疑点讲解，照本宣科，甚至有学生反映老师念错了行回头再念。教员自己似懂非懂，教出的学生能明白吗？一个教员的知识至少要超过学生十倍，达到这样的标准才能进课堂。

回忆当年在北京中医学院教学研究班学习时的情景，任老说当时能解答学员千奇百怪问题的只有学识渊博的任应秋教授一人，因为学员本身大多临床经验丰富，只是缺乏理论总结能力，大家把教学中积攒的问题带到那里请教，水平较高。而现在的成人教育表面看起来很热闹实则水平较差，和过去进修班相比，成人教育应该总结经验，在全国多所中医药大学应开办内经、温病、中药、内科等不同学科的师资班。先有高水平老师，才能有高水平的学生。

师徒情深

任老 15 岁拜宋景峰学习中医，学了五年，"老师不过世我还不能出师，他说我还没学成"，任老话语中带着几分幽默，当年背诵的《内经》《伤寒论》《本草备要》《温病条辨》《医宗金鉴》，今天仍倒背如流，"你问现在的人有这基本功吗？"

国家中医药管理局进行了三批名老中医带徒，现在又开展优秀中医临床人才研修项目，任老强调要做好调查研究，各省认真执行不能流于形式。前些时候在北京研修项目培训班上，任老亲自讲了两天课，他说中医好多东西在临床都很有价值，比如一个桂枝汤，治疗老年型感冒、过敏性疾病效果特别好，可是有些人以为没用束之高阁，"中医丢的东西太多"。

聊以自慰的是，任老带的徒弟很多都成了有用之才，比如广东省中医院的蔡业峰、黄燕，他们经常把疑难病人的资料传真过来，任老呷摸呷摸，然后用毛笔一笔一画地写回信，包括病理、处方、医理，再传真过去，虽然费些时间，但他说培养这些学生是有价值的。

任老常会为自己的爱徒买一些有价值的书，读这些书是不能偷懒的，因为过后他还会检查提问。如邓铁涛所说"学我、像我、超过我"，任老希望自己诚心诚意带出来的学生，都能够诚心诚意地学习中医。然而对于不走中医之道的学生任老也毫不留情，"我培养的学生有 1/10 是蠢材，还有 1/10 是废材，"语气严厉带有一丝嘲弄。正因如此，任老的学生如今大多成了学艺精深的栋梁，他们把师傅倾情中医的火种继续撒向大江南北。

学术思想与成果

目前临床常见病多为"伏邪"所致，如虚损性肾衰、中风病复中，提出脏器脏真病机、临床权变法等理论；提出脾心痛、急性胆胀、肾风等 17 种新的病证证治体系；提出急性脑出血治法以破血行瘀、泄热醒神为主、急性心梗从痈论治等观点。在治疗疑难病方面总结出鲤鱼汤治疗肾病综合征、肝硬化腹水、心包络积液；温补肾阳治疗顽固性高血压病、泡脚外治法降压；益肾养心通络法治疗心肌炎；肾风病从咽论治；通达募原法治疗时疫肺热病（非典型肺炎）；清燥养阴活血汤治疗干燥综合征等。

"破血化瘀、泄热醒神、化痰开窍法治疗出血性中风的临床与实验研究"获科技部科技进步三等奖、国家中医药管理局科技进步一等奖；"中医药治疗出血性中风的临床研究"获科技部"八五"科技攻关重大科技成果证书；"清开灵注射液治疗中风病痰热证的临床与实验研究"获国家科技进步三等奖；澳泰乐、肺宁冲剂获吉林省科技进步二、三等奖。主编的《中国名老

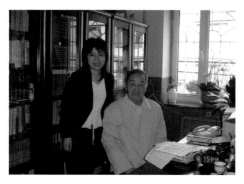

作者（左）与任继学（右）合影

中医经验集萃》获北京市优秀图书三等奖；《十部医经类编》获国家教育部二等奖、中华中医药学会科学技术二等奖；发表学术论文百余篇，主编著作 5 部，专著 2 部。

人物档案

任继学[1]，1926 年生于吉林省扶余县，拜名医宋景峰为师学习中医，打下了扎实的基本功。1954 年以后赴吉林省中医进修学校、北京中医学院全国教学研究班学习，一直在长春中医学院从事中医内科的教学、临床、科研及管理等工作，是中医急症学的开拓者。现任吉林省终身教授、博士生导师、中国中医药学会第四届终身理事，"白求恩奖章"获得者，享受国务院政府特殊津贴。

人生感悟

岐黄学术有遗篇，少壮功夫老始成。课堂授给知识浅，要知此术必临床。学深终有限，德高价无穷。术传后人，济世活人。

（《中国中医药报》2004 年 9 月 3 日，"杏林传薪"系列报道之三）

---

[1] 任继学 2009 年被评为首届国医大师，2010 年逝世，享年 85 岁。

活泼泼的中医　赤诚诚的心
——访著名中医学家焦树德

　　见过焦老的人定会终生难忘吧。白眉入鬓，鹤发亮泽，脸颊红润，宛如从哪幅古画里走出的老神仙。他的声音浑厚深沉，似有某种魔力，令你不由自主地跟随他的情绪，感受那儒雅率真、心系疾苦的赤子情怀。

仁：对人民朴素的忠诚

　　焦老自幼酷爱中医，16岁跟随外祖父学习中医尽得家传，19岁即悬壶济世，设济生堂于河北辛集。时值抗日，年轻的焦先生曾给八路军38团团长刁志真治愈腿痛，也曾在地下党的安排下勇上碉堡给日伪军队长诊病以刺探敌情。提起上街游行、周旋敌兵的峥嵘岁月，焦老的语调变得年轻。

　　农村出生的他对农民始终怀有深切的感情，这名老共产党员经常琢磨中医怎么能更好

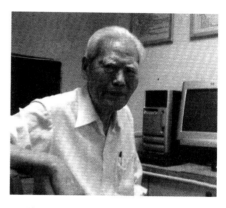

焦树德在医院办公室（马骏　摄）

地服务农村。焦老说，现在农民常卖掉家里仅有的猪羊，攒几百块钱来城里看病，可几张化验单下来，没出结果钱就花光了。"人啊，要讲立场，中医扎根在农村，要有贫下中农的感情"，说到激动处，他身子前倾，用颤抖的手指戳点着记者手中的采访本，传递着对农民火一样的忠诚。

　　焦老讲，中医是救人济世的仁心仁术，不是用来赚钱的，改名"树德"以自勉。看病从不问贫富贵贱，常立起沉疴，因此难以计数的患者对焦老是发自肺腑的感恩；因此在全国几十万中医学子心中，焦老以医道精湛、琴心剑胆的大医风范成为为数不多的真正令后辈们高山仰止的大家。

法：中医是活泼泼的东西

　　出版社欲再版焦老的《用药心得十讲》，曾打算补充一张表明中药性味主治的

表格，焦老坚决反对。他说学中医绝不能贪简单记这些表，"中医就是个活泼泼的医学，变成死板板的东西，那就完了"，边说他边用双手环绕自己的头画圆圈，"东西都在这脑子里，用哪个临时再组合，画表格不是中医"。中医是非常灵活的医疗艺术，不是医疗技术。

活泼泼的中医在焦老手中运用自如。数十年前北京中医学院原院长黄陞仁先生得了咳嗽，前后请中医换了七八张方子都无效，焦老得知后，3付汤药几近痊愈。再去黄家诊病，黄老急切地问，"那些方子都是化痰止咳药但就是不见效，你的方子好多药都和化痰止咳不相干却把病治好了，这是怎么回事？"来此之前焦老对病情好转早已成竹在胸，料到会作此番提问，此时他缓缓地把自己的文章《治咳七法》拿了出来，"中医是理法方药一体，仅知方药，不懂理法怎能治好病呢？治咳不能一味镇咳止咳，还有宣、降、清、温、补、润、收多法啊。"如此灵活圆通、妙手回春之事举不胜举。

意：学中医必须懂中国文化

82岁的焦老能流利背诵古文二三百篇，古诗上千首，作诗奏乐样样精通。他说，过去的中医都学四书五经，懂得琴棋书画。中医是中国文化的组成部分，只有理解了中国文化，才能理解中医。"春眠不觉晓"之所以好听，是因为阴阳平仄，中医心肝脾肺肾讲的也是阴阳协调。《黄帝内经》是中国人民的一大智慧，它用天文、地理、音乐、数学等来举例说明人体变化。"宫—商—角—徵—羽—"，焦老大声地拖长声音变换口型示范，"你看，心肝脾肺肾都不同，肾就是羽——"，焦老拉长声调重重地发着"吁"音，期盼别人如他一样体味出个中真意。

业余时间焦老喜欢拉拉京胡，学弹古琴，他认为中医如同音乐，和音符的变化一样，人体的生命现象处在一种动变制化的过程之中，中医治病就是调整这种平衡。他说京剧有它的手、眼、身、法、步；武术有它的闪、展、腾、拿、挪固定的程式，改了就成了四不像。中医也不能随便改，简单地把中医西医捆在一起，容易出问题。

心：在历史中神奇交汇

老人家对中医的信心的确深入骨髓。焦老说中医临床是不需要西医辅助检查的，看病只要凭望闻问切。兴之所至，焦老抑扬顿挫地背起"扁鹊见蔡桓公"，诵完一遍他又用现代白话绘声绘色地作以讲解，曾经熟知的情节如今从这位笑微微的老人口中缓缓流淌，历史穿越时空仿佛把几辈人奇妙地联系在一起。故事听完了，记者问："您信吗？""这肯定不是传说"，他长长地叹了口气，"现在的人信都不信，甭说学了。古代望闻问切确实高明，如今只会看看舌头。我们这代人对中医真谛也不过只知皮毛罢了。"

早年焦老在中医学院讲课时，常有学生课下找他看病，焦老定会借此增强他们的学习热情。至今焦老仍清晰地记得有个叫马明良的实习学生，他叔叔患了青光眼，汽车站牌都看不清，焦老说你请他过来，结果吃了两周中药，这位叔叔真能看清站牌了。"当老师的就得有这么两下子，"焦老自豪地说。"现在中医师水平为什么差别这么大？就是因为有些人没亲眼见过中医的高明，信心不足。"为师首先就得让学生服气，对中医建立起信心。

教：那令人难忘的感伤

焦老认为中医教育应当反思，基础教学有四大经典足矣，现在的中药学、诊断学、方剂学是在套用西医模式，推崇西方的这种倾向可以叫作"欧洲中心论"，这个问题不解决，中医永远翻不了身。他的意见是恢复使用 1958 年创建中医学院时的教学计划，落实当年课程，前 2 年学扎实中医经典，后 3 年都是真正的中医临床。

"'师带徒'，目前最大的问题是好师傅太少，我们这辈人走了，能用传统的中医理法治好病的中医就没了。没了。"焦老说着，手向身后一挥，脸上挂着令人难忘的感伤。

学术思想与成果

学术上宗古不泥古，临证颇多创新：对具有关节变形、骨质受损、肢体僵屈的痹病，创议"尪痹"新病名，并提出诊治方药；创有表格式脉象标记录法，不用标明寸、关、尺和左、右手，即可了解患者六部脉象的特征；对哮喘治疗，创拟麻杏二三汤、麻杏苏茶汤等系列方药；结合具体实践提出六诊、十纲，即在望闻问切四诊上增加检、验二诊，在寒热表里虚实八纲上增加病、征二纲。

1983 年创制了"尪痹冲剂"获国优产品奖，1990 年指导中日友好医院"七五"攻关课题"中医诊治类风湿性关节炎的机理和临床观察"，研究了尪痹复康Ⅰ、Ⅱ号，治尪痹第三代新药获国家中医药管理局科技进步奖。主要著作《用药心得十讲》和《从病例谈辨证论治》二书，均获人民卫生出版社"优秀作品奖"。《焦树德临床经验辑要》获 1999 年国家科技图书三等奖。

人物档案

焦树德①，1922 年 5 月生，河北省辛集市人。1941 年在原籍设济生堂开业行医，1950 年悬壶于北京城，1951 年冬任北京市立第二医院内科医师。1955 年到"西学中班"学习近三年，1958 年秋，到北京中医学院工作共 27 年。1984 年春，奉调到中日友好医院任中医内科副主任。现任中日友好医院学术委员会委员、专家室副主任、中医教授、主任医师、国家中医药管理局专家咨询委员会委员、中华中医药学会学术顾问等几十项职务。

人生感悟

自勉三十二字诀：继承传统　博采众长　突出特色　创新发扬　发惶古义　融会新知　与时俱进　扬中撷西

（《中国中医药报》2004 年 9 月 15 日，"杏林传薪"系列报道之六）

---

① 焦树德于 2008 年逝世，享年 86 岁。

师带徒是中医最好的传承之道
——吉良晨教授谈中医教育

当今中医学和武学双修至深的大师，要算吉良晨老一人。

吉老半生痴迷于中医和武学。受祖父晚清御史乌里布额尔吉氏程吉顺的影响自幼学医，先后拜四大中医名家为师，京都悬壶已 50 载，活人无数。喜嗜弄拳击剑的吉老，还是买氏形意拳第四代传人和杨氏

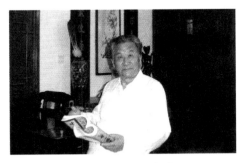

吉良晨在家中（马骏 摄）

太极拳创始人杨露蝉门下的五世弟子，对中华武学深有造诣。

医书、宝剑、青瓷、画轴，书斋里一室古香，吉老腰身笔直，精神饱满。了解了采访意图，他爽然一一作答，话音朗朗，颇具辩才，对中医教育的看法直言不讳。

吉老看院校教育
教学内容堪忧

"教育是中医最大的问题，现在院校培养出的学生基本功太差"。吉老临床上常会提问实习进修的学生，脉象有多少种，七绝脉是什么，但很多人答不出来；经典古籍不会断句、错字连篇，能把张仲景《伤寒论》原序完整背诵下来的人寥寥无几，这一切让吉老深感忧虑。

现在院校教育的方式和内容都存在很大问题，照搬西方教育模式，没有中医特色。西医课程越来越多，经典学习越来越少；外语抓得紧，医古文抓得松。有人说"提高综合素质，中医、西医、外语都得掌握"，吉老认为，首先得立足于中医，把自己的东西学扎实。"中医的资料有多少是外国的？学好医古文能读懂古医籍，恐怕比掌握外语更重要吧！"

西化的中医院加剧了中医教育的西化

中医教育的现状除了大学本身的原因外，和"市场终端"——中医院也有很大

关系，如果医院能为纯而又纯的中医提供条件，有人"撑腰"，学校当然可以按这个市场培养人才。但现状是很多中医院校培养出的学生不得不改行做西医；进入中医院的年轻医生如果不学西医，晋升就会很困难。

从中医教育到中医临床这是一连串的问题。全国有 2800 多家等级中医院，没有一家是真正的传统中医院，几乎都是中西医"结合"医院，假如学校培养出"纯中医"的学生，到社会上没准找不到合适的单位，因为中医院很多已经西化，不再姓"中"了。

根源是政策落实不力

中医教育的问题和中医院有关，而根源在于中医政策的不得力。吉老认为长期以来中央精神和政策并没得到很好的贯彻落实，宣传力度不够，一些领导从心理上不重视中医，不从中医自身建设考虑问题，而是用西医内容来建设中医，改造中医。

"中西医虽然各有优势，但既然我们是中医人，就应该强调中医的优势，为什么非得向西医靠拢呢？在北京中医医院建院初，各科主任全都是中医，对纯中医治疗我们应该有这个信心。"吉老建议，如果中医西医能各有一套考核晋升的制度，会有助于中医人才的培养，给中医药姓"中"创造一个宽松环境。

"知道说了也白说，有些老中医习以为常了，开会也一言不发。"但吉老还要说，谈到一些怪现象他还是会激动。虽然年过古稀，他对国事天下事依然关心，每天看到报上好文章就剪贴下来，精彩处用红笔划上道道，至今这样的剪本已经积攒几大抽屉了。

吉老看师带徒

最好最快的传承方式

师徒传承是我国中医人才培养的传统方式，吉老自己就曾先后向四位名老中医正式磕头拜师。他认为师带徒是最好的传授方式，五年本科教育中真正学习中医的时间大概只有一半，而师带徒五年间则能学到很多东西。随师出诊中，通过老师讲解，临床经验随时能够和理论知识挂钩，结合在一起，融会贯通，"这多超劲啊！"中医、中药紧密结合，也没有中基、方剂、中药、内外科之分，一切围绕临床，实践出真知，能在最短时间里学到最实用的知识。

　　师带徒也要按部就班地进行，吉老认为可分为佐诊、半放手、放手三个阶段，要循循善诱，欲速则不达。刚开始学生只是在旁边看，是见习阶段，过去也称"佐诊"。然后开始帮师傅抄方，这时已有一定临床经验，能掌握常用中药的药性、用法。要注意的是处方要写得规矩清楚，比如想偷懒把"板蓝根"写成"板兰根"绝对不行。最后到一定时期，可以根据情况放手让学生单独诊病。

　　吉老主张师徒间要互相"问难"，师傅问学生、学生问师傅，只有相互讨论才会教学相长，有所提高。现在师带徒三年，其实真正在一起的机会并不太多，必须抓紧时间学习，不能流于形式。

就怕带出徒弟没有出路

　　有些人真心诚意地找到吉老想拜师学习，但吉老不敢收。很多老中医都有这种认识：费心费力带了几年的徒弟，因为没法拿到行医资格，而不能走中医这条路，去投奔了西医，他们自嘲这是培养了中医"掘墓人"。

　　因为《执业医师法》规定，必须有4年以上医学院校学历才能参加考试，而且考试内容近一半是西医。这使得那些虽有医术，但只是学徒出身、未受过正规西医教育的民间中医拿不到行医资格。吉老说，那些民间学徒，就好像是苍蝇趴在玻璃上，前途光明，却找不到出路。政策卡得死死的，别提晋级，他们连考试资格都没有。

　　吉老建议，对这些学徒出身的民间医生，国家能制定出专门的执业资格认定办法，给他们以出路，否则民间师徒传承这扇门可能就此被堵死了。

　　让吉老备感欣慰的是，他的小孙女已经在北京中医药大学七年制就读。有了接班人，他自然不放过一切机会给孙女"开小灶"，指导她练毛笔字、读书，而第一个要求就是要背诵《伤寒论》原序，"建安纪年……伤寒十居其七……"，那天孙女终于在爷爷面前一字不差地背诵完这600个字，吉老的心顿感平静，"你们这一代，就应当比我们强嘛"，吉老笑着说。

学术思想与成果

　　擅长运用补益肝肾、调理脾胃等方法治疗中医内科疑难杂症、脾胃病、男性病等疾患，对养生保健延缓衰老之术颇有研究，他把医、武、气三法融于一身，对医疗保健得心应手。撰有《临证治验录》《内经藏象》《今匮心得》《太极拳图说》《形意真义》《中国气功萃义》《中国气功探秘》《杨氏太极拳真义》等百余万字手稿与讲稿，有的已出版问世，发表有较高学术价值的学术论文数十篇。1994 年荣获首届"生命杯"世界传统医学国际最高个人荣誉金奖。

人物档案

吉良晨①，字晓春，满族，生于 1928 年 2 月，北京人。幼承庭训熏陶，师教私塾 9 年。酷爱方术医药，喜嗜弄拳击剑，尤好行气功法，为买氏形意第四代传人，露蝉门下五世弟子。21 岁即悬壶于京都，先后结业于北京中医研究所，北京市中医进修学校。现任中华人民共和国国家药典委员会名誉委员、中国中医药养生保健学会常务理事、中国民间中医药研究开发协会专家咨询委员会副主任委员、国家药品监督管理局药品审计委员、北京钓鱼台保健养生中心高级顾问等职。

人生感悟

务勤不惰，学习不怠，临证不已，深化不息。

要活到老，学到老，为中医药的事业全部投入，不遗余力。

（《中国中医药报》2004 年 9 月 29 日，"杏林传薪"系列报道之九）

---

① 吉良晨于 2010 年逝世，享年 82 岁。

慧眼识英才 甘作嫁衣裳
——访中医学家朱良春

有人说，"僻居一隅而名闻天下者，朱良春也。"

南通是座普通的小城，朱老在这里学习、工作和生活，虽然一待就是几十年，超凡的医术学问却为世人称道。一封封陌生又热情的信笺，一批批慕名而来的莘莘学子，南通，因有了朱老也别具魅力。

终于踏上了神往已久的土地。嗅着潮湿的空气，走在车水马龙的濠河岸边，那丛粉红的杜鹃花旁，就是朱老的家。温厚亲切的朱老，围绕教育的话题讲了三个故事。

提携后学者 得意众门生

朱老弟子上百，正式拜师长期学习的有几十人，若算上历届带教实习的及各地钻研其术的私淑者则以千计。无论拜师、私淑还是自学求教者，朱老对后生从不轻忽，一贯热情帮助。其中力荐何绍奇和朱步先两弟子的故事在中医界传为美谈。

60年代何绍奇偏居四川梓潼，拜为朱老的遥从弟子，学有不解就向先生请教，朱老也是每信必复，常常是五六页信纸，二人通信在十年动乱也未曾间断。1976年，何绍奇想报考研究生，但因学徒出身受到限制，朱老就寄了封航空快件给中国中医研究院研究生班负责人方药中教授，详细介绍徒弟的水平已达到报考要求，并且"我可以个人人格担保，不会让您收了无用之人的"。最终何绍奇不负所望，名列榜首，毕业后在京执教，已是海内外知名学者，现正在香港浸会大学中医药学院做访问学者，讲课授业。

朱步先，原是江苏泰兴县（现泰兴市）农村的一个医生，读了朱良春的文章后跑到南通要求拜师，因他踏实好学、过目成诵，朱老就将所学悉数相传。没有学历，朱老就想办法争取到一个正式进修名额，使他一年后职称相当于主治医师。1982年卫生部中医司组织编写《实用中医内科学》，朱良春是两位审稿人之一，凭着对爱徒能力的了解，他大力推荐职称不高的朱步先做统稿人。为期一周的试用期间，朱步先出色完成了任务令人刮目相看，他修改的文稿篇篇畅达，出类拔萃，后来被前来慰问的领导慧眼识中，得以有缘奉调北京。曾任《中医杂志》副总编，现在英国牛津讲学诊病，传播岐黄文化。

提起两位高徒，朱老话语中透着慈爱之情，而医林中受益朱师的后学者、民间医又何止二三。朱老书桌上整齐叠放着一摞摞信件，大多是基层医生的来信，有要求拜师的，有请教问题的，还有读了书受了益，喜不自禁表达感谢的。朱老说，"这些人都很诚恳，是要学习的，我一定要答复他们。"他不厌其烦地解答疑问，一丝不苟地亲笔回信，之后会用红笔在来信封皮上圈个"复"字，好像了却了又一桩心愿。但近来因冠心病，时有力不从心之感，不能一一亲复了。朱老还特别提到广东省中医院邀请名老中医为技术骨干作导师的做法，是一种继承提高的有效方式，值得重视。对高徒们的诚恳学习，刻苦钻研的精神，感到欣慰。

动荡中办学　学费"两担米"

谈兴颇浓的朱老还聊起一段鲜为人知的历史。1945 年，28 岁的朱良春的诊所已经颇有名气，应当时很多青年拜师求医的要求，他就在南通创办了中医专科学校，自己筹钱租房子、编教材、找老师。时局动荡，收取的学费很低，国民政府物价飞涨，每天价格浮动，学费就定为"两担米"，按当天的米价折算，当然收的钱也只够给老教师们来回上课的车马费罢了。在艰难中学校坚持了 4 年，到 1948 年毕业仅剩 18 人。当年的学生如今都早已到了行医退休的年龄，还有些现在台湾。

朱老对中医教育始终热心，并有自己的体会。他说，"我对学生一是要求严一点，二是以诚相待。'诚'，就是诚恳，教给他们的东西都是实实在在的，毫不保留。"朱老常说一句话："经验不保守，知识不带走。"经验不能保守，要和盘托出；知识不要带走，能写的多写一点，能教的多教一点，让学生得到益处，把真正的经验实实在在地拿出来。朱老的著作写的都是多年心得，很实用，他自己践行着"说实话，不讲大话、空话"的准则，并严格要求徒弟们做到"求真务实"。诚实，这种朴素而又可贵的品质在朱老身上熠熠生辉。朱老还对学生提出"高、实、博、精、新、勤、苦、恒"治学八字的要求，使学生们受益终生。

寻访土专家　成就"三枝花"

1956 年南通中医院成立，"那时很有激情"，朱良春院长白天看病，处理行政事务，骑单车四处出诊，晚上在单位写书或者值夜班。他多次深入民间，打听到季德胜、陈照、成云龙这三位土专家治疗蛇伤、瘰疬、肺脓疡各持所长。尽管这几位民间医生的文化水平并不高，但求贤若渴的朱良春毫不介意他们的身份，礼贤下士，热情地和他们交朋友，真诚邀请三位土专家在中医院开设专科，卓有疗效，被老百姓称为中医院的"三枝花"。

朱老的人生就像一部传奇。他从医近70载，是全国闻名的目前仍健在的几位顶尖级名老中医之一，所获荣誉无数，然而对于故土家乡、民间学者，他始终饱含眷恋深情。朱老勤于思考，一本本著作，灵慧实用，启发了无数人。他始终谨记当年父亲嘱咐的"济世活人，积德行善"，待人诚恳宽厚，慧眼识才甘当伯乐，提携后生不遗余力。在医术研索中，他坚持章次公先生倡导的"发皇古义，融会新知"的革新精神，为继承发扬中医学术，作出有益的贡献。晚年仍敢为人先，1992年在子女的倡议下，创办了良春中医药临床研究所，近期再创新业，国内首家虫类药工程技术研究中心已破土动工。"自强不息，止于至善"，这大概是朱老一生的真实写照吧。

学术思想与成果

朱良春对内科杂病的诊治有丰富经验，擅用虫类药的临床应用，对类风湿性关节炎、肾炎、肝炎的诊治尤其心得，对顽痹提出"从肾论治"的观点，先后研制了"益肾蠲痹丸""复肝丸""痛风冲剂"等中药新药，获省部级科技奖。主要著作有《虫类药的临床应用》《章次公医案》《朱良春用药经验集》《医学微言》《中国百年百名中医临床家·朱良春》等10余部，发表学术论文170余篇。

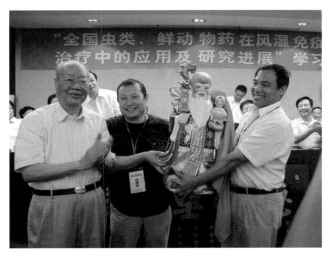

2009年8月19日，92岁的朱良春（左一）参加学术会议开幕式（马骏 摄）

人物档案①

1917 年出生于江苏丹徒，少年从师于马惠卿先生和丹徒名医章次公先生，并就读于苏州国医专校，1938 年毕业于上海中国医学院。曾任南通市中医院首任院长、农工民主党中央委员、江苏省政协常委暨南通市政协副主席。现任中华中医药学会终身理事、南京中医药大学兼职教授、中国中医研究院基础理论研究所技术顾问、南通市良春中医药临床研究所董事长等职。1987 年被国务院授予"杰出高级专家"称号，1991 年，国务院颁发政府特殊津贴证书，2003 年获中华中医药学会"中医抗击非典特殊贡献奖"。

人生感悟

在实践中提高，在总结中创新。不袭陈言，不人云亦云。经验不保守，知识不带走。自强不息，止于至善。

（《中国中医药报》2004 年 10 月 27 日，"杏林传薪"系列报道之十二）

---

① 朱良春 2009 年被评为首届国医大师，2015 年逝世，享年 98 岁。

中医教学要从青少年抓起
——唐由之教授谈中医人才培养

唐老很忙，约了几次终未成行，最后在他两次出差的空隙找了点儿时间。机会难得，采访前记者做足了预备功课。

这是位中西医眼科大家。他曾成功地为多国领导人医治眼病，主席还因此赠诗："岂有豪情似旧时，花开花落两由之"；他开创了从睫状体平坦部做内眼手术的途径，成功发明"白内障针拨套出术"；作为中国中医眼科的学术带头人，多年来奔走呼吁，

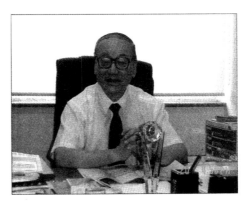

唐由之在医院办公室（马骏 摄）

终于建成我国第一所现代化的中医眼科医院，现退任名誉院长。

这位"名誉院长"可不像名誉上那么轻松。唐老办公室里，不时有人前来请示工作，很多事项还需他亲自处理，事情繁杂，但他总是不急不躁，温文尔雅。唐老身材高大，声音和缓富有磁性，思维清晰活跃，年近八旬却气度潇洒依旧。

中医师从初中开始培养

唐老主张除当前培养模式之外，还应建立这样一种中医师培养模式：从初中开始接触中医内容，背诵汤头歌诀、药性赋，可以把中医古籍的前言、序、跋编入语文教材。到了高中阶段可以再行深入，如背诵《内经》《伤寒论》《温病条辨》《针灸甲乙经》等有关内容。青少年的中医教学以背诵为主，可以适当加以解释。传统师带徒也是从小要求背诵医书，因为人在少年时期记忆力强而且印象深刻，培养出的学生基本功扎实。当然这只是一部分初高中生，不需要全国如此。

中医专业的高考，就好比军校的特需招生，当然也要求数理化，但要用另一套办法，和全国统考有所区别。升入大学后，因为很多经典科目已有背诵基础，这时只需要深入理解其内涵，了解中医现代科研成果，提高临床实践水平。

大学阶段的授课，唐老强调要侧重三个方面：一是介绍新中国成立以来一些真正的中医、中西医结合的科研成果，如青蒿素是怎样研制的，安宫牛黄丸的药理药效，受《龙目论》启发研制的"抗病毒1号"等，这些都是源于中医、高于中医的科研成果，可以增强学生研究中医的信心。二要侧重临床实际运用，除望闻问切四诊外，超声、核磁、多普勒等检查仪器也要介绍。这些声、光、电、磁为原理的现代仪器为人类共有，从工业运用到医学，当然中医也可以用，不要抱有成见。三是理论要深入，过去背诵的一些条文，不甚理解的，这时就可以联系各门学科融会贯通地进行讲解。中医临床要结合当今中医、中西医结合的科研成果及基础研究成果来讲，过去储备的知识，现在要拿来"活化"，提高学生学习研究中医的兴趣和信心。

这样，"从初中、高中培养起来的中医师，不但中医基础理论踏实，还继承了现代的科研成果、当代中医的临床经验，他们会成为中医'多面手'，胜过我们这一代。"

如今的师带徒是高层次的人才培养

唐由之16岁师从上海名医陆南山，是5个徒弟中最小的一个。开始他不会抄方也不会背诵，师兄们抄方，他就站在老师背后，用心观看，耳听心记，时间一长，不用师傅讲自己也能判断个大概。"中医叫识病辨证，站在老师后边看，就是最好的实践经历"，提起那段时光，唐老记忆犹新。后来，他背熟了常用的药性和汤头，就改成他抄方，别人站在背后看了。这时的唐老已经成长为多面手，洗眼、点药、针刺、开方、下医嘱样样熟练，技艺日臻精熟。

"这种师带徒方法，和院校教学不同，它是先在临床上认识病，接着理论再跟进。5年学徒，读了《秘传眼科龙木论》《眼科大全》《目经大成》等许多临床书目，而《内经》《伤寒论》这些课目是后来在秦伯未老先生的教导下学习的。"

唐老说，现在师带徒和传统的师带徒有所不同，虽然方式还是跟师看病抄方，但以前的徒弟是从零开始，而现在的徒弟很多都是副主任医师，学生起点高了，要求也提高了。从中医院校毕业后，临床工作几年再跟师学习经验，这样院校教育和师带徒相结合，是更高层次的人才培养，而且有师徒相互学习、教学相长的优点。

医疗、教学都是科研

创办眼科医院之初，有人问办院思想是什么，唐老说，别的医院是"医教研"或是"医研教"，我是"研医教"，科研在先。临床带徒也是科研活动，病人就是科研的对象，要用科研的角度去分析、诊断、治疗，这既是医，也是教。科研的概念比较广，临床、教学都是科研。科研有了新的突破，可以提高临床疗效，再把新的科研发现的过程、思路、方法结合到讲课中去，授课不再是"以经讲经"，有了新的内容，学生更有兴趣听讲，对中医也更有信心。

早在大学时期，唐老就与同学组成研究小组，探讨金针拨障术的奥秘，工作后开始正式进行临床研究，取得多项重大科研成果。"我认为什么东西都要创新，尤其中医药，你要特别动脑筋。不能来了病人就常规处理，不多思考，这是'任务观点'，是不够的。临床要研究，病历要总结，即使一般感冒，要仔细辨证风寒还是风热，再想想寒里有没有挟热，争取病人来一个治好一个。"

唐老说，一个人的日常生活都是科研，遇到问题想办法怎样去解决，想办法就是科研，思考是科研的内涵和形式。生活、医疗都是科研，只有科研才能创新，才能推动事物发展，在这里边关键要用心。牛顿看到树上苹果落地，想到了地心引力，我们却不曾想到，差别就在用心不用心。用心不用心，这就是科研问题。

学术思想与成果

首先提出以睫状体平坦部作为内眼手术的切口部位，比国外开展此类手术先行了 16 年。与此切口相关的白内障针拨术的研究，解决了过去容易引起并发症的问题，并因此获得 1978 年全国科技大会个人奖状。有关白内障针拨术的研究曾获国家科技进步二等奖。

由于唐由之教授在中西医结合治疗眼科方面所作的贡献，1984 年他被国家人事部授予"中青年有突出贡献的专家"证书，1986 年国家卫生部授予"全国卫生文明先进工作者"的荣誉称号，1988 年世界文化理事会授予他"爱因斯坦世界科学奖状"，1990 年获国务院颁发的政府特殊津贴，1992 年获朝鲜一级友谊勋章，1996 年获中国香港何梁何利基金会科学与技术进步奖，1998 年获中国广州仲景中医药奖励基金会杰出成果奖，2001 年中国中西医结合学会授予"中西医结合贡献奖"等。

人物档案

唐由之[1]，1926 年生于浙江杭州，1942 年受业于上海中医眼科名家陆南山教授，5 年学成后回杭州自设诊所，1952 年考入北京医学院医疗系，1957 年毕业分配到中国中医研究院从事眼科的研究、临床、教学和科技管理工作至今。

全国人大第五、六、七、八届代表。现任中国中医研究院名誉院长，研究员、教授、博士研究生导师，兼任中国中医研究院眼科医院名誉院长、北京中医药大学名誉教授、广州中医药大学客座教授、香港理工大学视光学系名誉教授。为中华中医药学会终身理事、中华中医学会和中国中西医结合眼科学会名誉主任委员、国际中医药学会眼科学会主任委员，并任中国中医眼科杂志名誉主编。

人生感悟

有心之人，看无字之书也练达；无心之人，读有字之书也茫然。

海纳百川，有容乃大，壁立千仞，无欲则刚。

（《中国中医药报》2004 年 11 月 3 日，"杏林传薪"系列报道之十三）

---

[1] 唐由之 2009 年被评为首届国医大师，2022 年逝世，享年 97 岁。

热爱是最好的老师
——张琪教授谈中医教育

去年在北京召开的全国名老中医工作会上，有位身穿红色 T 恤的专家在会场上显得格外耀眼，后来得知这就是我一直想见的，黑龙江老家最有名的中医专家张琪。那以后，张老的家乡口音和红色 T 恤始终盘旋在我的脑海，如今终于有机会来到他家里，作一次面对面的专题访问。

张老并不健谈，访问近乎一问一答，然而说到当年为求中医独闯东北的往事，他微眯的双眼开始清亮，平淡的话语透露出热情。张琪的祖父是河北乐亭名医，张琪从小看到中医真能治病，就打心眼里喜欢上了中医。然而在日伪统治时期，中医已濒临灭亡，学习中医已无路可寻，不少亲友出于好心劝他放弃，以免贻误前程。但张琪并不死心，16 岁的他决定一人闯荡东北。他辗转到哈尔滨，在药店做学徒，顶着"学汉医无用"的种种压力，夜晚点着油灯细心揣摩着药方医书，直到后来在哈尔滨汉医讲习所就读，才看到中医的曙光。

谈到自己和徒弟们的成才经历，张老特别强调兴趣和自我教育的作用。他说自己多年的科研临床都是在摸索，六十年代开始研究中医肾病到现在，反而觉得越来越难；临床有些不能马上见效的病人，也需要回去再仔细琢磨，这都是在不断地学习。书本就是老师，张老隔几天就去书店转转，买一些最新的中西医书籍。回首从前，张老说最有益的阶段还是在汉医讲习所学习，当时老师虽然课不一定讲得最好，但临床非常有效，这极大地激发张琪从医的兴趣。张老的高徒如中国中医研究院院长曹洪欣、北京医院王暴魁、黑龙江中医研究所所长张佩青等等，如今分布全国各地有较深造诣，他们的共同特点就是"善于钻研、喜好中医"。张老说老师指导是一方面，但自我教育也非常重要，本身必须努力，要多琢磨多提问题。

张老对名中医越来越少、临床水平下降的现状很着急，"现在不是怕出名的中医多，而是怕出名的少。名中医多了，中医才能振兴。"他提出两个建议，一要充实教材的中医内容，每一版都应该补充新的内容，一些好的现代临床经验也可以加进去。二是要有一支临床经验丰富的优秀教师队伍，中医基础的讲授一定要结合临床。西医的生理有实验课，解剖学有解剖室，西医基础课程大多结合着教学实验，有实践内容；而中医基础长期以来就是照着一本书讲，这是不对的。中医基础也要结合临床来讲，比如什么是肾阴亏，要讲出具体例子来，一些五十多岁的老师之所以受欢迎，就是因为他们有实践经验，学生有了兴趣才能学得好。

多年教学生涯中张老积累了丰富经验，兴之所至他讲了件趣事。数年前有次到黑龙江中医学院讲金匮，下了门诊就急匆匆往教室赶，上了讲台，才发觉忘了带教案。那天应是讲中风，张老就不慌不忙地说今天不照书讲，我给大家介绍临床病例。接下来张老就绘声绘色地给学生们讲述病人是如何如何，临床是如何辨证如何治疗，听到激动处学生们热烈鼓掌，好像病人就在眼前一样，那堂课同学们多年后仍记忆犹新。"到最后，我也没说书没拿"，张老调皮一笑。

在研究生培养上，张老始终要求学生多参加临床实践，不能成为"本本先生"。作为黑龙江中医药大学第一届博士生导师，如今他已培养近四十名博士生，不论门诊还是查房他都要求学生跟诊，"不会看病的研究生怎能成为一名好医生"。张老说做我的学生估计挺累，我也要求他们累，临床上用了好方子就告诉他们来源，让他们回去找书对着看。这样多看书、多实践，学生临床有进步，也就更愿意学习。

张老认为师带徒的形式不错，但必须是真有经验的老师，真有兴趣的学生。方式就是过去的"侍诊"，学生听病人主诉、看舌脉、体会老师的辨证用药、记录抄方，这种方法带出的徒弟临床水平都不错。张老说带徒其实并不轻松，假如没有学生在就不用说很多话，带徒就要一直讲，把能想到的都毫无保留地讲出来。

临床传授中最难的部分就是辨证。经验方虽然会背，但中医不是一方治一病，还得有变化。病分几类有几型，即使这一套都背下来，但有些人临床效果很是不好，这就差在辨证没有辨准。中医比西医难就难在辨证上，病人体质证候不同，用药也不同，辨证是很灵活的，这些需要学生细心体味，不过钻研进去也就不难了。

"把经验教给学生，就觉得自己好像对社会有点贡献似的。"张老徒弟们成才的很多，逢年过节都会来看望老师。"看到自己学生有出息，老师也高兴啊。人活一辈子，能做点对人民有意义的事，好像这一生也就有意义了。"

学术思想与成果

提出益气养阴清热利湿法治疗肾小球肾炎蛋白尿、益气养阴清热解毒利湿法治疗慢性泌尿系感染、益气滋阴凉血活血法治疗肾性血尿以及补脾肾泻湿浊解毒活血法治疗慢性肾功能衰竭氮质血症等理论与经验，在此基础研制出多种中成药。黑龙江省中医肾病重点学科带头人，对急慢性肾小球肾炎、慢性肾功能衰竭等治疗研究有较深造诣。主持完成多项临床研究课题，获得省部级科技进步二等奖 3 项、三等奖 3 项。研制的中药复方"宁神灵冲剂"1989 年获得布鲁塞尔尤利卡国际发明博览会银奖。2004 年荣获"中国医师奖"。发表学术论文 70 余篇，先后著有《脉学刍议》《张琪临床经验荟要》《张琪临床经验辑要》等著作。

人物档案

张琪，1922 年出生于河北省乐亭县，1944 年毕业于"满洲国"汉医讲习所，后在省中医研究院工作。历任黑龙江省中医研究院研究员、主任医师，黑龙江中医药大学兼职教授、博士研究生导师，中国中医药学会终身理事，黑龙江省中医药学会名誉会长，广州中医药大学客座教授、黑龙江省首批享受国务院特殊津贴的专家和全国继承老中医药专家学术经验指导教师、中国医师协会黑龙江分会名誉会长。

人生感悟

中医药学博大精深，只有努力学习不断实践才能水到渠成，深入堂奥。

（《中国中医药报》2004 年 11 月 12 日，"杏林传薪"系列报道之十五）

香自苦寒　志在千里
——访新增中国工程院院士李连达

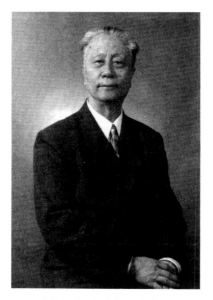

中国工程院院士　李连达

新年伊始，中医药界传来一个喜讯：在 1 月 5 日公布的中国工程院 2003 年增选的 58 名院士中，中国中医研究院首席研究员李连达[①]光荣入选。医药卫生行业入选的 7 名院士中，他是中医药界的唯一，也是北京市的唯一。

这份荣誉到底有多重？中国工程院是我国工程科技界的最高学术机构。今年院士增选经过提名、遴选、评审和选举四个阶段，历时近一年，从最初的 628 名候选人，评审产生 170 名，最终经院士投票确定为 58 名。

李连达不负众望，光荣当选中国工程院院士。他究竟做了哪些事情，取得什么成绩才能获此殊荣，他又是一个怎样的人？为此记者来到中国中医研究院西苑医院采访了李连达。

李连达，1934 年出生于辽宁省沈阳市。1956 年毕业于北京医科大学医疗系，分配到中国中医研究院西苑医院工作至今 47 年。做了近 20 年的儿科大夫后，转向中医药基础研究。自称是出身西医，献身中医，始于临床，归于基础的医学"杂家"。

现任中国中医研究院首席研究员、国家科学技术奖励评审委员会委员、国家新药及保健食品审评委员会委员、国家药典委员会委员及多种学术团体、杂志的理事、编委等。第七届北京市人大代表，第八、九、十届全国政协委员。主编及参加专著编写 17 部，多次获得国家科技进步奖、卫生部科技进步甲级奖及各级科技成果奖 20 项，先后完成 70 种中药新药的研制或药理学研究工作，共发表学术论文 230 篇。

---

① 李连达于 2018 年逝世，享年 84 岁。

杰出成就　重在创新

李连达说，评选工程院院士的标准有学术水平、社会效益、经济效益等多方面，但最核心的内容是看创新点。中医界尤其要强调发展创新。他说，科学最根本的目的就是探索未知，没有发展创新就不能称为科学。要想真正走在世界前列，绝不能跟在外国人的后面爬。尽管对中医继承和创新孰主孰次有不同的看法，但做中医药科研必须强调发展创新。

李连达的杰出成就及创新点主要有三方面。

"双龙方与自体骨髓干细胞经心导管移植治疗冠心病的研究"。首次将中药与干细胞移植合用治疗冠心病，优势互补，显著提高了疗效及干细胞移植成功率，为冠心病治疗开拓了新领域。建立了自体骨髓干细胞经心导管移植的新途径、新方法，将胚胎干细胞、异体、手术移植，改进为骨髓干细胞、自体、导管移植，解决了供体不足、伦理道德限制、致癌潜在危险、排异反应、手术风险、费用昂贵等一系列难题，为干细胞移植的临床应用奠定了基础。国内已有 6 家医院报告临床应用获得成功。该项研究解决了医学界长期未能解决的难题"心肌细胞不能再生"，心肌损伤后只能由瘢痕修复。而该项研究证实新疗法不仅可以促进心肌细胞再生，且可促进心肌小血管再生，使冠心病治疗进入了新的发展阶段。

"血瘀证与活血化瘀研究"。在大量理论、实验及临床研究基础上，揭示了"血瘀证"科学内涵，阐明了"活血化瘀"治法的基本规律与作用机理，起到示范带头作用，推动了中医药现代化及中医事业的发展。通过大量研究，发现"活血化瘀"方药一系列新的药理作用，并在此基础上研制活血化瘀新药 30 种，提高了中药研究及新药研制水平。"活血化瘀"已成为我国中医治疗冠心病的主流治法，显著提高临床疗效。该项研究在国内外产生重大影响，获得显著的社会效益与经济效益。

推进中药药理学的学科发展与科技进步。在 20 世纪 70 年代首先建立中药药理学研究的技术平台，建立一些新的动物模型与实验方法，全国推广应用。推动了中药药理学的学科建设发展。1990 年首次建立中药药效学评价标准及技术规范，得到学术界公认，并成为国家标准，全国推广使用。提高了新药研制与评审的水平，促进了中药研究的现代化、标准化与规范化。在大量研究的基础上，研制中药新药 70 多种，产生重大社会与经济效益。

艰苦岁月　痴心不改

李连达萌动科研的念头最早是在 1958 年做儿科大夫的时候。他发现临床中有些问题在人体解决不了，必须要做动物实验，但当时的环境与条件很困难。没有时间，他就白天上班，利用夜里和节假日的时间做实验；没有经费，就使用自己仅有的一点工资；没有仪器设备，就想办法去借。但即使这样，仍然难以正常地开展实验研究。

科研的痴心始终不改。1974 年，李连达主动要求建立西苑医院基础室，医院给了一间简陋的 9 平方米的小屋做实验室，没有任何仪器设备，他拿着领导给的 400 元科研费，感激万分。就在这间实验室，在木板搭成的实验台上完成了第一个实验："冠心 Ⅱ 号对大鼠应激性心肌小血管内血小板聚集的影响"，实验发现冠心 Ⅱ 号对心肌细胞有保护作用，文章发表后在国内外引起很大震动。

李连达回忆当年买实验动物的情景时说："买大鼠、兔子，就自己骑着自行车，在后驮架上挂两个铁篮子装着。买狗，就栓根绳，绑在自行车上，狗在车后跑，街上小孩也在后面跟着跑。"

李连达说，做科研工作需要实干、苦干的精神。即使是现在我们做干细胞移植这个实验，还是存在经费和仪器设备不足的困难。实验需要心导管的设备，医院介入治疗室的专用设备又不能人猪两用，我们就在放射科的性能较差的普通 X 光机下操作，防护条件很差。为了不影响放射科的正常工作，实验就在夜里或春节、周末等节假日进行，而全部的科研人员就是李连达和自己带的 3 个博士研究生及一个实习生。"搞科研要耐得住清贫，做实验的时候苦得很，还常不被人理解，"李连达笑着说，"我常开玩笑说我们是卖苦力的，现在当了院士得更卖力才行。"

仁者乐山　虚怀若谷

李老是一位谦虚的人。当记者问当选院士后最深的感想是什么，他说院士的荣誉只代表过去，以后的责任更重，应该做的事情更多。他说院士的形成是集体劳动的结晶，"帽子"戴在一个人头上，但功劳是大家的。个人的作用微不足道，这个荣誉是集体的，属于研究室，属于西苑医院中医研究院，也是属于全国中医药界的。

李老对自己及培养的研究生要求做到 8 个字：作风正派，学风严谨。为人要正派，道德品质要好，胸怀坦荡。要有实事求是的科学态度，不急功近利，不搞华而不实、哗众取宠、伪科学的东西。

在李老简朴的办公室里，墙上挂的一副字很醒目："仁者乐山"。望着墙上的字，看着对面这位从容淡泊的老人，不难感受到一种坦荡的胸怀，博大而谦虚的气度。有一段往事，李老在采访中并没有提及。

1981 年，李老在实验室中搬几百斤重的水泥解剖台，腰部受到严重损伤，椎间盘脱出，剧痛难忍。但为了承担全国首届总结报告的重任，他坐着轮椅靠杜冷丁（哌替啶）止痛坚持开完会议，结果延误了治疗，导致卧床一年多。就在卧病不起的时候，他妻子因劳累过度而病重住院，老母则被车撞伤，造成严重脑震荡，昏迷不醒。最令人心痛的是李老的长子每日下班后三处照顾病人，疲于奔命，年仅 24 岁竟然不幸病故。老母、病妻、爱子同时发生意外，这是何等残酷的事实。成功的鲜花，人们大多只注意到它的艳丽，而这的确是用鲜血和汗水浇灌的。

47 年的医学道路，究竟经历了多少风雨，李老没有细说，但就是那平静的语调，那宠辱不惊的气度，更让我们感觉到在今天的辉煌背后，这位年近七旬的老科学家度过了多少清苦而执着的日子。这是一位真正的科学家，也是中国一位普通的医生。

（马骏、陆静,《中国中医药报》2004 年 1 月 9 日）

让我们把科研进行下去

李连达院士建议取消 60 岁"一刀切"制度，支持有精力、有能力的院士开展工作

本报讯 年过 60 岁的科研人员，没有资格申报国家级科研课题，不能再担任行政职务，同时必须将实验室、助手及科研经费全部"上交"，而失去这些工作条件，他们将难以正常进行科研工作。虽说我国目前院士是终身制，可许多人一旦过了 60 岁就变成空有一腔热忱、满腹经纶的"光杆院士"，这就使得更多的科学家不得不面对 60 岁"耳顺"之年带来的尴尬。

"医学是晚熟科学，医生要积累经验，60 岁、70 岁正是水平最高、经验最丰富、最能干工作的时候，但现行国家政策却是'60 岁一刀切'，必须退休。有些单位对老大夫进行返聘，但仅仅一周出两次门诊，他们的真正作用发挥不到 1/3。返聘的科研人员没有助手和实验室，更是形同虚设。"刚参加完两院院士大会的中国中医研究院首席研究员李连达院士对此感触颇深，为保证人尽其才，他建议在有院士的单位建立院士研究室，让这些院士有合法的名正言顺的研究基地；国家建立院士基金，支持有精力、有能力的院士开展科研工作；建议取消 60 岁"一刀切"制度，对老医生、老科学家申报国家科研项目，不要限制年龄，凭水平及能力，能够保证完成科研工作就应该支持。

从大学毕业第一天就在西苑医院工作的李连达院士，从来没想过要离开工作 48 年的单位到外单位任职。他应聘兼任浙江大学药学院院长一职，曾经十分犹豫，但考虑到浙大药学院可以提供实验室，配备助手和科研经费，在那里，可以大量地招收研究生，培养出一批高水平的年轻骨干，带动药学院中药学术水平提升，继续从事心爱的中药新药开发及有关基础研究，所以他最后还是选择了北京、杭州两地奔波的生活，为的是能为中医药再做些力所能及的事。

古人说"人生七十古来稀"，现代的生活医疗条件大大提高了人的健康和寿命，60 岁、70 岁的人也往往精力充沛，工作能力、创造能力不亚于年轻人。李连达院士认为，不考虑具体情况，60 岁全部退休回家"颐养天年"，或者委以虚务，无法

充分发挥作用，这是对社会人才的浪费，对国家的损失。60 岁退休与否，应该结合行业情况，按照个人健康情况和能力高低，弹性执行。

中科院院士、第三届世界科学院院士邹承鲁先生曾对此呐喊："涌现了科学家而不懂得珍惜和爱护的民族，是行将蜕变矮化的民族""科学家个人或科研团体的造就，需要相应的环境条件和长期积累""把对领导干部的年龄限制推广到科学家，是十分有害的。"

对于从事一生自己所热爱工作的老科学家而言，生活上的照顾、政治上的尊重他们十分感激，但是他们更需要的是提供工作条件，让他们把视为生命的科学研究进行下去。从这种意义上说，李连达院士是幸运的，毕竟最后他找到了发挥自己作用的土壤，而更多的失去工作条件的老科研工作者，仍怀抱满腹学问和热忱，继续寻觅着发挥光热的舞台。

（《中国中医药报》2004 年 6 月 10 日）

中医临床科研设计距国际水平有多远
——访中国中医研究院首席研究员翁维良教授

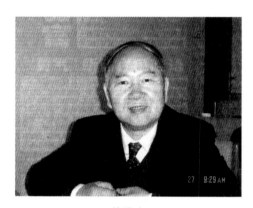

翁维良

不久前，世界卫生组织（WHO）和国家中医药管理局在北京联合召开了"中医、中西医结合治疗 SARS 国际研讨会"，来自 WHO 总部的 17 名国际专家听取了中医药参与 SARS 防治的科研报告。经过两天紧张的评估答辩和充分讨论，最后与会专家一致认为，中医药防治 SARS 是安全的，诸多方面具有潜在效益。这一对中医药事业发展具有重要意义的结论来之不易，许多中医药工作者、政府官员和各学科的研究人员为此做了大量工作。担任大会主持人兼主报告人的中国中医研究院首席研究员翁维良[①]教授，当时参加了研究方案设计与实施。

有人认为，中医科研的设计不够规范、论证不够严谨等问题是其成果难以被国际认可的重要原因。本次向 WHO 专家汇报的中国方面的 10 篇报告，由翁维良教授亲自把关，严格审查，经受了考验。在起草科研报告过程中回顾早期科研设计发现有哪些不足？从 WHO 官员提问重点来看，国内和国际的科研设计思路、考虑重点有哪些不同？今后做中医临床科研设计应在哪些方面做更多努力？带着诸多疑问，记者来到了中国中医研究院西苑医院 GCP 中心，翁维良教授接受了本报记者采访。

记者：有人说中医药两千年来延续不绝就是中医具有疗效的最好证据，这是无须证明的。那我们为什么要投入大量精力做临床试验拿数据来证明中医的有效性呢？

翁维良：几十年前面对流行性乙型脑炎，中医和中西医结合治疗效果很好，但

---

① 翁维良 2022 年被评为第四届国医大师。

西医不认可，认为我们的研究方法存在问题。西医学很早就开始注意运用科学的临床研究方法，认为只有规范化的临床设计做出的临床试验，保证研究质量，得出的结果才是可靠的。

国家中医药管理局在 SARS 开始流行的时候，就下决心要用这种现代的研究方法来研究中医，成立了"多中心大样本的中西医治疗 SARS 的临床研究"课题组，后来北京市、科技部都参加了该研究，经费比较充分，很多新的信息技术设备都得以采用，也显现了多中心的好处，人员来自国家中医药管理局系统、北京市系统、北京中医药大学以及部队系统，因此才拥有 500 多例大样本病例。

国家中医药管理局希望在这次 SARS 研究中能借助循证医学、DME、GCP 这些国际上公认的先进的方法来研究中医临床疗效，得出比较直接的结果。这个结果拿出来，要让中国的西医相信，也让国际上的西医相信。世界卫生组织认为中医属于传统医学，而传统医学在世界卫生组织里是很小的一部分，WHO 专家对中医能治疗急性病或中西医结合比单纯西医效果好，大都持怀疑态度。阻碍中医药走向国际的一个很重要的原因就是外国人不认可我们的疗效，在他们印象当中，传统医学都是很落后的，他们不相信中医。我想这就是国家要投入这么多资金来验证中医临床疗效的原因吧。

记者：您当时作为大会主席全面负责此事，为了能够通过 WHO 专家严格的评估，应对他们提出的各种问题，您们事先都做了哪些准备呢？

翁维良：本来我是作为专家出席这次会议的，后来让我做大会主席，兼主持人、主报告人，全面负责这个事情，压力确实很大，所有材料都要我来把关。我把所有材料重新审一遍，每一项都要落实，一定要非常确切、可靠。有些专家的材料以前没有被这样严格的审核过，反复改，觉得很麻烦，我说不改不行啊，因为所有的说法一定要严谨、有依据，写法、表达方式要符合国际惯例才行，数据更要确切，尤其要重视研究方法的表述。

我们还请一些人站在世卫组织专家的立场向我们提问题，做这种模拟训练是很有好处的。在模拟现场，我们做报告，然后根据模拟专家的提问再对报告进行反复修改。现在中药不良反应在世界上闹得风风雨雨，我们想外国人肯定很关心中药的安全性问题。虽然临床试验原先没有设计安全性内容，但在常规检查中是做了肝肾功能检查的，我发现中西医结合治疗 SARS 病人的肝肾功能比对照组病人好，能够用来证明这些中药是安全的，就专门组织了一篇报告说明这个安全性问题。当时，世卫专家也正好提了很多这方面的问题，事实证明这个准备非常必要。

　　记者：我记得 WHO 专家当时提出的问题都比较尖锐，因为这 17 名官员也都是各领域的专家了。那您觉得他们的思路、考虑问题的重点和我们国内相比有什么不同？

　　翁维良：世卫组织的提问主要围绕三个问题：一是安全性问题，这个如前面所说已经解决了；二是随机对照的问题，这也是他们最关心的；三是偏倚的问题，问我们是用什么手段控制偏倚的。

　　关于随机对照，在临床试验方案中是设计了的，但遗憾的是有些医院没有好好去做。当然，也有几家医院做了随机对照，如地坛医院、302 医院、佑安医院和东方医院。有的医院在世卫专家提问的时候不敢说做了随机对照，因为该院的随机对照是用最原始的抓阄的方法，而现在国际上早已不再采用这种方法了。我鼓励他如实说，当时是 SARS 紧急救治情况下启动的研究，条件差、困难多，病人分组是通过抓阄的两种结果来决定是对照组还是治疗组，不是大夫有意分配的。这样的随机分配，虽然很原始，但毕竟也作了随机，可以减少误差。世界卫生组织也承认了这一点。

　　世卫专家提问的另一个焦点是临床研究偏倚，偏倚的概念可能有些人不大了解，偏倚又称为误差或偏差，是指研究结果由于某些因素的影响而使研究结果偏离真实情况，影响研究质量与结果的可信性。偏倚的产生有多种原因，如回忆偏倚、测量偏倚、入院率偏倚等，控制偏倚的措施也有很多：设置合理的对照组；研究人员要培训标准化；采用盲法，单盲、双盲或三盲等。在临床试验过程中如果医院给治疗组病人服用中药，给对照组只服用西药的话，病人就会意识到两组的差别，控制试验偏倚应该采用盲法比较好。在 SARS 临床研究中面临许多在过去常规临床研究中所未遇到的问题，这一点世卫专家也表示理解，但是我们的研究设计应该说是不完善的，对偏倚的控制还不够严格。

　　开始世界卫生组织的专家抱着怀疑的态度，提问非常严格，对报告的讨论是一个字一个字进行的，最后态度慢慢地转变了，达成共识。他们想到的问题我们事先都想到了，他们没想到的问题我们也考虑过了。当然，有些问题也不是充分准备就能满意解决的。

　　记者：您觉得我国目前临床科研设计、评价、质量控制等方面存在哪些不足？和国际水平相比有什么差距吗？

　　翁维良：二十世纪开始国际上开始注意临床试验的科学性与保障受试者的权

利，逐步规范临床设计，真正形成国际公认的规则大概是近二十年的事情。我国1983年成立了14个首批临床药理基地，中国中医研究院西苑医院就是其中之一。基本上国际上现行的方法我们都了解。GCP原来是指药物临床试验规范，现在发展到应用于中医临床试验方面。为了使我国中医临床研究设计能和国际接轨，国家中医药管理局设立了一项"中医临床研究设计与评价"的软课题，就是要解决怎样做中医临床研究设计，怎样进行质量控制，怎样运用中医临床研究的统计方法及数据管理，如何进行临床评价等问题，以提高中医临床科研者的研究水平，使研究结果更可靠，质量更高，疗效更确切。

据我了解好多临床研究人员不够重视临床研究中的偏倚，不了解偏倚的重要性。许多文章只是泛泛地说做了随机对照，可是具体怎么做的随机，怎样控制偏倚，在文章中都没有体现，实际上作者也很少考虑。在国内以治疗心血管病著称的某药物有关临床试验的十六篇文章中，符合要求的，能达到10分以上的只有两篇（根据数据、方法有一套评分机制，随机对照、控制偏倚较好的最高分是17分），所以该药物控制偏倚的措施是很不完善的，得出的临床结果自然也是存在问题的。

（《中国中医药报》2004年1月19日）

追求自然和医学哲理的百岁老人

窗前的一把竹藤椅上，稳稳端坐着一位老人，白发如雪，赤色脸膛，正笑意盈盈地看过来，一瞬间，尘埃尽去，一路的劳累好像被某种稳定的气息化解，时光似乎凝固在这个午后。

9月中旬，记者随同"中医中药中国行"采访团刚到甘肃，就听说这里有位101岁的长寿老中医，是位传奇人物。他自创的一套功法，不但可以益寿延年，还给当地人治愈了不少疾病。就在记者到来的前一天，卫生部副部长、国家中医药管理局局长王国强还专程去看望了他。

这位百岁老人正是甘肃省名中医、甘肃中医学院李少波[①]教授。他创立的"真气运行法"，有人说每日练习可以治好乙肝、肾炎等慢性病；更有人说，《黄帝内经素问》中失传千年的第七卷，讲的很可能就是这套养生修真的内容，记者因而更加想见李老。幸运的是，在兰州逗留的短短半天时间里，记者最终成行，到老人家中一访究竟。

由病而医，由医悟道

匆忙下车，快速敲门，大步踏进房间，满屋阳光从客厅南侧的落地飘窗倾泻而来，大片繁茂绿色在窗外簇拥。窗前的一把竹藤椅上，稳稳端坐着一位老人，白发如雪，赤色脸膛，正笑意盈盈地看过来，一瞬间，尘埃尽去，一路的劳累好像被某种稳定的气息化解，时光似乎凝固在这个午后。

李老语声朗朗，身着绛紫色的真丝唐装，说话间不时抬起的手背肤色红润，富有弹性。他和记者从自创真气运行学的艰难经历谈起。虽百岁而精神矍铄的他，原来幼年时却体质很弱，患有矽肺和肺结核等。为了治病，以医为业的祖父向他传授了吐纳导引之术，赠阅《黄帝内经》《勿药元诠》等医书。之后，年少的李少波一个

---

① 李少波于 2011 年逝世，享年 102 岁。

人住进了树林，每天除了吃饭睡觉，就是读书吹箫，研究武术，动静行修，过了半年，顽症治愈，体质也强壮了。从此，他越发喜欢练功保健，立志走一条探索祛病养生的道路。

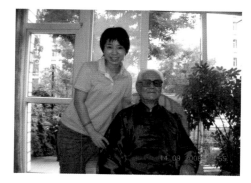

作者（左）与李少波（右）合影

日复一日，十年来边实践、边探索，李少波健壮了体魄，开悟了智慧，他由病而医，由医悟道。1936 年，毅然离开河北故乡，西去川陕秦陇寻道，游访名山大川，寻访贤哲名流，先后在华山、终南山、崆峒山、龙门洞等问道，得老子养生秘诀、华山陈抟老祖睡功"五龙蛰法"和黄石公《素书》等医道至理，受益不少。他进一步认识到医道同源，《黄帝内经》的天人一体整体观、《易经》无极生有极的宇宙观、《道德经》的自然观等成为他济世活人的指导思想。1943 年，他考取了中医师证书，由医己变为医人，兼学中西医，先后在陕南、甘南藏区、兰州、北京等地行医。

推广"真气运行法"

多年行医实践中，为了提高疗效，除了门诊治病、推广针灸以外，李少波常给一些慢性病患者传授自己的修炼方法、调息要领等。1962 年在甘肃省中医院工作期间，李少波将此法定名为"真气运行法"，是根据《黄帝内经》积精全神、全真导气理论命名的吐纳导引功法，以静功为主，动功为辅，静功即真气运行五步功法，动功是以"漫步周天"为核心的五套功法。

"真气运行法不是气功！"李老最听不得"气功"二个字，"气功在医学上是站不住脚的。我说的'真气'就是指生命能量，真气足则人体生机旺盛，真气衰则疾病丛生。病人自己练习这套功法，可以加强真气在十二经脉、奇经八脉间有秩序地循行，由衰返壮，祛疾防病。"

1979 年，《真气运行学》正式由甘肃人民出版社出版，此后数次改版重印。20 世纪 80 年代，真气运行法得到较大规模推广，国内 20 多个省市建立了各级研究组织，越来越多的群众参与实践和验证，相关科研课题还获得甘肃省卫生厅临床验证科技二等奖。1992 年成立了以李少波命名的真气运行研究所后，更是以培训班的形式向全国推广，"目的就是让更多的人有病少吃药，无药而医"。

谈及长寿心得，李老笑着说，"《黄帝内经》说的都是养生秘诀啊。不妄劳作，饮食有节，违反生理规律的事坚决不能做。"李老一生远离烟、酒、茶。"茶不是身体必需的，还是喝白开水痛快。"

执医五十余年，李老一直在钻研医、道、儒、释，追求自然和医学的最高哲理。他说，"医生如果只等待病人就医，所起的作用有限。古人提倡的治未病，正是人民群众的迫切需要。数十年来我用自救的方法救治众人，就是希望人们远疾谢医，如果同时对中医理论能有一点发挥，就是最大的安慰了。"

【采访手记】

从少年到白首，李少波几乎倾其全部的心血和时间做一件事——探索人体生命的医道真谛。为写成《真气运行学》一书，他斟酌了半个世纪。从十几岁开始，他就确立了动静修身祛病的人生方向，矢志不移，老有所成。"医道贵乎专"这句话，在李老身上得到了很好的诠释。

如果每一位中医人，在治学过程中都没有退缩和迟疑，早日定向，一路前行，最终将各个方向获得的小成果汇成大海，中医学的全面繁荣昌盛将指日可待。

为医者除了能治病，还需懂养生、会养生、传养生，这是李老给我们的另一个启示。如李老所说，"医生等待病人就医，所起的作用有限。"养生实为防病，如果医生能更多教给人们不生病、少生病的办法，才更符合济世活人的医学理想。

（《中国中医药报》2008 年 9 月 25 日）

"活药典"金世元

14岁药铺学徒出身，84岁仍做科研著书立说，中药鉴定、炮制、成药、调剂的问题无所不知，足迹遍布大江南北中药产区，一手牵起中药传统与现代。在庆祝金世元从事中医药70年活动之际，让我们再次走近这位老人——

"我这脑子里呀，装的全都是中药。一闭眼，各种药的鉴别特点、功效，就像放电影似的在眼前过。"已逾耄耋之年的首都国医名师金世元[1]，一谈起中药，就打开了话匣子。

在金世元明亮整洁的房间里，墙上悬挂着"和风盛世，杏林新元"八个大字，巧妙暗藏着老人的名字，也恰如其分地概括了他和中医药的不解之缘。书柜里，工作台堆满了各种中医药书籍，书桌一角，字迹工整的手稿叠放有序。84岁的金世元仍笔耕不辍，不断学习，对中医药热情不减，令人敬佩。

以中药为伴的多彩人生

1940年，14岁的金世元被父亲送到了北京复有药庄做学徒，从此与中药结下了不解情缘。回忆起学徒生涯，金世元说："什么脏活、累活都得干，还得抢着干！"这段经历对他影响至深，也从中学到了传统中药的"全活儿"。中药制药的全过程，饮片炮制、成药制作等技艺，在少年金世元的脑海中深深地扎下了根。

同时，他还在北京市中药讲习所师从北京名医系统学习中医药知识，两年后对四部中医基础理论典籍的内容更是烂熟于胸。后来，他又参加了北京"中医预备会员学习班"，中医经典选读及老专家临床诊治经验结合的学习，基础知识沉淀更加深厚。

1957年，金世元考下第一批中医师资格执照。出于对中药的热爱，他选择继续留在药材公司做老本行。"中药是门很深的学问，有待我们探索。很多懂医的人不识药，懂药的人不知医，我有信心搞好中药。"

---

[1] 金世元2014年被评为第二届国医大师。

医药不能分家，是他一直坚持的观点。很多人不知道，金世元还是位杏林高手，从医几十年来，治愈患者数以万计。正是这样坚实的中医药理论和实践基础，使得他在中医和中药领域融会贯通、得心应手。

1995年，国务院下发《整顿全国中药材专业市场》的通知，年近古稀的金老被特聘为中药鉴别专家，跟随检查团深入全国各药材市场明察暗访。虽然当时他身患糖尿病，依旧拖着病体和年轻人一样长途跋涉、不辞辛劳，感染了随行的每一个人。

为考察全国各地的种植基地，研究野生"道地药材"资源，20多年间，从最北端的黑龙江省到最南端的海南省，从黄沙漫天的敦煌戈壁，到四季湿润的西双版纳，金世元的足迹踏遍了祖国的大江南北。期间他积累了大量中药材资源分布、中药材种植技术的资料。"不用说远，就咱们北京郊区，哪座山、哪条沟，长什么药用植物，我都门儿清！"金世元自豪地说。

承前启后的传统中药研究

金世元没有上过大学，凭着勤奋刻苦和长期实践获得真才实学，他受到中医药界同行的一致尊敬。他先后担任过北京卫校中药学科主任、主任中药师，中华全国中医学会中药学会副主任委员、中国药学会中药和天然药物学会委员、北京中医学会常务理事、中药专业委员会主任委员等职。发表中药学术论文70余篇，著有《中成药的合理使用》《中药炮制学》《中药大全》《中药材大辞典》《中成药大辞典》等书。研制"射麻口服液""乌鸡白凤丸口服液"。对中药的鉴定、炮制、制剂等方面的研究可谓承前启后。

2007年，金世元从北京卫生学校退休。离开了相伴半个多世纪的讲台，他说："我是身离心不离，在家也一样'上班'。我把自己这辈子的所学都写在这里，一个都不落下。"他得意地拍拍自己的新作《金世元中药材传统鉴别经验》。这是他为北京市中医管理局的科研课题而做的部分工作——整理自己几十年来的心得与学术经验。

金世元非常重视道地药材，认为中药的关键在于原料药材，若无真优药材，就算炮制加工、制剂工艺再精细，制出的药品也是伪劣药品，因此首先要把好原料药材质量关。"好药以疗效为先，决不以价钱贵贱而论功用，无质就无效。"

在中药炮制方面，金世元提倡保护中药传统炮制的好经验，原本丢弃的应恢复生产。如当归应分头、身、尾不同部位入药，现在以一味当归代替，有所欠妥。再如地黄传统分为大生地、熟生地和细生地三种，功用不同，现细生地品种已取消，应恢复生产。

桃李满天下的教学成果

1961 年，北京地区的四城区相继成立中医院，各大综合性医院及专科医院都增设了中医科。一时间，中药人员奇缺，北京卫生学校的中药专业应运而生。

提到中药专业的建立，金世元颇为感慨。如何教学，让学生学到完整系统的知识，他颇费了一番功夫。"不懂就看其他专业的老师怎么上课，写教案。听人家讲课，跟人家学。"就这样，金世元和另三位老师傅白手起家，在北京卫校建立起中药专业。

在教学同时，金世元也开始编写中药学教材："在药行十几年的经验我觉得很值得，抓药、当调剂员、跑药行、批发货物……中药行业里的活计我基本都干到了，但这些知识很零碎。教学跟工作不一样，得写成讲义，系统地教给学生。"第一版中等中医药学校全国统编教材《中药炮制学》就是由金世元主编。另外，他还编著了《中成药的合理使用》一书，为指导临床中医正确辨证用药起到积极作用。他带着摄制组人员，跑遍北京周边地区的养鹿场，拍摄的《鹿茸》教学录像片，获得北京市教学成果二等奖。

除了教书授业，金世元还重视实践在中药学习过程中的重要性，在课堂上他尽量用通俗生动的语言讲解，并渗透多年积累的药材鉴别经验，他还时常带领学生上山采药、跋山涉水、翻山越岭，尽量带学生认全药材、见识不同季节药用植物的形态。他还多次跟同仁堂领导商议，带学生进细料库学习，见识珍贵药材，扩大学生眼界和知识面。

1990 年，卫生部和国家中医药管理局在全国范围内遴选第一批 500 名老中医药专家作为传承指导老师，金世元成为唯一一个中药学指导老师。8 年时间，带出两批四名徒弟。"我带徒弟，不光教他们知识，还教他们'药道'，作为中药人的职业道德。治病救人的事情，可不敢马虎。"

金世元在北京卫生学校工作 40 年，培养中药专业人才 1200 余人。谈到学生，金世元拿出相册，指着一张照片说："这上面的学生，都是主任了。"言语中不无骄傲。

虽然学问后继有人，但金世元对传统中药的发展现状仍有担忧。他介绍，当年他跟老师傅学艺，药包怎么包，什么叫"一口印"，都有讲究。但现在这些规矩、讲究已不复存在。没有了长时间的基础实践，一些看似无足轻重却包含中医药精华的细节实在难以传承。

金老向记者介绍："（当学徒的时候）我们砸铜缸子，都得砸出声儿来，内行人一听你这个声儿就知道砸什么。"这听声辨药的本事，如今又有几个人会呢？那铜缸子，又有几个人还砸得起来？中药发展至今，不断收获的同时也在不断失去，金老的话语中，隐含着对传统消逝的忧虑。

"现在道地药材正在渐渐减少，都说中药不管用，且不说加工的问题，原材料的保证至关重要。还有药材的鉴别要点，再不总结，恐怕都要失传。"

金世元说："中药的确管理难，种类多，剂型多，加上现在需求量大，调剂、炮制等过程的准确性、规范性难以保证。我觉得，医生在开处方时，除了要注意组方，还要重视剂量、使用何种炮制品等问题。还有代煎药、免煎煮颗粒等新技术的研究，也要在保证质量的前提下进行。"

李时珍有言："一物有谬，便性命及之"，这也是金世元时常用来要求自己和学生的格言。在他的身体力行和垂范下，一代代中药人正沿着治学严谨、勤于实践的药道成长。

（胡彬、马骏、黄毅，《中国中医药报》2010 年 12 月 6 日）

钱之玉：钟情栀子一生

珍稀中药材的产业升级，一直是科技成果转化的难题。中国药科大学钱之玉教授从"平民"栀子中成功提取出和"贵族"西红花相同的活血降脂有效成分西红花苷，从而摆脱了对珍贵药材西红花药用资源的依赖——

"这是个五彩缤纷的世界，一人研究一个物种已经很好。这辈子我就做了这一件事，但无怨无悔。"

钱之玉，73岁，对西红花苷倾注了大半生的心血，因发现栀子的新价值，被业内称为"栀子之父"。去年退休后，钱教授在新居小院，亲手栽下了5棵栀子，静候着春来花开。

栀子和西红花，一个清新，一个艳丽，非同一种属，传统药用功效也不尽相同。但钱之玉以药理学专家的独特眼光，敏锐捕捉到二者的关联，从而撬动了一个产业链的开端，让中药贵族西红花，变幻栀子平常身，飞入寻常百姓家。

新思路：从西红花到栀子

西红花，是一种高贵的花，日升而开，日落而谢。因其价格昂贵和药源难得，被誉为"植物中的黄金"，《本草纲目》载有"活血化瘀、散郁开结"之功，过去常经由西藏从印度购入，故又称为"藏红花"。

20世纪80年代，为解决西红花长期依靠进口的问题，中国药科大学开始了西红花引种栽培的研究，并获成功。时值1985年，钱之玉从美国学成归来，被邀加入西红花药理作用的深化研究中。

然而思维活跃的钱之玉很快发现，人工栽培西红花费时费力，需占用大量良田，如果不解决原料问题，即使药理研究成功，也终将是"无米之炊"。

存了这样的心思，他悄然中止了对西红花的提取实验研究，转而寻找一种替代植物。由于西红花的质量高低是以西红花苷来衡量，他对西红花苷格外留心，遍翻各种资料，终于在栀子的上百种成分中，发现了这一成分。这是种智慧，也是种巧合，钱之玉说，"研究到今天，全世界已知含有西红花苷的植物也只有三种。"

新挑战：提取工艺难上加难

幸运女神似乎为年轻的钱之玉敞开了大门。栀子中可提取西红花苷的消息不胫而走，南京金陵制药厂看中其市场前景，决定资助研究 70 万元。那是在改革开放没多久的 1989 年，国家对开发应用性研究资助经费并不多，因此钱之玉一下子成了学校的名人。

接下来，就是一番没日没夜的苦干。栀子里含有西红花苷不是秘密，但怎样从中提取出 99% 的纯品，则没有任何经验而言，需要研究者经过成百上千次实验，一步步摸索。

由于工艺过程涉及保密要求，因此从栀子脱脂、醇提、醇沉到溶解、洗脱、分离，到底什么温度合适、用什么实验试剂、比例是多少……所有问题，都靠钱之玉一个人泡在实验室里琢磨解决。"可能每一个做实验研究的，都有点偏执狂，"钱之玉笑着说，"我还算幸运，用了 2 年时间，做出了别人可能需要 10 年的结果。"

拿到西红花苷纯品只表明实验有了原料基础，证明了物理成分相同，后面还需实验证明其药效。钱之玉进一步在鹌鹑、兔子、白鼠身上做药理实验，后又通过南京医科大学的第三方实验再次证明了调血脂作用，进而完成狗和大鼠的长期毒性研究。

这项长期毒性实验，需要 12 公斤的西红花苷做原料。"那次把我累得上吐下泻"，钱之玉找了当地一家制药厂，和工人一道摸爬滚打、连续工作十几天。不过这种辛苦，回过头来让他深感欣慰："实验的核心工艺自始至终都是我一个人完成的。"

2000 年，通过中国中医研究院西苑医院的 2 期临床实验研究，"一种栀子提取物用于降血脂的通络降脂药物及制备方法"终于申报为国家发明专利。

新期望：将青苗育成大树

对西红花苷越来越痴迷，钱之玉的研究成果不断。几十年来，他通过西红花苷、西红花酸的系列研究，在《欧洲药理学杂志》《英国药理学杂志》发表 SCI 论文几十篇，培养相关领域硕博士研究生几十人，是世界上该研究领域的第一人。"我对这个结构特别有信心，增加血氧量，双向调节的实验结果很好。"

采访中，钱教授给记者算了笔账：1 千克栀子市场价大约 40 元，可提取 10 克西红花苷；1 千克西红花 12000 元，可提取 20 克西红花苷，也就是说 6000 元的西红花可提取 10 克西红花苷，二者的成本价格差为 150 倍。

除了科研，钱之玉对教育工作也非常热爱。主编参编全国性药理学教材十几部，是全国执业药师命题组组长，药理学研究室主任。

研究药理学一辈子，钱之玉说自己没什么遗憾的。两个儿子一个在美国，一个在澳大利亚，他和老伴在南京的生活很好。"如果说期望，那就是希望这项研究成果能推广得更好。"

据介绍，这项科研成果几经转手，从南京到吉林，再到山东的制药企业，虽然转让费用越来越高，但是市场推广一直没有做到位。

"科研人员卖的只是'青苗'。这个产品到现在已经和我没有利益关系了，但看着它就像是自己的小孩，总希望产生更多的社会效益，真正体现研究价值。"钱之玉感慨地表示。

（《中国中医药报》2013 年 11 月 29 日）

桃李不言 下自成蹊
——记首届国医大师 5 年身影和足迹

时光飞逝，首届国医大师表彰现场的荣光还历历在目，第二届国医大师评选已在各地紧张地进行。30 位国医大师作为中医药界德艺双馨的楷模、中医药行业宝贵的智力资源、中医药人才成长的标杆，呕心沥血弘扬中医，不遗余力培养后学，成为中医药事业的中坚，对凝聚社会力量、树立行业形象、引领事业发展发挥了不可替代的作用。

"生命不息，就要为中医药事业奋斗不止！"

2009 年，手捧着新中国成立以来国家给予中医界的最高荣誉，30 位国医大师喜聚一堂共议事业，虽暮年而雄心壮怀。五年来，国医大师们无愧这沉甸甸的历史使命，以身垂范大医精诚的医德医风，无私传授自己的学术思想和临床经验。

如今虽有 8 位国医大师已成为故去的背影，但健在的国医大师们很多依然奉献在临床、科研、教学的第一线，燃烧自己、照亮后学，他们在所有中医人的心中树起终身追求的榜样，成为行业标杆，高山仰止，永远的楷模。

建工作室 立传承项目总结经验

偏居一隅而济天下的国医大师朱良春，90 多岁了还在坚持看病，常常救助贫苦患者，不将病人看完了不吃饭。直到这一两年，在弟子和家人的苦苦劝导下，他才基本不出诊。但每遇到疑难病例，弟子们向他请教，朱老仍是认真思索详细解答。

到目前为止，健在的首批国医大师中，还有 18 位仍在坚持临床工作，其中很多人不仅坚持临床，还在带学生。

2008 年 10 月，人力资源和社会保障部、原卫生部、国家中医药管理局启动了首届国医大师评选工作，这是新中国成立以来我国政府第一次在全国范围内评选国家级中医大师。

评选结束后，国家中医药管理局为每位国医大师建立了传承工作室，财政专款资助，开展带徒工作；建立名老中医药专家学术经验继承与临床医学专业学位衔接制度，创新师承教育与院校教育相结合的人才培养模式；邀请国医大师参与人才培养和学术活动、编辑出版学术论著等，很好地整理和传承了国医大师的学术思想与临床经验。

为了更科学有效地继承大师名家们的临床经验、学术思想，国家"十一五"科技支撑计划"名老中医临床经验、学术思想传承研究"项目中，对王绵之、邓铁涛、任继学、李振华、张琪、张学文、周仲瑛、裘沛然、路志正、颜正华、颜德馨等11位国医大师专门设立了课题，并给予经费支持130万元，由国家中医药管理局组织实施。"十二五"期间，国家科技支撑计划继续设立了该项目，并于2013年启动，其中周仲瑛、李振华、贺普仁、路志正、颜德馨等5位国医大师设立了相关课题，给予经费支持160余万元，目前研究工作正在进行中。

亲任导师　著书带教培养博士后

漫步在书店、图书馆，可以发现国医大师的很多制作精良的经验著作、医案医话，这些图书因"含金量高"而受到中医拥趸的肯定和热捧。各位国医大师获奖后通过出版学术著作，整理养生方法等让百姓受益，在一定程度上为社会上的"中医热""养生热"的健康发展起到了积极的促进作用。

国医大师路志正曾走进北京《养生堂》节目，在电视媒体上详解中医养生保健文化，他所著的中医养生书在市场上也非常受欢迎。93岁高龄的路老被誉为北京目前还在出诊的"最年长医生"，坚持每周出门诊，善用脾胃学说治疗疑难杂病，有时还要出席一些学术会议，为后学授业，为中医药工作鼓与呼，工作十分繁忙。

年过八旬的周仲瑛精力充沛，竟然还保持每周6次门诊的工作强度。对于中医传承，他认为："古为今用，根深则叶茂；西为中用，老干发新芽；知常达变，法外求法臻化境；学以致用，实践创新绽奇葩。"

五年来，30名国医大师中有27名担任过全国老中医药专家学术经验继承工作的指导老师，在目前开展的第五批继承工作中，朱良春、苏荣扎布、张琪、张学文、周仲瑛、唐由之等6名国医大师仍在坚持带教。各位国医大师还积极参与各省的人才培养工作，特别是硕士、博士研究生教育以及专题讲座等，不遗余力地传承和发扬中医药学。

苏荣扎布、李济仁、张琪、张学文、陆广莘、郭子光、唐由之、程莘农、路志正等9名国医大师还成为第一批中医药传承博士后合作导师。通过传承博士后在站工作，传承国医大师的学术经验，挖掘其学术思想与学术成就，培养造就了一批高层次中医药传承人才。

学科建设方面，有王玉川、邓铁涛等 22 位国医大师参与了中医基础理论、内经学、金匮要略、中医护理学、中医教育学等学科的建设并担任学术带头人。2009年 6 月，在中华中医药学会第五次会员代表大会暨 30 周年庆典上，30 位国医大师还被授予了"中华中医药学会终身成就奖"。

导向引领　示范作用多样深远

国医大师陆广莘是"坚定的中医捍卫者"，敢于提出尖锐问题、善于逻辑思辨，被誉为"中医界的哲学家"，他总是利用一切机会为中医药发展建言献策。虽然今年已是 86 岁高龄，但只要身体情况允许，对一些推动中医药事业的活动仍是一如既往地尽量给予热情支持。

的确，救死扶伤的同时还要对社会责任有所担当，这始终是中医界专家们的传统品格。首届国医大师评选之后，鼓励了业界更多的专家学者在关注中医药事业发展的同时，也关注国计民生，不少人大代表、政协委员通过意见、建议等方式参与各地建设，产生了非常好的导向作用。

对于首届国医大师评选，业内人士评价说，首届评选非常成功，对行业产生了广泛积极的影响，未来的影响还将更大。评选表彰树立了模范典型，进一步坚定了广大中医药工作者对事业发展的信心、修德敬业的恒心和奉献中医药事业的决心，营造了社会各界关心支持中医药事业发展的良好环境，促进了中医药行业整体形象和社会影响力的全面提升。

明年，人们期待第二届国医大师的评出。

（马骏、黄心，《中国中医药报》2013 年 12 月 26 日）

郭子光：有追求才有活力

把养生养神提到修德的高度，是最具东方特色的养生方法。怎么样修德？郭老总结了四句话：有追求才有活力，有宽恕才有平静，有爱心才有成全，有恒心才有成果。

82 岁的国医大师郭子光面色红润，声若洪钟，现在仍然每周出四个半天门诊，并不觉得累。"有时在门诊看到年轻人腰杆痛，我就笑他们：我一个'80 后'的老头子，还不晓得腰痛是啥味道。"

不光身体硬朗，郭老还充满活力，生活时尚，门诊用 iPad 写处方、通过 QQ 视频诊病，爱好京剧、书法，喜读武侠小说……他精力充沛的保养秘诀和养生之道来自何方？面对记者的询问，郭老没有直接回答，而是先讲起他的"寿命等边三角形理论"。

人的寿命如同一个等边三角形，底边是先天的父母元气，左右两边是生活方式与社会环境，等边三角形的顶点就是我们的"天年"，即自然寿数，《左传》曰"上寿百二十，中寿百岁，下寿八十"，但我们通常都达不到"天年"，这是因为左右两个边往往受到饮食起居、恐惧压力、污染与战乱的影响而变短，致使达不到原有三角形的顶点高度。养生，就是减少对生命的消耗，以"尽终天年"。

"养生重在养神，而养神当从修德入手。"古人云"养生养德无二术""大德必保其寿"，把养生养神提到修德的高度是最具东方特色的养生方法。历代养生家也都认为，人的寿命长短与品德高低呈正相关。怎么修德？孔子说"修德以仁"，我自己总结了四句话：有追求才有活力，有宽恕才有平静，有爱心才有成全，有恒心才有成果。

"在门诊我经常劝一些高血压病的老年人：凡事看轻点，遇事慢半拍，有理也让人。这是因为宽容是最高境界，心平则气和。"只有德行高尚的人才能在生活上知足常乐，心境泰然。试想一个贪婪的官员，长期精神紧张，心理失衡，精气暗耗，安能长寿？"有人做过调查，腐败的官员是不得长寿的。"郭老调皮地笑了。

郭老说，养神分积极养神和消极养神两种。积极养神是指儒家提出的积极进取、自强不息，"无息则久"，人要有追求、生命要有刺激才有活力，"正思虑以养神"，这是养神之上举。消极养神，则包括道家提出的气功、参禅打坐等精神修炼法。总之，养神的主旨是"以恬愉为务"，动静结合、脑勤心静为好。

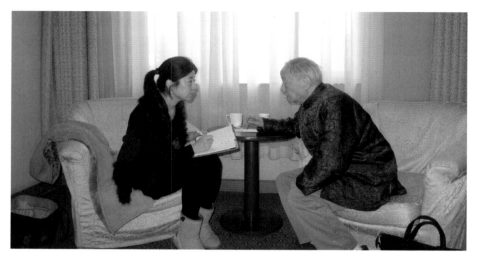

作者（左）采访郭子光（右）

此外，养生还要顺应自然、顺应人体生理过程。生命是有规律的，渴则思饮、倦有睡意，都是生理需要的信号，放纵或强行抑制的结果必然行不通。"现在有些女士通过吃药来延长绝经时间，实际上是和人的生理规律对抗，是不科学的。"

"具体来说，您平常有什么特别的养生方法吗？"记者有些不甘心。

"没有什么特别。我一般早上六点起床，出门打上一套关节操；饮食上偏清淡，基本不喝酒，每餐七八分饱，但吃得比较慢，因为吃饭是享受劳动成果的时候嘛。"

"这都是些很平常的事。你能做到，就能见功。"郭老慢慢地说。

的确，大道至简，道法自然，真正领悟了修德养神的养生之道，选择什么样的养生方法也就不足为奇，原本平常了。

（《中国中医药报》2014 年 3 月 5 日）

刘保延：领跑世界针灸临床科研

"中医国际化，针灸打先锋"。近日一次性使用无菌针灸针 ISO 国际标准作为全球传统医药首个国际标准发布的消息，再次佐证了这一点。世界针联新任主席刘保延在采访中表示，针灸国际发展势头强劲，已进入由民间散在向政府规范立法的新一轮战略转变——

针灸在中医药世界传播过程中，魅力独具，普及度和共识度极高，全球有 183个国家都在应用针灸。不久前澳大利亚悉尼召开第八届世界针灸学会联合会（以下简称"世界针联"）会员大会上，中国针灸学会会长、中国中医科学院常务副院长刘保延成功当选为新一届主席，为中国针灸在国际舞台进一步发挥引领和主导地位提供条件。日前刘保延接受本报记者专访，分析针灸在国际发展中的形势、挑战，以及新的发展愿景。

各国医师携手针灸病历研究

"国际对针灸的关注从医疗逐渐转为基础、临床科研，这是一个新趋势。"

世界针联成立 26 年，是国际上最大的针灸行业组织，有不可撼动的地位作用。2013 年 11 月在澳大利亚悉尼召开的世界针联第八届会员大会堪称盛会，有 30 多个国家近 900 人参会，200 多人进行了大会和分会交流。

返回北京的刘保延对会上活跃的学术交流气氛很感慨，"3 天时间，英语会场、汉英双语会场，场场爆满，听众对操作演示、传统理论等都非常感兴趣。"有些参会者宁可诊所停诊几天也要赶过来交流，并带来很多疑问求教。

近几年虽有"西方针灸"和"传统针灸"之分，与会者无疑更关注"传统针灸"的体验和研究，"而且不仅是针灸的临床运用，大家对针灸理论、机制等基础研究也非常关注，这是一个明显的新趋势。"

"会员诉求也有了新变化"，从前针灸没有合法地位，未纳入主流，更多的是要求合法权保护益；现在则更多希望提高疗效，期待中国政府拿出有说服力的针灸方面的科研数据，以及交流针灸的医疗、科研、教育、管理等各方面的经验做法。

针对这些新变化，世界针联新一届执委会成立通过的提案之一，就是"建立国际针灸病历登记注册系统"开展研究。针灸在世界各地以个体诊所为主，执业个体化强，从研究角度看，通过信息网络技术搭建平台，连接起世界各国的针灸工作者共享数据，既能发挥共性，又可借鉴个性。各国参会的针灸医生对此展开热烈讨论，表示愿意参与其中拿出数据，在世界范围内共同提升针灸的水平。

登记注册研究在国际上已广泛应用，但中医方面还运用较少。"以前的研究是随机对照实验的简单范式，现在逐渐转向临床科研一体化的复杂范式，我们要两条腿同时走路，逐渐从个体医疗向科研型发展，以科研促进临床医疗。"刘保延说。

学习用国际规则和方法做事

"虽然秘书处和主要领导在中国，但世界针联从筹建之初，就是一个真正的国际组织。"

世界针联是我国唯一一个与世界卫生组织有正式工作关系的非政府组织。早在20世纪80年代筹备阶段，世界卫生组织就为世界针联提供会议方便、联络及技术指导。作为NGO成员，世界针联积极参加世卫组织的相关事务，连续5轮保持着与世卫组织的合作计划，相互间的关系始终健康深入地发展。

在与世卫组织的紧密合作中，世界针联也成长为严格按国际规程办事的多层次、国际化组织，会员大会是最高权力机构，日常工作由执委会行使，下面分布着13个工作委员会。

世界针联第八届会员恰逢4年1次的换届改选，世界针联经过多次充分的民主讨论，选出第八届执委会委员76人。程序上首先每个洲按照国家分配名额，再在各会员国预选，意见不统一则反复预选磋商多次。在第八届会员大会前再一次审定分配方案和候选人名单，确保无异议递交大会讨论，实行无记名投票。总计160多票数，中国代表只占6票，章程规定得票数过半才可以当选，"我好像得了130多票，这次基本上大家都是高票当选"。刘保延说。

"大家还是认可中国的领导地位，历届主席几乎都是中国人。说'几乎'是因为第四届主席陈绍武在任因病去世，由美籍华人洪伯荣代主席一年多，其后中国邓良月当选，邓先生连任三届。"本届改选，中国方面邓良月任前主席、刘保延任主席、沈志祥任副主席兼秘书长、杨金生任司库，麻颖、黄龙翔任执委，这些中国针灸学会的核心人员在其中起到重要作用。

虽然秘书处设在中国，主要领导集体在中国，但世界针联毕竟是拥有来自 53 个国家 162 个团体会员的国际组织，"在各项活动中，我们深深地体会学习到，如何按国际的规则和方法来做事。"刘保延举例说，如在修改章程过程中，对于个人会员能否入会参与选举的议题，经过反复的争论，最后因不够成熟没有通过。对会员也是"有出有进"，本次清退了 20 多个长期不参加活动的团体会员。民主讨论越发成熟，争论也变得越来越理性、善意和有序。由于世卫组织严格要求主办会议不能有商业行为，本届大会也没能和世卫组织联合主办，但世卫组织负责传统医药的张奇先生参加了学习交流会，并介绍了世卫组织新的传统医学战略。

国际针灸发展面临多重挑战

"目前针灸临床研究以经验总结为主，很难获得主流医学认同，也阻碍了针灸疗效提高。"

世界针联秘书处近日完成的一项国际针灸应用调查研究显示，全球 202 个国家有 183 个国家应用针灸，占比达 91%，亚洲和南美洲的所有国家都已经应用针灸。国内外的针灸患者有所不同，国内患者以神经系统及骨关节疾病为主，国外多是疼痛性疾病患者。

世卫组织传统医学处处长张奇在去年澳门举行的传统医学战略高层会议上做主题发言，他讲到整个传统医学、补充替代医学领域中，"被大家接受最多的是针灸，唯有针灸是被 100 多个国家所接受，有 29 个国家为针灸立法"。

正如他所言，近年各国政府除推动针灸加入医保、立法予以认可外，还纷纷规定针灸从业资格必须有学院培训、考试、注册等程序，逐步规范针灸的教育和临床。一些国家在西方主流医学院校开设针灸等传统医学课程，帮助西医掌握传统医学手段。

"然而，针灸的国际发展仍然面对诸多挑战。"刘保延认为，最大的问题，就是缺乏有力的临床疗效证据，研究方法亟待与国际通行规则接轨。有些国家针灸临床研究以经验总结和临床报道为主，难以获得国际主流医学对针灸有效性和科学性的广泛认同。针灸学属于传统的经验医学，而以经验为主的实践模式如何获取科学数据来说明针灸的疗效和安全性，已经严重阻碍了针灸临床疗效的进一步提高。

其次，针灸医学在国际上还属于从属位置，被归类为"补充"或"替代"医学，甚至在某些国家被视为医疗类似行为。有些国家针灸只能由西医医师操作，有些国家针灸师不能进医院只能在诊所工作，社会地位和经济收入也低于西医医师。

再次，有关针灸国际标准仍然匮乏，无法满足针灸国际化发展的需求，这在一定程度上影响了针灸推广使用以及针灸立法的进程。针灸的方法有几十种，而目前除针刺以外，如灸法、刺络放血等疗法应用得还较少，多种针灸疗法配合运用的疗效优势没有能够得到充分体现；走向世界的针灸学，在实践中产生了许多新的认识，而这些认识并没有及时融入针灸理论之中，使理论发展落后于实践发展等，这些都是国际针灸学发展中面临的新挑战。

方法学是中医和针灸临床研究的关键

"利用中医大数据系统，高度关注'相关关系'，推进真实世界中医临床研究范式，是提高临床疗效的新途径。"

"其实，国际针灸领域面临的这些问题，很多也是我国中医临床研究中遇到的困惑和难题。"从事中医和针灸临床疗效评价方法研究多年，刘保延对推动针灸发展颇有想法和信心。

早年毕业于中国中医研究院针灸临床专业，刘保延师从田从豁、贺普仁等针灸大家，对火针疗法、针灸治疗脾胃病等做过深入的临床研究。在此过程中，他深深感到临床经验是中医新方法、新技术的主要来源，但却难以用充分的科学"数据"评价效果、揭示科学内涵，而这成为导致中医药传承发展缓慢的瓶颈问题。

为破解这一难题，他苦苦思索、不懈追寻了十几年。中医临床评价研究到底应怎么搞？刘保延提出应两法并举：一是按照国际公认的临床研究方法，对中医药的疗效进行对照验证；二是建立"真实世界"临床实际条件下开展临床研究的方法学，推进"真实世界中医临床研究范式"，通过"证据链"的形成不断深化中医针灸防治疾病的能力和水平。

"从持续发展看，尤其要关注真实世界中医临床研究范式的建立和推进，要着力建立中医临床疗效评价的方法学、评价理论。"刘保延解释，我们所提倡的中医临床研究范式，属于复杂范式的范围，强调在保持临床实践辨证论治复杂性的基础上，开展临床研究。它不同于简单范式，是将临床复杂问题简单化后开展研究。中医临床研究范式符合中医从临床中来到临床中去、以人为中心，以疗效为导向、临床科研一体化以及继承创新的发展特点，而大数据时代的到来，又为此范式的实施提供了强有力的技术和方法学的支撑。中医临床研究范式实施的关键是如何将临床实践、医患交互等数据化，以及如何管理和利用海量的复杂临床数据。他主持研发的"中医临床科研信息共享系统"，曾获得 2009 年度国家科技进步奖二等奖，而这就是破解上述临床疗效评价难题——建立"真实世界中医临床研究范式"的关键技术支撑体系。刘保延把这种用临床数据说话的理念和研究范式，用于中医药应对突发传染病的临床研究，建立了中医药应急临床研究方法学，使得中医药防治 SARS 的循证证据得到国际公认。

这一套庞大的中医临床科研共享系统包括了数字化临床中医术语体系、高度结构化的中医电子病历系统、中医临床数据的管理与利用系统、中医临床研究中央随机系统、数据管理系统等，先后在全国 150 多家医院应用，已成为了国家中医临床研究基地 20 多家中医院的重要支撑平台，积累了中医药治疗冠心病、糖尿病、中风、肿瘤病历数据 30 多万份，为保障临床研究质量做出了重要贡献。

"中医学是一个复杂的巨系统，虽然还不能很好地解释'为什么'，但却可以告诉你'是什么'。而正是这些'是什么'保障了我们的健康。"刘保延说，要尽快从过去对"因果关系"的渴求中解脱出来，高度关注"相关关系"，从而找到不断提高中医疗效的根本途径。

筹划未来对接国内外资源

"把国内针灸研究生输送海外，以针带医、以针带药、以针带服务的发展模式大有前景。"

随着针灸在各国蓬勃深入发展，世界针联的会员成分也在悄然改变，从前个体行医者居多，现在则加入很多针灸学校、科研机构，对学术交流提出了更高要求。"今后世界针联将和一些科研机构联合开展学术活动、增强交流。不论我们的会员有无"医师"执照，世界针联都会以开放的心态，建立一个真正开放的平台。"对世界针联的未来工作，刘保延介绍了新设想。

法国代表在会上提出"希望世界针联制定针灸临床指南"，刘保延表示世界针联正在组织制定相关穴位定位、名称标准，致力推动针灸临床研究管理规范化，下一步将规范针刺方法的技术操作。新一届执委会还决定成立"老针灸医生经验传承工作委员会"，以整理传承世界各国老针灸医师的经验。

"国外对高水平针灸人才需求很大，我们可以发挥国内针灸硕博士毕业生的作用，经过一定的定向培养训练后到国外工作。"世界针联可以与同仁堂等机构合作，借助同仁堂在许多国家建立的药店以及坐堂医，把国内定向培养的高水平针灸人才源源不断输送到国外的医疗点。同时建立长期合作关系，建设国际针灸继续教育、科学研究、传播文化的海外基地。

"针灸易于普及，以针带医、以针带药、以针带服务在国外大有前景。"刘保延提出，不妨把针灸、指压、水疗、足疗等各种理疗方法都纳入针灸体系，构建新的以穴位刺激为核心的体表医学，未来针灸将进入家庭、进入社区，不仅推动国内的健康服务业，也在国外的健康管理、研发产业中发挥重要作用和影响。

（马骏、刘莎，《中国中医药报》2014 年 3 月 17 日）

【附】

中医针灸申遗成功

记者马骏 11 月 16 日从国家中医药管理局国际合作司获悉，正在肯尼亚首都内罗毕召开的联合国教科文组织保护非物质文化遗产政府间委员会第五次会议上，审议通过了中国申报项目"中医针灸"和"京剧"，将其列入"人类非物质文化遗产代表作名录"。

"人类非物质文化遗产代表作名录"是根据联合国教科文组织 2003 年通过的《保护非物质文化遗产公约》设立的，该项名录的建立有助于确保非物质文化遗产的存续，提升对其重要性的认识。

中医针灸是中医药学的重要组成部分。本次申遗成功，对于中国针灸的传承和保护，造福人类健康，都具有重要意义。

（《中国中医药报》2011 年 11 月 17 日）

俯仰无愧天地　褒贬自有千秋
——追忆钟爱中医事业的老部长崔月犁

回忆改革开放 30 年中医药发展的历程，原卫生部部长崔月犁无疑是位不可不说的重量级人物。1976 年后中医事业继往开来的关键时刻，他代表卫生部向党中央、国务院提出许多建议，从而在政策、组织上改变中医的从属地位，使中医按照自身规律发展。

崔月犁逝世已有 10 年，然而和他共同生活、工作过的人，每每提起他而动容。老部长对中医药事业的投入与热爱，雷厉风行的工作作风，关心群众疾苦的高尚情操，令许多人感念至今。

中医院不能"挂着梅兰芳的牌子，唱着朱逢博的调子"

1966—1976 年，中医是重灾区，许多老中医被打成牛鬼蛇神。据统计，1975 年县及县以上中医院只剩 175 所。党的十一届三中全会开展全面的思想路线上的拨乱反正，给中医事业的恢复和发展带来良好转机。崔月犁就是在这个时候任职卫生部分管中医工作的。

崔月犁出身农村，十几岁在县医院当过三年学徒，后来走上革命道路，长期做地下工作。新中国成立后在北京市委做过统战工作，1964 年任北京市副市长，兼北京市委卫生体育部部长，后受尽迫害，身体不好，养病 3 年。

1978 年是一个百废待兴的年代。崔月犁上任后，先是到全国 26 个省、市、自治区的广大农村调查研究，他得出"有中国特色的卫生事业不能没有中医"的结论。他及时提出"振兴中医"这一响亮口号，以警示、鼓舞中医界的同志；积极争取党中央、国务院对中医工作的支持，全面贯彻关于中医工作的 56 号文件；1982 年，"发展我国传统医药"第一次被写进《宪法》；1985 年中央书记处发布了对中医工作的重要指示；1986 年，国务院常务会议决定成立国家中医药管理局，每年给中医 1 亿专款，并同意给中药饮片生产企业免税。成就这些大事，崔月犁的作用是非常重要的。时任卫生部中医司司长的田景福说："如果不是崔部长主管中医工作，做党组书记，给中央的报告出不了卫生部。"

1982 年，崔月犁主持召开了著名的"衡阳会议"，即全国中医医院和高等中医教育工作会议。会议提出当前中医是卫生事业的短线，必须在人力、物力、财力等方面，认真加强这条短线，强调保护和发扬中医特色是发展中医事业的根本方向。会议明确提出中医机构必须突出中医特色，中医院应该办成名副其实的中医院，从而扭转了中医院"挂着梅兰芳的牌子，唱着朱逢博（美声唱法的歌唱家）的调子"的西医化现象。

为推动卫生事业改革，崔月犁率队到北京协和医院、广安门中医院和中日友好医院蹲点，进行改革试点，提出医疗保健的一切费用不能都由国家承担。他还支持创办了全国第一家中医民营门诊部，推进农村基层卫生改革。

退居二线以后，崔月犁社会活动很多，但花费精力最多的还是中医药方面的事情。他对农村卫生、中医高等教育、中西医结合的模式、中医古籍的编译、民族医药和民间医药等问题，都倾注了大量心血。崔月犁说，研究这些问题，就是研究国情，研究中国卫生事业的特色。

是什么原因促使他对中医药事业这么热爱和投入呢？田景福说，原因有四点：一是党性强。党安排崔月犁负责全国卫生工作，他坚决执行党的方针政策包括中医政策。他从人民利益和政策的高度来考虑处理问题，没有偏见。

二是强烈的爱国主义思想。他为中医药学深感自豪，在向外宾介绍卫生工作时，既介绍现代医药，又更多地介绍我国各民族医药学，他认为这是中华民族的骄傲。

三是坚信中医药学的科学性。我国改革开放以来，中医药逐步走向世界，对外交往日益频繁，他称这是毛主席生前预言的实现。

四是胸襟坦荡，大公无私，待人诚恳。一些老中医愿意找老部长谈心，反映问题，中医药界称他为良师益友。

中医应走自身发展的道路

近百年中医的发展是十分曲折的。新中国成立前，余云岫、汪精卫等人多次试图废止中医，经过中医界抗争和请愿，国民政府才算没有通过。新中国成立后，中医工作也曾受到过一些不公正的对待。在这样的局面下，崔月犁振兴中医的工作面对很多阻力。他不论在任上还是退休以后，始终在思考中医问题，他认为中医应该走自身发展的道路，中医机构应该突出中医特色。在衡阳会议上，他说"中医就是中医，不能用西医消灭中医"。1995 年答《中国青年》杂志记者问时说："我们不能用中西医结合代替发展中医，这是个原则问题。"

　　崔月犁晚年，在生前自述的录音中说道："中央要发展中医，但建立起来的中医院都是中医与西医结合，偏重于西医，这样把中医的好多东西都丢了，不知不觉就认为它是不科学的了。直到现在这个问题还没解决好。"

　　"在卫生部，我坚持我的意见。发展中医，有人扣帽子，说我反对中西医结合，反对中央政策。我们做党的工作，就要负责，就要真正实事求是。""在中医问题上辩论了半年多，在计划生育问题上辩论了半年多。我当部长当了 5 年，5 年里没什么大的业绩，只是有意识地着重抓了这几方面的工作。"

　　1998 年 1 月正筹备编辑《中医古籍名著编译丛书》期间，崔月犁突然病逝。为完成父亲的遗愿，其子张晓彤成立了北京崔月犁传统医学研究中心，并在王府井大街附近开设了"平心堂"诊所。

　　诊所盈溢着中医特色，经营得很好。里间墙上有一张崔月犁慈祥微笑的挂像，每天张晓彤都在这里思索和工作，以自己的方式坚守、继承着父亲未完的遗志。

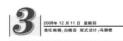

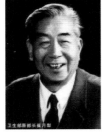

《中国中医药报》2008 年 12 月 11 日报道崔月犁的版面

岁月如歌忆往昔　人间冷暖话中医
——访甘肃省卫生厅原副厅长石国璧

生于 20 世纪 30 年代，出身中医世家，担任副厅长 20 多年，在美国奋斗 10 年，丰富的人生阅历，让他对中医药发展割舍不下，"有话要说"。

他是北京中医学院第一届毕业生，是改革开放后我国第一位担任省卫生厅副厅长的中医人，是甘肃省第一位兼有高级卫生专业技术职称的行政干部，也是全国卫生厅局长中在位时间最长的一位。

退休后他在美国打拼 10 年，凭着中医临床的本事，开创了自己的"第二次人生"。3 年前发现患有膀胱癌，回国做了手术，现在依然每天勤于治学，关注中医的发展。他就是原甘肃省卫生厅副厅长兼甘肃省中医药研究院院长、主任中医师石国璧①。

生于 20 世纪 30 年代，出身中医世家，担任副厅长 20 多年，在美国奋斗 10 年，丰富的人生阅历，让他对中医药发展割舍不下，"有话要说"。

石老家中，保存着一份泛黄的 1985 年 3 月 19 日的《人民日报》，在第三版的中央，有一张大大的不很清晰的照片，上面是石国璧在灯下给群众看病。那时的他年富力强，担任副厅长主持中医药管理工作已 11 年，虽然工作繁忙，但仍然每周挤出两个晚上，在兰州药材站青年门市部出诊。下基层或外出开会，也是一路走，一路给人看病。有时，他还利用个人给省里领导看病的机会，向他们宣传中医药，寻求工作支持。

谈到改革开放三十年中医药事业的变化，石老感慨地说："那真是大发展了！"1978 年以前，甘肃省只有两家中医单位，就是省中医医院和省中医学校。现在已经发展到 88 所中医单位，其中中医医院和中西医结合医院 73 所、民族医院 10 所。

---

① 石国璧于 2019 年逝世，享年 85 岁。

1978年，甘南藏族自治州夏河县成立了全国第一所国家办的独立的县级藏医院，不久甘南藏族自治州又成立了州藏医药研究所，为全国民族医药的发展起了带头作用。石老说："若没有改革开放，就不会有这一批民族医院和研究单位的成立，也不会有中藏医药事业的大发展。"

就这样，石老勤勤恳恳为甘肃中医药事业贡献了大半生。连他自己都没想到的是，1996年在美国讲学期间，因为想看看中医药在美国人身上到底行不行的好奇，他和老伴竟然留在纽约工作10年。当时没有任何长期准备，鞋只带了一双，两个人的奋斗从在曼哈顿一家台湾人开的中医诊所打工开始。

刚到纽约的日子非常艰苦。60多岁的年纪，每天早上6点起床，学习2小时英语，之后乘地铁到曼哈顿的中医诊所出诊，晚上回到纽约皇后区家中已是10点。石老想考针灸执照，需要大学的学分，他就辗转在美国十几家大学和年轻人一起填写考卷，进行入学考试。

知道他在国内的履历以后，周围人很不理解："您是省里卫生厅的领导啊，出门都有车派，为啥到这儿来吃苦啊？"石老谦和地笑着："来美国一切从零开始。咱们只往前看，不能往后看。"

支撑他与老伴从"A、B、C"学习到可以用英语和病人熟练对话的，是中医实实在在的疗效。不借助一点西药，单凭辨证论治，用针灸和中药，就解决了困扰许多美国人的过敏、湿疹、哮喘、肿瘤等疑难杂病，两个人心中，深深为祖国医学的伟大感到自豪。

2000年，他们又独立在纽约开办了疑难病中医诊疗中心，靠着病人介绍病人，经营得不错。若不是发现患有膀胱癌，石老还会继续在美国发展中医。

经历了生死病痛，看过了人间冷暖，石老对中医药怀有更深的感情。他几次重复："中医实实在在是个宝，要实实在在发展。"

他说，当前国内发展中医的局面已经打开，可以说是历史上"最好的时机"。有些具体问题应该趁此机会加以解决。对此他有几条建议：

以往的中医科研成果要大力宣传，推广应用，造福人民。如甘肃省中医院"针灸治疗细菌性痢疾的研究"，现在看也不过时，它用大量科学实验回答了为什么针灸能治愈细菌性痢疾。石老曾在新加坡、意大利、美国学术会上作了介绍，很受欢迎。这项研究证明针灸也能治疗急性病和传染病。

有些疑难病，如过敏、哮喘、皮肤病、肿瘤等，在国外发病率很高，而且没什么好办法。可否针对这些中医治疗有特色的病种，在国内创建特色专科医院，吸引国外病人。在国外很多肿瘤病人不是死于肿瘤，而是死于化疗引起的肾衰竭或其他并发症。

中医正在大步走向全世界，在欧美等国家兴起。美国有很多所中医学院，学中医的美国人比华人还多，而且很注重中医基本经典的学习。有些美国人对《易经》《孙子兵法》的研究，比我们一般人还深刻。美国人更实用主义，只要能解决他的问题，他就信任你。中医的疗效，正是走向世界的钥匙。我们不必急于国际化，而应办好自己的事情。

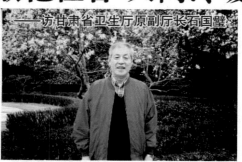

《中国中医药报》报道石国璧的版面

（《中国中医药报》2008 年 12 月 18 日）

塔吉克斯坦留学中医第一人

扎娃学中医困难多多，总是面临没有先例的处境。来京14年，几番起落一路坚持，现在是北京中医药大学中医内科博士生。

扎娃，一个眼睛大大、睫毛长长的中亚大男孩，喜欢开辆皇冠听着中东CD，在北京城的车海中熟练游弋。

来京14年了，他的命运随着国家政策几番起落，然而对东方文化、对中医学的痴迷，支持他从针灸到中医内科一路坚持学过来，现在是北京中医药大学二年级的博士生，是塔吉克斯坦国留学中医的第一人。

1991年塔吉克斯坦宣告独立，扎娃就是国家独立后，1995年第一批来北京的留学生。

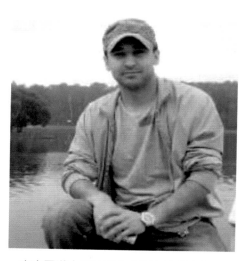

来中国学中医的塔吉克斯坦留学生扎娃

之所以把中医药作为一生的方向，扎娃深受父亲影响。他的爸爸是国家科学院哲学研究所所长，喜欢研究东西方哲学，家里有很多莫斯科出版的针灸、中医类书籍，扎娃就是在这样的氛围里长大的。

5岁学瑜伽，15岁赢得"苏联瑜伽大赛"冠军，天资聪颖而勤奋的扎娃，因为高中所有成绩满分，毕业时拿到一枚珍贵的"国家金牌"。凭着这块"金牌"，他本可以在国内免试读任何大学，然而不安分的他，最终选择不远千里留学中国，专业却是其国内从没有人学过的中医。

扎娃学中医，困难多多。因为国家体制和政府间协议的限制，他总是面临没有先例、必须破例的境地。第一次困难，是因为协议规定，留学生除了汉语不允许学其他专业，立志学中医的扎娃，只好在北京语言文化大学学习4年毕业后，边在使馆工作，边给其国内教育部写信，请求大使帮忙，经过无数个焦虑、担心、等待的日日夜夜，终于取得了本国和中国的同意。他还清楚地记得当时大使微笑着说："去吧！走你的路。"

塔吉克斯坦是个盛行西医的国家，中药饮片很少，扎娃决定读北京中医药大学的针灸推拿专业。本科毕业后，他想继续深入学习，这时遭遇了第二个困难，塔吉克斯坦没有在中国读硕士的先例。于是，经过紧张烦琐的一系列手续，扎娃算是如愿以偿。然而命运的阻挠并没就此罢休，硕士期间，他再次发生"没有名额"的"险情"，几近放弃学业，扎娃只好在政府各部门间奔走，才赢得继续学习的机会。

或许是机会的难能可贵吧，扎娃学中医格外努力，他通读四部经典的医古文，现在北京中医药大学东方医院内科临床实习，"常见病的脉诊和辨证，没问题啊。"扎娃对自己学中医的前途很有信心。

"学中医很难，除了努力还得有悟性，但是我从小就喜欢这个专业，再说，中医在国外的发展潜力很大。"扎娃说，近年开始有些人来中国短期培训就回国从事中医临床，但他们的粗糙技术影响了中医声誉。博士毕业后，他打算回国开家医院，同时作为中医的临床教学基地。

除了在校学习，扎娃也经常参加俄罗斯、塔吉克斯坦与中国的官方或非官方的中医学术交流活动，还给其国内东方医学中心的医生讲过基础课程。随着中医药国际地位的上升，相关政策的宽松，中医博士扎娃，越发有了"用武之地"。

（《中国中医药报》2008 年 11 月 19 日）

坚定的中医行者
——记阿尔巴尼亚中医留学生霍查

"我主要学习各种特色中医疗法，比如针灸、刮痧、拔罐，因为回国就只有我一个人了，我必须要独当一面。"霍查更愿意学一些能独立使用、疗效明显的诊疗技术。

"我把生命中最好的 10 年都用在学习中医上了，无论如何我都要回国开一家最棒的中医院，这是我的梦想。"阿尔巴尼亚人维奥来尔·霍查啜了口意式浓咖啡，抬头挑起两条粗眉，用略带京味儿的普通话郑重其事地说。

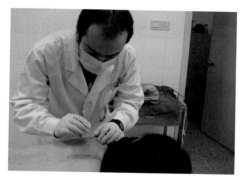

阿尔巴尼亚中医留学生霍查

然而，他的国家阿尔巴尼亚偏居欧洲一隅，在那里，传统医学早已基本消失殆尽，其医疗完全是西医占据主体。对于阿尔巴尼亚人来说，中医很陌生，当地媒体甚至对中国现状也鲜有报道。

据说，霍查是目前阿尔巴尼亚来华学习中医的唯一一名留学生，没有前人现成的经验和例子，能否顺利回国开业还是个未知数。但就是在这种没有同伴的情况下，他已经坚定地在北京中医药大学从本科、硕士，一路攻读到现在的博士二年级。

霍查之所以会选择来华学中医，和家庭影响有很大关系。他的父母是 20 世纪 70 年代我国清华大学、北京大学的留学生，两人的相识相恋也发生在北京，他们对中国的热爱深深感染了霍查。霍查从小就和家中的中国陶瓷、民间剪纸、中国历史故事相伴。

上高中时，天资聪颖的霍查两度获得生物、化学的全国竞赛冠军，他喜欢和生命自然有关的功课，立志做一名受社会尊重的好医生。有一天，他从电视上看到中国人在当地电视台做的针灸、按摩广告，虽然后来知道这些人并没有真正学过中医，但这件事让他感觉到中医的神奇，加上曾接受过规范中医治疗的父母的证实和支持，霍查下决心到中国走一走，学学中国独一无二的医学——中医。

这是个影响他一生的决定。

"我从不后悔，假如时间再回到1997年，我会做出同样的选择。"霍查微笑着表示。

现在的他，每天早8点准时出现在北京东方医院的中医外科病房，这里有几位归他分管的中国病人，霍查用娴熟的汉语询问和处理病情，同时准备自己"针灸埋线疗法治疗慢传输型便秘"的博士开题报告。

"我主要学习各种特色中医疗法，比如针灸、刮痧、拔罐，因为回国就只有我一个人了，我必须要独当一面。"带着浓重的使命感，霍查更愿意学一些能独立使用、疗效明显的诊疗技术。相对于一些留学生把穴位名简化成数字序号，他能准确说出拗口的经络、穴位名称，记者提问的28种中医脉象，他也回答得从容不迫。"能通过中医四诊来判断病情的寒热虚实吗？""常见病，没问题！"显然，霍查对自己的临床水平很有自信。

但是，刚来北京的时候，他远不能这样地应对自如。除了要过"语言关""孤独关"，大学一年级的中医专业课《中医基础理论》更像一个拦路虎，让霍查一度怀疑自己能否完成以后的中医学习。

"五行、阴阳这些概念，实在太难了！范围太大了！老师讲到五行的'木'，我联想到的只是一块块家具木板。"想起当初，霍查仍不住地摇头叹气。也就是在这个关键时期，不少中医留学生都没能渡过中医晦涩的"专业关"，选择了放弃。他所在的北京中医药大学针灸推拿本科专业，同届60名留学生，最后拿到毕业证的只有15人。

或者是因为脉管里流淌着祖先伊利亚人的不屈血液吧，霍查从小就争强好胜，这一次他同样选择坚持。"越难我就越想搞清楚，越深奥我越感兴趣。"进入中医专业学习以后，霍查再也没有闲暇到中国其他城市旅游，"课余时间我都在读书。中医理论绝不是6个月就能弄懂的，回国后我要给别人解释清楚，这得需要6年以上。"

霍查有个小他两岁的弟弟爱里恩，现在德国汉堡医科大学攻读细胞生物学。因为不存在语言障碍，弟弟不必花两年时间学语言，现在也读博士二年级。兄弟二人同是学医，但一中一西，环境各不相同。

"中国的老师不仅教授专业知识，而且课下也很关心学生的生活，帮学生设计人生。这个太棒了！"霍查说，弟弟常对中国老师给予他的热情帮助流露出羡慕之情。

导师张燕生对学生霍查有着一种特别的关心和耐心："今天教给他的，将来不久就是他带给外国老百姓的，所以总希望他能掌握得更好。"

由于生活未定，30 岁的霍查至今没有结婚。走进他的单身公寓，最醒目的就是四个顶到天花板的特大书架，里面放满了各种中医书籍。案头是一本他正啃读的我国清代吴谦编修的医学丛书——《医宗金鉴》。

阅读中的最大障碍，是竖排版的古医书。"汉语口语其实很简单，但要读懂这些古书，得专门读一年的医古文专业才行。"中医四大经典《黄帝内经》《伤寒论》等，霍查配合着今人的解释、按语，都认真读过。对于中医经典同一段文字有多种解释的现状，霍查有时感到很困惑，有时也充满信心："我很希望对中医经典能有自己的见解。"

和大部分留学生不同，霍查从未做过翻译、经商等兼职。学习中医几乎占用了他全部时间，连回国也只是每年抽出一两周时间。

"这些年，有太多的老师、同学、朋友都帮助过我，没有他们，我可能坚持不到今天。"霍查说。

（《中国中医药报》2009 年 2 月 11 日）

第二辑

新闻聚焦　深度报道

深度报道是对富有时代感的热点难点问题运用解释、分析、预测等方法，报道来龙去脉，剖析反映问题。

记者要善于发现中医药行业问题与不足，

通过调研分析引发关注，以助改进。

中医药助圆千年飞天梦
——本报记者探访航天城，揭秘"太空养心丸"

那个时刻令国人如此难忘：9月27日下午，"神七"航天员翟志刚打开舱门，挥动着五星红旗，迈出中国人茫茫太空的第一步。然而此时的李勇枝却倍感压力，她正在监控大厅紧张地实时监测着翟志刚的身体状态和生命指征。

喜悦，是在看到3位航天员神采奕奕地走出舱门，看到各项生理指标在落地次日就几近恢复以后。她判断，"神七"航天员的身体状况非常好。

要知道，"神七"任务要求航天员在运动病高发的升空前3天中完成出舱活动，这是一项严峻的挑战。虽有赖多重医疗保障，任务完成得波澜不惊，但中医药的应用，无疑立下了"汗马功劳"，而且还实现了"零"的突破——研制了第一个适合航天应用的中成药，人类首次在太空中服用中药水丸。

"我们的独特优势在于，把中医药理论运用在载人航天医学，这一点国外没法和我们比。"10月15日的北京天高云淡，航天员中心医监医保研究室主任李勇枝博士终于松了口气，一身红衣，一杯绿茶，和记者盈盈笑谈。

航天员恢复情况非常好：
像去了趟天安门

沿北清路西行，很快看到一个标志性雕塑，几个苍道大字在秋阳下熠熠生辉："中国北京航天城"。从外表看，这座宁静的大院并无二致，然而，就是这里完成了神五、神六、神七的全部地面实验，这里生活着中国的首批14名航天员，被誉为"中国航天员的摇篮"，这里是世界上仅次于俄罗斯、美国的航天员科研训练基地。

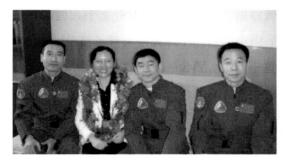

李勇枝主任（左二）和"神七"航天员翟志刚（左一）、刘伯明（右二）、景海鹏（右一）在一起

漫步航天城，气氛静谧，要不是"圆满完成神七任务！"的红色横幅提醒，很

难相信不久前，这里曾灯火辉煌，工作人员日夜奋战。

修剪有型的树木和开阔大气的建筑群，错落有致地分布在郁郁葱葱的绿草地中。走进一幢简洁素雅的小楼，熟悉的中药味扑鼻而来，随之迎来的李勇枝主任，卸去了数天前的憔悴，呈现着一派清丽、温婉的气质。

"其实我们都要累死了！一直没有休息。昨天上午预研项目答辩，下午和航天员们座谈，明天还有两个实验方案设计要评审。"

然而，李勇枝的精神是振奋的，因为航天员的状态都特别好，她不得不强行命令他们休息。"看他们呐，哪像是从太空回来的？简直就像是从天安门刚回来！"

按预定方案，3位英雄航天员刚刚完成14天的"隔离恢复期"，现已奔赴疗养院开始第二阶段的"医学恢复疗养期"。"其实航天员的生理指标早已正常，现在主要是进一步恢复生理的功能储备。"

"神七"任务三名航天员共同的特点，就是心率相当稳定，无论是发射前还是飞行中，尤其是返回后。据介绍，欧盟、俄罗斯的航天员返回地面时心率在100次／分以上，而我国三名航天员的心率，与平时安静状态相比，无明显变化，均为60～70次／分。心功能指标均正常。而且航天返回后立位耐力下降，通俗讲就是"自立不耐受"的问题，三名航天员返回当天恢复了。

中成药水丸首现太空：
药物研发历时两载

"神七"带上太空的中成药"太空养心丸"，引起了国内外媒体的普遍关注，有称赞它是"秘密武器"的，也有个别人质疑，"太空养心丸"有没有临床和科研基础，是否在做"中医秀"？

中国的航天医学工作者，多年来一直致力于中医药在载人航天中的应用研究。李勇枝更是注重将航天医学与中医药的有

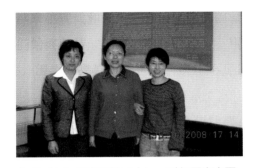

作者（左）与李勇枝（中）、时任国家中医药管理局新闻办主任宋树立（右）合影

机结合，开展载人航天不同时相的中医辨治研究，从"神五"开始，李勇枝就在上天前后开"药茶"，为航天英雄杨利伟提供支持。

2006年，在"神六"上天前，李勇枝把自己的博士导师王绵之教授请到航天城，

王老给"神六"每位航天员把脉，多次调整方药，辨证施治，从上天前就给航天员服用中药。"神六"回来后又继续服用，效果很好。任务完成后，中国航天员科研训练中心向王绵之致信感谢。

"'神六'中药效果那么好，"中国航天员科研训练中心主任陈善广下达了任务："'神七'前要争取拿出中成药，带上太空！"两年时间，王绵之教授亲自处方，医监医保人员成功研制了中成药"太空养心丸"。

中医讲究辨证论治，理法方药一脉贯通。那么按照中医理论，该怎样认识人在太空的身体状态变化呢？"太空养心丸"又是如何在两年多时间"出炉"的呢？

"短期飞行的急剧变化，中医病机是心阳浮动，气血逆乱，心肾阴液耗损。'太空养心丸'从心肾入手，调节气血。"这构成了研发新药的理论基础。

药物研发正式启动在 2006 年 9 月，基础方面主要完成了制备工艺、质量控制标准、药物稳定性等药学研究，模拟失重动物的药效实验，以及急性毒、长期毒性实验等药理研究。

做新药离不了临床试验，那么在地面上该怎样模拟太空失重环境呢？"我们在和法国、中国香港中文大学合作的 60 天模拟失重人体卧床实验中，设计了 2 组小样本的临床对照试验。试验者躺卧在头向下倾斜 6°的床上，持续 60 天，连吃喝、大小便都不能离开床。试验结果显示：药物对心血管具有良好的促进作用。"

方子本来打算做成口服液，但口服液将增加上天的总重量，最终还是决定用传统剂型——水丸。事实证明水丸是完全可行的："把小水丸用糯米纸事先包好（以防在舱内漂浮），放在嘴里以后，再把水袋的水挤进去，一仰脖就吃了。"

"太空养心丸"这个响亮的名字是李勇枝取的。"确切说该叫'太空养生丸'。但这次任务主要针对出舱活动，需要增强心血管功能，提高体能，减少运动病的发生。"

"这次监测的指标侧重心血管，但其实方子对长期航天环境下，引起的人体免疫功能、骨代谢异常等都有作用"，该药还有很多的基础和临床研究需要深入，有望用于以后的中长期载人航天任务。

个性化"药茶"：

"呵护"航天员的生理储备

"航天员和普通人身体的最大不同，在于他们拥有强大的'生理储备'。越是挑战生理极限的恶劣环境，就越能激发他们的优势。"李勇枝介绍说，为了"呵护好"

他们的生理储备，医监医保人员常针对航天员的体质特点或某方面问题，及时辨证，给予中药进行健康促进。因为航天员都是健康人，所以日常普通的中药袋装煎剂，在航天城就有了另一个好听的名字——"药茶"，相应的药房也就称为"茶房"。

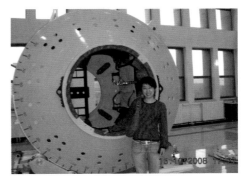

作者在航天城留影

"药茶"是很受航天员欢迎的。在大型重负荷训练前后，有的航天员可能会睡眠不好，有的"肠胃不够泼辣"，有的心率、血压调节有点问题，医监医保人员就赶紧给他们喝"药茶"调理。"药茶"的底方不尽相同，但目的都是强身固本、寓治于防，让航天员的健康始终保持在最佳状态。

航天员医生和航天员常年如影相随、朝夕相处，也使得医生对他们的身体情况了如指掌，开出的个性化"药茶"自然效果不凡。这对普通人的日常保健也有颇多启发。

"神七"乘组飞行前航天员每天服用"太空养心丸"，回到地面后，针对短期飞行身体变化的特点，又配合上"药茶"和中药药浴，助消化、促睡眠，消除疲劳，恢复体力。航天员们在公寓感受着类似 SPA 水疗的中药浴，反映很好。在转去疗养院前，航天员们还特地要求："给做点'药茶'带上吧！"

除了中药，中医的推拿按摩也很常用，这里有特招进来的很棒的按摩医生。"但针灸是有创的，我们尽量回避，必要时才用。"

一年一度为期一个半月的航天员大体检、三次季度体检，医监医保人员来自预防医学、临床医学、航天航空医学、中医学、药学、护理学等多个不同专业，组成若干个子系统，就这样常年默默护卫着 14 名航天员的身心健康。他们是"离航天员最近的人"。

发展航天中医药学：

世界关注中国

据了解，俄罗斯很关注中草药在航天的应用。多年前，就把人参、刺五加作为航天员的个人物品，带到国际空间站。美国也曾将红花、当归用于航天。但和我国运用中医药的情况相比，他们用的只是"单味草药"，离君臣佐使、因时因地制宜尚远。

"搞航天医学，别的赢不了我们，但中医药是你们的特色！"一位国外航天学家对中心主任陈善广说的这句话，他始终记得。虽然我国航天医学起步晚，前后不过40年，但他始终重视和支持把中医药和航天医学结合起来。

科研训练中心拥有首批航天员的"最好的第一手资料"，有大量的国外航天实践生理系统综合材料，在多项科研课题的资助下，李勇枝率领的团队做了无数次的模拟太空失重的动物实验和人体卧床实验，7天、14天、30天、60天……已初步提出了航天不同时相中医病因病机的理论体系假说。

"解决航天医学问题，需要构建一个中医药防护理论体系，在理论指导下，再创制方剂和研发新药。"李勇枝认为，未来中医的研究方向应主要针对几大航天医学难题：短期失重状态主要引起的心血管功能失调、水盐代谢异常、运动病等，长期太空环境引起的肌肉萎缩、骨丢失、免疫功能下降等。据了解，在对抗航天骨丢失方面，我国已有了较成熟的中医方法。而这些课题的解决，也将大大提高中医药对普通老百姓的服务能力。

探索地球外空间，是人类的共同梦想，然而对于一些航天医学难题，开发理想的防护药物困难重重，国际社会已把目光投向了中国，在中医药领域寻求新的答案。

航天环境下的人体反应，是多系统多层次的综合问题，而中医学的特长，正是帮助机体进行整体性适应调节。这是中医药走上国际航天领域的一个良好契机，也将为中医药在高端"走出国门"创造条件。目前的成果，还仅仅是个开始，许多问题需要深入研究，还需要中医药界更多的关注和支持。

李勇枝说，她的目标就是发展航天中医药学，让国际空间站的宇航员都用上我国中药，为航天医学发展做贡献。"人生啊，这样的机会太少了！我们正当时。"

（获第九届全国中医药好新闻三等奖，《中国中医药报》2008年10月22日）

游学：古老传承方式正悄然回归

游学，为我们提供了常规中医教育模式以外的一种别样思考。这是否意味着中医教育理念日趋传统？或者说我们的教学理念越来越包容、务实？这是否是一种更加符合中医传统本质特征的传承方式？古老的中医药在新的历史条件下将演绎出别样精彩。

北京，2008 年一个冬日清早，45 岁的中医骆斌收拾好行囊，轻声拜别家人，只身南下，专程去沪上拜访名医季文煌。这已是他近两年"游学之旅"的第 8 个拜师对象。

在此之前，对于仰慕已久的云南吴生元、南通朱良春、成都邓中甲、南京黄煌等当代名医大家，他都利用工作间隙，亲赴各地虔诚拜师，得以当面求学侍诊，多则一月，少则两周。浸淫了名医大师的教诲，身材瘦弱的骆斌也仿佛沾染了灵性，风度越发清雅了。

而这所有的机缘、资助，均来自于他所在的单位，北京中医药大学的一项中青年名中医培养工程。在这项鼓励培养对象"外出遍访名医"、游学拜师的培养计划中，受惠人数共 25 名，都是从事临床多年、有一定学术成就的中青年中医。长达 3 年的培养计划，使每个人都夯实了中医根基，拓宽了视野，向新一代名医的目标迈近了一步。

游学是中医传统的成才模式

所谓"游学"，游即出游，学即学习，指离开本乡到外地或外国求学。游学是世界各国、各民族文明中，最为传统的一种学习教育方式，如圣经中记载的东方五学士、意大利马可·波罗在中国的游历等。

而中国民间自古以来，就非常重视游学对人格养成和知识形成的重要作用，孔子率领众弟子周游列国，增进弟子的学识和品质，开阔眼界；唐代大诗人李白走遍了中国的名山大川，漫游名胜古迹，留下了很多经典的传世佳作。"读万卷书，行万里路"，更是中国传承至今家喻户晓的教育古训。

在我国历代名医大家的成才画卷上，随处可见古人遍访名医、游学四海的身影：汉有张仲景"勤求古训，博采众方"，先后拜师张伯祖和阳励公等；唐代孙思邈知一事长于己者，则不远千里，伏膺取决；元代朱丹溪 40 岁以后游学各地，足迹遍布江苏、安徽、浙江，为求师罗知悌"日拱立于其门，大风雨不易"；明有李时珍搜罗百氏，足涉名山大川，遍访穷乡僻壤，写成《本草纲目》；清代叶天士 10 年之内拜访 17 位老师，汲取各家之长，终成大业。

时光荏苒，从 20 世纪 50 年代至今，中医院校式教育成为主流。然而，50 年来这种方式并没有培养出更多的名医大家，人们开始反思，寻求中医人才培养的新途径。

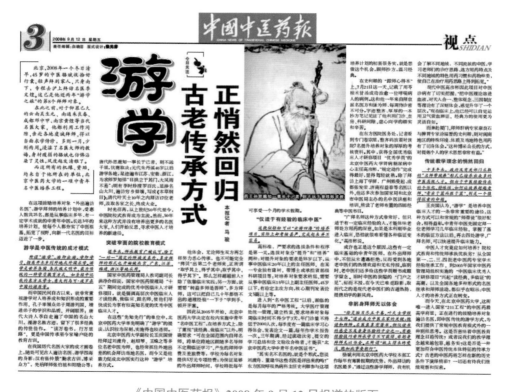

《中国中医药报》2008 年 9 月 12 日报道的版面

突破窄面的院校教育模式

近年来，师承教育广被认可，除了"一对一"固定的师徒关系外，多方拜师的形式也开始被北京、广东、江苏、福建、浙江等地采用。

国家中医药管理局人教司副司长洪净介绍说，国家中医药管理局"十五"期间完成的优秀中医临床人才研修项目，就是强调高层次中医临床人才读经典、做临床、跟名师，使他们尽快成长为享有较高知名度的优秀中医临床人才。

在这些"先知先行"的单位中，北京中医药大学率先明确了"游学"的提法，认识较为深刻，实施得也较透彻。

北京中医药大学副校长王庆国曾经拜过刘渡舟、赵绍琴、王绵之等多位名老中医为师，也经常抓住外地出差的机会拜访当地名医，而今又是他鼎力促成北中医实行这种"游学"培养方式。

他体会，无论师生双方再怎样努力悉心传承，也不可能完全"拷贝"出第二个老师来，正所谓"取乎其上，得乎其中；取乎其中，得乎其下"。那么怎样超越前人？除了依靠临床实践，另一方面，就需要"转益多师是吾师"，多方拜师，这可以把自己几十年都悟不出的道理经验"一下子"学到手，顿开茅塞。

因此从 2005 年开始，北京中医药大学决定在校内实施中青年"名中医工程"，在培养方式上，除了重视"读经典、做临床"以外，明确要求"可在全国范围内自拜名师，跨单位跨地区跟随多名导师不定期临证学习"，产生的拜师学费及差旅费等，学校为每名对象提供 5 万元专项经费；为保证足够的外出拜师时间，学校特批每年可享受一个月的学术假期。

"仅适于有经验的临床中医"

这貌似轻松可以"云游四海"的培养项目，实际上却考核甚严，完成起来并不容易。

高标准、严要求的选拔条件和程序是第一关。选拔对象分"提升"和"培养"两种：对提升对象的要求是 55 岁以下，从事中医临床 20 年以上的主任医师，在某一专业独有建树，带博士或承担省部级科研项目等；对培养对象要求稍低，需要从事中医临床 15 年以上副主任医师，45 岁以下，有稳定主攻方向，核心期刊发表论文 5 篇以上等。

进入到"名中医工程"以后，面临的是每月每年的严格考核。大学医疗管理处统一管理，建立档案，要求培养对象每周临床时间不得少于 3 天，年门诊量不得低于 2000 人次，每季度有一篇临床学习心得体会，发表论文一篇，每年做学术报告一次。三年期满，经过滚动汰劣，提交的学习总结和论文验收合格者，才能获"北京中医药大学中青年名中医证书"。

"其实名不名医的，就是个形式。您说刘渡舟、董建华这些名医是评出来的吗？"东方医院呼吸热病科主任史利卿参与这项培养计划的初衷很务实，就是想借这个机会，跟师抄方，温习经典。

在史利卿的"跟师心得本"上，7月21日这一天，记载了用苓桂术甘汤成功治愈一位哮喘病人的病例。这一年来他自拜京派名医方和谦为师、每周侍诊，字迹整齐、厚厚的一本抄方笔记见证了他利用门诊、查房、科研间隙，虚心向学的踏实和辛苦。

在东方医院医务处，记者看到专门卷宗里，整齐码放着对该院7名提升培养对象的厚厚的考核资料。其中，获得全国优秀临床人才研修项目"优秀学员"的北京中医药大学肾病糖尿病中心主任高彦彬，"规定动作"完成得最好，显得驾轻就熟。除了拜访上海丁学屏、广州熊曼起、成都张发荣、济南程益春等名医以外，他还多次参加国家局和北京市中医局主办的名中医讲座和培训，精读了老师布置的四部经典等中医书目。

"广拜名师这种方式非常好，但只适于有一定临床经验的人，才能体味老师处方用药的深意。如果是本科刚毕业进入临床，恐怕就很难看懂各种临证变化。"高彦彬说。

或许也正是这个原因，这些有一定临床基础的中青年医师，在外出拜师中，不但从未遭遇拒绝，反而受到各地老中医们的热情欢迎和无私传授。临别时，老中医们还多给这些学员赠书或题字留念。旧时中医的狭隘的"门户之见"、秘而不授，在今天已难觅踪影，取而代之的是现代老中医们的古道热肠、提携后学的新风尚。

非躬身拜师无以体会

"徐灵胎目尽五千卷，叶天士学经十七师。"道出成为中医名家的关键：饱读和拜师。名医虽多有著书，但仅读书的感受不及亲身体验的千分之一，有些经验技巧非师承学习不可获得，非躬身拜师无以体会。正所谓"纸上得来终觉浅，绝知此事要躬行"。

骆斌利用北京中医药大学校本部工作每年有寒暑假期的优势，外出拜访的名医最多，"通过这些游学拜师，我有机会了解不同地域、不同流派的中医，学习老师们的诊疗思路、选方用药特点及不同地域的特色用药习惯和药物种类，使自己在治疗用药思路上得到拓宽。"

现代中医高彦彬因此项目对中医诊病有了切实把握："把中医理论溶进血液，对天人合一、整体观念、三因制宜等理论有了深刻体会，感觉升华了一个层次。"现在临床上，他已经可以自觉运用卫气营血辨证，经典方的使用更为灵活自如。

而奔赴厦门，拜师肝病专家康良石与脾胃专家涂福晋的史利卿，则对闽南地区的特殊环境、体质及当地特色用药有了切身体会。"这种博采众长的方式，对提炼个人的学术思想非常有益。"

传统教学理念的悄然回归

十多年来，政府及有关部门采取的"名师带徒弟"形式已培养出众多的中医高级人才。但由于中医经验传承的个体化、特殊性，如何让徒弟超越老师，"青出于蓝而胜于蓝"，则是一个值得探索的命题。

王庆国认为，"游学"是培养中医临床人才的一条非常重要的途径，这种方式可以和常规的"师带徒"很好配合，相得益彰。中青年中医先固定拜一位老师学习几年临床经验，掌握了基本的临证方法以后，再去四处游学，广拜名师，可以快速提升临床能力。

中医人才究竟应如何培养？院校式教育和传统师承孰优孰劣？从全国第一、二、三、四批老中医药专家学术经验继承工作，到2003年国家中医药管理局组织实施的"中医临床优秀人才研修项目"兴起"读经典，多临证"的高潮，以及全国各地多种形式的名医继承和拜师活动，都似乎在昭示：中医人才的培养方式正在转变。

而今天，在北京中医药大学，这所唯一进入国家"211工程"的中医药最高学府里，正在进行的鼓励培养对象遍访名医，即中医传统的游学方式，为我们提供了常规中医教育模式以外的一种别样思考。这是否意味着中医教育理念日趋传统？或者说我们的教学理念越来越包容，越务实？这是否是一种更加符合中医传统本体特征的传承方式？古老的中医药将怎样在新的历史条件下演绎精彩？一切还有待我们继续观察和探索。

（《中国中医药报》2008年9月12日）

研发多年力量分散　进入市场困难重重
中医诊疗设备，急需行业"大整合"

抱守过去的"三个指头、一个枕头"，人们说中医"土""不客观"；使用 B 超、CT、核磁，又被说是"不姓中"，中医临床多年来左右为难，盼望着早日拥有称手的"独门武器"——现代化的中医诊疗设备，有了它们"撑腰"，发挥特色优势，必将"如虎添翼"。

但是，多年来，这样空间巨大的临床需求，并没有和研发、生产很好对接。中医医院医疗质量检测中心进行的调查显示：中医医院对诊断类设备的需求量是已有数量的 20 倍，供需间缺口巨大。以占据我国医疗器械市场半壁江山的上海为例，2007 年全市医疗器械生产总值中，每 10000 元产值中，中医器械仅占 3 元。在巨大的医疗器械市场里，中医诊疗设备生产缺乏龙头企业，"小打小闹"的规模和西医相比黯然失色。

从 20 世纪中叶至今，我国研发中医诊疗设备已经有 50 多年了，为什么这个市场一直"火"不起来？是什么原因，阻碍了诊疗设备从实验室走出，来到患者的身边？到底该怎样破解难题，将中医诊疗设备的研发、生产、临床"扭成一根绳"？

现状：难融中医医理，发展速度迟缓

中医诊疗设备是指在临床诊疗活动中，根据中医药理论应用的仪器、设备、器具、材料及其他物品（包括所需软件）。设备大致分为诊断和治疗两大类，诊断类设备主要有脉象仪、舌象仪及经穴诊断等，治疗设备主要有电针仪、针麻仪、灸疗仪、激光治疗仪等。

综观目前的中医诊疗设备发展状况，虽然和建国初期相比有所进步，应用技术不断增多，但仍数量稀少，普遍存在科技含量不高、低水平重复等问题。天津中医药大学第二附属医院副院长王震看完展览感慨地对记者说："一些设备设想得很好，但不符合临床需要；厂家介绍得不错，可惜说的都是外行话！"

设备缺乏中医医理指导

"中医设备研发中存在'画蛇添足'的问题，为了把设备包装成高科技产品，就现编原理，现编概念。这影响了中医声誉。"身心康国际中医研究院院长陈勇说。而中医诊疗设备的医理设计是研制成功与否的关键。上海中医药大学杨华元认为，研制中医诊疗设备必须将中医传统诊疗技术与现代技术融合成"新的诊疗技术"，并以中医的理念、方法合理"嫁接"。

对此现象，浙江省黄岩中医院院长朱迪友感触颇深。他认为，目前中医院使用的医疗设备，很多都缺乏中医理论的融汇。为此，黄岩中医院组织专家对引进的部分设备进行中医辨析和阐述。比如医院引入的珠海和佳公司生产的治疗肿瘤的白细胞回升仪，他们在使用中按照中医理论指导，配合经络穴位操作，拓宽了中医治癌的疗效，当地老百姓纷纷说："中医院有高档的中医治癌设备。"

临床应用的中医诊断设备严重匮乏

早在 20 世纪 50 年代开始，我国先后开发并生产了十几种"脉象仪"，但由于种种局限性，至今未能广泛应用于临床，而是大多停留在实验室阶段，仅用于科研和教学。"穴位电阻探测仪"也断断续续做了 50 多年的研究，发表的论文很多，但还是不能为临床医生在诊断方面提供可靠建议。

中医医院医疗质量监测中心调查显示：中医诊疗设备的用途以治疗和辅助治疗为主，用于诊断的设备在临床仅为 0.46%，其单一的品种和数量与现代医学诊断设备的多样化相比，差距甚远。山东中医药大学张文高直言不讳地说，"迄今为止，几乎所有中医诊断设备的临床实用性，都是突出的薄弱环节。"

技术含量低，升级缓慢

中医诊疗设备过去几十年有了一定发展，但是其技术含量普遍不高，缺乏先进性。临床上看到的一些中医治疗仪器，多数是小型化、功能简单、性能一般的仪器，无法与西医的治疗仪器相比。如何运用现代科技发展中医诊疗设备一直是个"瓶颈"。

同时很多中医诊疗设备在中医院里如同使用无期的"老黄牛"，有的医院 1980 年购置的设备还在使用，甚至损坏了也没报废。中医诊疗设备处于老、旧、破的状态。

中医治疗仪器升级换代缓慢、低水平重复的问题很突出。以电针仪为例，它的研制应用有 50 多年历史，然而到目前，临床上应用较广泛的 G6805 型使用了几十年，其改良型和最早的仪器相比，在治疗功能上没有本质区别。

国际关注，竞争激烈

中医诊疗设备使中医诊疗技术方法通过现代科技手段得以实现，这在国外得到很多认识和理解，更容易被接受和应用。

然而，与国外的投资研发力度相比，国内中医诊疗器械企业小打小闹的现状，令人顿生紧迫感。专家介绍，韩国对中医诊疗设备的研发生产非常热心，他们已经开发成功可放置在卫生间、在每天清晨观察使用的舌诊仪，用于家庭保健。北京工业大学信息所一位专家说，日本、韩国对中医诊疗设备的标准制定已经有所打算，她呼吁我国要尽早应对国际竞争。

中国中医科学院广安门医院副院长王映辉也指出，美国、日本、欧盟的医疗器械产品认证要 1～2 年的时间，这客观上延长了他国产品进入本国的时间。而我国技术和产品市场处于"不设防"状态，国外产品很容易长驱直入。

根源：标准缺失，信心不足

中医诊疗设备如此缺乏、发展缓慢，是因为临床疗效不佳、缺乏推进动力吗？然而相关调查告诉我们：临床科室对中医诊疗设备的疗效评价为总有效率约 90%，各类别医院中医诊疗设备的常用比例都在 70% 以上，这说明临床对设备的效果是肯定的。那么阻碍中医诊疗设备发展脚步的因素和根源，究竟是什么？

缺乏相关标准，注册审批难

在本次中医诊疗设备论坛上，代表纷纷把焦点对准了"标准"，标准问题是中医诊疗设备的根本性问题之一。

目前中医诊疗设备的生产使用过程中硬件和流程标准缺乏。比如接触皮肤的设备要求温度控制在 42℃ 以内，但实际上艾灸治疗需要达到的温度远高于这个标准。上海淞行公司也面临同样难题。据了解，20 世纪 90 年代该公司生产的经络导平仪很受市场欢迎，但 4 年换证时，上海药监局规定中医治疗仪电压应当在 500 伏以下，这使得高电压、小电流的经络导平仪停产。然而相似的设备在江苏省通过了审查。缺乏国家统一标准，阻碍了中医诊疗设备的生产流通。

其次是价格标准。据了解，许多中医诊疗设备在医院应用没有收费标准，或是收费标准偏低。以电针为例，上海市针刺治疗的收费是 7 元 / 次，而针刺＋电针，也是 7 元 / 次，这导致医院对设备的投入难以收回成本。

注册审批标准缺失，是中医诊疗设备进入市场的最大困难之一。某单位研发了一种灸疗仪，以改善传统艾灸疗法，但注册审批 4 年没有批下来，原因是主管部门认为灸疗不需要仪器。中医诊疗设备在申报注册审批的过程中，常常由于分类找不到归属而不了了之，我国大部分脉象仪就是"卡"在了注册审批环节。

部分医生和患者习惯于传统方法

自古以来中医一直使用比较原始的诊疗手段，临床都靠医生的望闻问切诊断，治疗以汤药、针灸为主，无论是中医师还是患者，习惯上都容易使用和接受人工诊疗，而对良莠不齐、不能提供高级别循证医学有效证据的中医设备心存置疑。

上海中医药大学杨华元说，受历史、文化背景及传统思维模式及诸多客观因素的影响，中医诊疗技术与方法还是习惯于传统方法，缺乏应用先进的中医诊疗设备提高诊疗效果的意识和信心。

中医器械发展不利的境况与临床医生接受度和积极性不高很有关系。上海润达医院管理投资公司朱翠凤说，10 多年前有单位开发出中医电脑耳穴诊断系统，在上海 20 多家医院投入临床，但目前全上海仅有一家区中医院还在运作。原因是操作该仪器的一位儿科副主任坚持在使用中摸索规律，这一仪器越用越顺手，获得可喜社会效益和经济效益。

此外，目前中医诊疗设备的研发工作缺少总体规划、不能联合开展大规模高水平临床评价，也是问题根源之一。

对策：多方协作，将珠子串成项链

成立高校、医院和企业的联合舰队

为改变目前中医诊疗设备研发和临床脱节、各企业院所单打独斗、各立门户的状况，切实指导中医诊疗设备相关行业的有序发展，国家中医药管理局也在积极发挥引导作用，成立若干中医诊疗设备协作组，如四诊、针刺、灸法、骨科、熏蒸等。

带着"久旱逢甘霖"的欣喜，有关单位对参加中医诊疗设备协作组的热情很高，目前已有 70 多家单位报名，他们中有生产企业，更有中医高校、科研院所等。据了解，各协作组对本组的中医诊疗设备现状进行调查摸底，遴选出第一批推广应用的中医诊疗设备名单，同时制定本协作组提升、改造、研发中医诊疗设备的工作计划。

"高校＋临床单位＋企业"的组合受到大家欢迎。齐齐哈尔赵先生说，生产企业一定要与院校合作，比如艾灸治疗心脏病的效果，不能由企业说话，需要医院进行临床验证。企业可以做生产和研发，但要推广流通，必须有三甲资质的医院出具临床科研报告。

培养中医工程复合型人才

在中医诊疗设备的研发队伍中，急需工程科学和医学结合的人才。目前国内很多医学院有生物医学工程专业，但 29 所中医大学中，均未设中医工程专业，既懂中医又掌握现代科技的复合型人才严重匮乏。

专家建议，在有条件的中医大学中加速中医诊疗设备学科建设，培养中医工程科学的复合型专业人才。

政府提供政策保障

专家认为，发展我国中医诊疗设备要有政策保障系统，为制定标准、价格和审批，创造良好环境。

据介绍，国家中医药管理局的责任之一，就是积极与有关部门沟通协调，为发展中医诊疗设备提供政策支持。进一步加强与发改委、财政、科技、教育、人力资源和劳动保障、知识产权、技术监督、药监等部门的协调与沟通，在核定中医诊疗设备收费标准、纳入医疗服务收费项目目录和医保范围、制定适合中医诊疗设备的注册审批政策、中医诊疗设备知识产权保护以及相关技术标准制定等方面，营造有利于中医诊疗设备发展的政策环境。

前景：蓄势待发，空间广阔

"工欲善其事，必先利其器"。专家指出，未来医学的发展趋势是和谐、环保、自然，提倡非药物疗法。中医诊疗设备很好地体现了中医精髓和社会需求，小型化、高精度、人性化的新型中医诊疗设备将更加适应医学新趋势。

中医诊疗设备研发虽然是一个艰难的课题，但也是必然面临的课题。中医诊疗设备在临床应用中，对于提高辨证论治水平、促进中医临床诊疗的定量化，具有重要的意义，也是中医现代化进程中不能回避的重要环节。

上海中医药大学杨华元认为，当前不同学科的交叉研究已取得丰硕成果，为中医诊疗设备研发提供了新的技术方法。加强中医和相关学科的渗透，研发具有中医特色的智能化、量化、可视化及规范化的诊疗设备，建立中医诊疗技术平台，已成为发展趋势。

虽然中医诊疗设备前景广阔，方兴未艾，但目前尚处于初级发展阶段，它的明天还需要人们更多的宽容、理解和支持。用西医的成熟设备去衡量、去比较、去否定是不公平的，我们应该给中医诊疗设备一个发展的机会和过程，相信在这片有中医行业特色的领域，人们将大有所为。

（《中国中医药报》2008 年 10 月 16 日）

敦煌医学：身陷困境盼"飞天"

源于骨子里对敦煌医学文化的热爱和责任感，多年来，不论外界是冷是热，执着的甘肃中医人始终在默默坚守，一面坚持科研临床探索，一面寻求外界支持。

100 多年前，随着敦煌莫高窟"藏经洞"的打开，洞内沉睡近千年的珍贵文献，在人间得以重新露面。经过百年发展，敦煌学已成为国际性显学，敦煌医学则是这门浩瀚的学科里绽放的一朵"奇葩"。

常言道："敦煌在中国，敦煌学在国外。"这表达了人们对敦煌遗宝流落各地的惋惜之情。那么作为敦煌学的一个分支，敦煌医学的研究现状如何？近日，记者在甘肃省"中医中药中国行"活动期间，对敦煌医学的研究情况做了"摸底"。

值得欣慰的是，我们可以得出"敦煌有中医，敦煌医学在国内"的结论，然而还需看到：因为投入和人才严重不足，敦煌医学研究的脚步停滞不前，它巨大的临床价值目前仅露"冰山一角"。

人少资金薄：敦煌医学研究在萎缩

相比 20 世纪 80 年代的"红火"，现在的敦煌医学研究相对寂寞，缺少了"大部头著作"和领衔大家，实验和临床研究"出成果"的速度都在减缓。

李应存是今年刚刚成立的甘肃中医学院敦煌医学研究所的所长，然而令记者想不到的是：所里目前算上他，一共只有两位专职人员。"不过我们打算聘用兼职人员，现在已经在全院发出了聘任通知。"

其实，整个国内目前研究敦煌医学的人也寥寥无几，老一代研究者正逐渐"退役"。原甘肃中医学院院长丛春雨教授说，新老相加，目前约有 10 人在从事专业研究。

除了人员不足，多年的投入不足也令敦煌医学研究"迈不开大步"。李应存说，甘肃省 20 世纪 90 年代支持的科研项目经费，大部分是三五千元的规模。这样的支持力度，自然无法支撑起临床观察研究。这也导致了现今的敦煌医学研究多是"从文献到文献"，实验研究屈指可数，能应用到临床患者身上的成果少得可怜。

占据地缘优势，甘肃在敦煌医学研究方面可谓当之无愧的“龙头单位”。据介绍，全国其他省市如上海、北京、南京等也有一些人在做这方面研究，但大多是从文献角度发表一些文章，临床和实验研究很少，形不成规模。

然而，“墙内开花墙外香”，敦煌中医药研究却颇受海外研究者的关注。丛春雨介绍说，多年来他先后被邀前往我国港台地区及日本、英国等地讲学，讲座都是围绕着敦煌中医药的主题，十分受欢迎。这是因为敦煌学中，敦煌中医药学研究最具开发和应有前景。

临床开发难：从石窟走近百姓路漫漫

据介绍，敦煌遗书中记载有“神仙粥”，该方仅用两味药材，制作简便且有养生功效，但却至今无人开发。在敦煌医学卷中，诸如此类的药方还有很多。

敦煌医学到底有没有临床价值？方子的临床效果怎么样？李应存介绍，敦煌医药资料共有 1240 首方子，有些是传世医书没有记载的，有些是相同的，但大部分方子都和现存医书在配伍剂量上有所不同，“要知道，方子剂量是非常关键的，很多伤寒古方的差别就在于此。”丛春雨说，“从临床应用看，这些古医方显示了不错的疗效，特别是在妇科疾病、外感热病、心脑血管疾病方面。”

然而，因为资金等原因，一些根据敦煌遗书化裁的有效方剂还停留在动物实验室阶段，无法再进一个新台阶。

据了解，目前尚在临床使用的有甘肃中医学院附属医院的院内制剂“敦煌消肿镇痛贴”，甘肃省首届名中医王道坤从敦煌古方发掘的“萎胃灵号系列秘方”、敦煌大宝胶囊等少数几个品种，但因为研发国家新药需要投入大量资金，没有大型制药企业的支持，这些敦煌古方始终和“国药准字号”无缘。

敦煌有医学：洞藏“中医珍宝”价值高

敦煌医学是研究敦煌遗书、敦煌壁画等文物中涉及医药史料的学科，囊括了中医药学、藏医学、西域医学和印度医学。敦煌医药文献同其他文物一样，基本都是隋唐五代的手抄遗物，其墨迹能够保存至今，本身就是稀世珍宝。然而，它们的价值远远不止于此。

甘肃中医学院副院长李金田介绍说，敦煌医药资料除了文物价值以外，还具有文献和学术研究价值。其记载的不少失传经方，为我国古代医籍的校勘和辑佚提供依据，敦煌医学研究还解决了医史研究中若干长期争议的问题，如把宋本《伤寒论》中"伤寒例"的成书年代从"金代"前提到"五代"。此外，临床开发应用方面也很有前景，对中药新产品研发有一定借鉴作用。

据介绍，在敦煌"藏经洞"中存有 100 种以上的医学卷子，大部分是隋唐五代的著作，是我国迄今出土的古医书中内容最丰富的，不少是目前我们所能见到的最早的原卷抄本，如《玄感脉经》《青乌子脉诀》就是敦煌首次发现而未流传于世的医书。

敦煌医学资料内容涉及医经、药方书、本草、诊断、针灸、养生、名医传记、藏医藏药等。以本草学为例，敦煌保存了 6 种本草学残卷，其中最重要的有《神农本草经集注》残卷、《新修本草》残卷、《食疗本草》残卷，这三种本草原卷均已佚失，敦煌残卷对其校订考证有重要意义。敦煌遗书中还发现珍贵的针灸资料，如"灸法图"是我国现存最古老的针灸图谱，图中将病症和穴位用线连接起来。敦煌医方残卷有 30 种以上，涉及内外妇儿等科疾病，共千余首敦煌古医方，其中最具学术和研究价值的是《辅行诀脏腑用药法要》。

绚丽多彩的敦煌石窟壁画中，也遗存有治病救人、揩齿刷牙、剃头洗浴、气功健身的珍贵壁画。在甘肃中医学院敦煌医学馆，记者见到了著名壁画"得医图"的临摹作品，其中患儿母亲的焦急、医者"拯道贵速"的形象跃然画上，值得细细回味。

据了解，敦煌医学卷子大部分都在国内，这保证了敦煌医学研究的主体也在中国。虽然俄罗斯、法国和英国藏有的敦煌卷子也涉及部分中医药内容，但国外的相关研究仅限于目录整理。对俄罗斯藏有的敦煌医药文献，甘肃中医学院李应存等学者已进行了全面梳理和研究。

本土在坚守：敦煌医学曾经也"红火"

在 20 世纪 80 年代，敦煌医学研究曾掀起一阵"热潮"。据介绍，敦煌医学研究开始在 20 世纪初，当时主要是原始资料复制、残卷编目等工作，代表学者有罗振玉、马继兴等和一些日本学者。80 年代后敦煌医学研究进入"繁荣期"，各种论文著作相继问世，科研成果层出不穷，代表著作有《敦煌古医籍考释》《敦煌医粹》《敦煌中医药全书》等，敦煌医学文献得到全面整理和系统研究。

甘肃中医学院在此时期的主要科研方向就是敦煌医学，他们组建团队发起研究，至今共承担了 20 余项国家级和省部级科研项目。该院赵健雄等申报的卫生部项目 "敦煌医学研究"，获得国家科技进步二等奖，创建的敦煌中医药馆被确定为全国青少年科技教育基地。

让敦煌医学走进课堂，是甘肃中医学院在此领域推进的成果。近年该院将敦煌医学中最实用、最核心的内容编著成 "实用敦煌医学汇讲" 教材，在中医、针灸、骨伤等专业的课堂上讲授，备受学生们欢迎。该校 2005 级学生张培红感慨地说，"敦煌医学让我明白了 '大学非大楼之大' 的含义。敦煌医学既然生在了甘肃，我们就有责任在甘肃挖掘。"

正是凭着骨子里对敦煌医学文化的热爱和责任感，多年来，执着的甘肃中医人始终在默默坚守，坚持敦煌医学的科研与临床探索，同时寻求外界支持。

11 月 3 日，刚刚传来消息，甘肃中医学院已和该省某中草药美容公司签订协议，共同建立 "敦煌医学科学研究重点实验室"。

我们相信有了企业的资金支持，敦煌医学研究前行的脚步将更迅速有力，也期待能有政府和社会的更多力量加入其中——为了敦煌医学早日从石窟文献中走出，健康百姓；为了中医药学的繁荣兴盛，增添一道新的风景。

（《中国中医药报》2008 年 11 月 7 日）

让"治未病"观念融入百姓生活

"但凡一种正确的医学理论与技术，从不为人知到家喻户晓，在其滥觞之际往往遭到人们的怀疑、冷遇、躲避，然而其价值终会昭示天下。""治未病"是一项创新性工作，要实现构建中国特色的中医预防保健体系的终极目的，还有很长的一段路要走。

上海市杨浦区 45 岁的张先生，今年初做了原发性肝癌的根治术，虽然手术成功，但他清楚地知道，肝癌术后最危险的就是近 7 成的复发率，演员傅彪就是因为肝癌术后复发去世。然而医院的建议只是："回家吧！记得定期复查。"

张先生不想坐等命运宣判，于是他来到家附近的上海长海医院 KY3H 治未病中心。在这里他做了中医体质测评、听音诊断、心理指数和生存质量评估等检查，专家对他生活各方面都给予指导，从体质调理、情志疏导，到养生功法、服用营养麦糊和特色中药等进行全程干预。现在张先生对自己的健康充满信心，他说"'治未病'让我不再'坐以待毙'，我命在我不在天。"

"治未病"是一个古老而年轻的命题，上千年的理念怎样实现落实，需要一系列理论、技术等提供支撑，需要大量的创新性工作。在近日国家中医药管理局召开的"治未病"高峰论坛系列专题第一期讲坛上，记者了解到，目前对 7 种肝胆易发疾病已有了系统的辨识规范，防重于治、辨体施治、体质脏腑疾病相关等理念日益深入人心，KY3H 健康保障服务系统已为"治未病"理念的操作提供较为成熟的"模板"。

"好的医生应该是使人不生病，而不仅是能把病治好的医生。"

观念的落后是最大的落后，然而"有病找医生、治病保健康"还是当今很多人的落后观念。"实际上人们关注疾病比健康更多"，中国科学院研究员陶祖莱认为，这是现代医学的"光环"造成的幻象，以为拥有现代医学就能拥有健康。

第一次"卫生革命"中，人类凭借抗生素，取得征服传染病的胜利，于是人们雄心勃勃地开始针对心脑血管、癌症等非传染性慢病的"第二次卫生革命"，走的仍是先找病原体、再找药物和技术的老路，但是半个世纪过去了，却是"征而不服"。

没人说得清糖尿病的病原体是什么。这引发人们对生物医学的反思。最近研究发现：对心脏病、癌症、脑血管病等非传染性慢病，生活方式的影响分别占 54%、37%、50%，远远大于生物学因素的影响。生活方式和行为对人的健康和寿命的影响，更是占到 60%。

"这说明人的健康是可以自己做主的，就看你愿意不愿意做这个主，KY3H 模式就是要求'知己求医'。"陶祖莱说，人的健康在于稳态的维持，向不正常偏移的时候就是"欲病"，"治未病"最有效的阶段就是这个渐变阶段。

法国总统在 20 世纪末曾邀请 75 位诺贝尔奖得主发布《巴黎宣言》，宣言指出："好的医生应该是使人不生病，而不仅是能把病治好的医生。""医学不仅是关于疾病的科学，更应该是关于健康的科学"。

"这不正是两千年中国先哲'上工治未病'的现代全球版吗？"上海中医药大学校长陈凯先说，"治未病"正是"关于健康的科学"，它是 21 世纪医学的真正前沿。

"个体人健康状态的分类是一种新的尝试，这种尝试进一步丰富了中医'治未病'理论。"

国家中医药管理局从去年开始组织实施"治未病"试点工作，截至目前，"治未病"试点单位共 45 家，涉及 17 个省区市。在"治未病"试点工作中，一些医院取得了社会效益和经济效益，尝到了"甜头"。

上海中医药大学附属曙光医院是国家中医药管理局首批"治未病"试点单位。院长沈远东介绍说，中医机构的服务范围本身受到一些局限，而"治未病"则拓展了中医院的服务对象，该院和浦东新区妇幼保健医院、上海最大的亲和源养老院等院外大型机构进行合作，建立了一家三级医院指导五家社区中心的模式。

"昆山的医疗市场竞争激烈，中医院必须寻找新的发展途径，'KY3H'给我们提供了新的方法。"江苏省昆山中医院院长时凤英介绍说，昆山中医院先是通过知识讲座、市民讲坛、有奖竞赛等方式，把"治未病"理念推广开来。医院把原来的健康体检中心，整合到"治未病"中心，把以前的分段式服务，整合起来提供全程保健，体检群众对"中医体质辨识"的反响非常好。实施"治未病"工程以来，针灸推拿科业务增长了 300%，门诊中医使用率增长了 25%，600 元以上的体检项目翻了一番，当地百姓对中医的认同度达到了 72%。

"治未病"的服务对象是面向所有人，包括健康维护，防止疾病的发生、加剧，也包括防止已病病人的并发症和继发疾病，防止医源药源性疾病等。它的理论指导、方法工具都来自传统中医学。如"体质学说"认为"亿万苍生、人有九种"，体质与易发疾病相关，辨体质可以施膳、施治等等，这提供了一种新的中医视角来认识人体不同状态，满足健康市场的需求。

中国中医科学院副院长刘保延等，2003 年对北京地区亚健康高危人群进行 3000 多人的调查，形成了亚健康的测量目标，建立了亚健康状态的数学模型。研究把个体人分为三类：有明确疾病诊断的病人是"已病之人"，健康人和亚健康早期阶段是"未病之人"，过渡态为"欲病之人"。"个体人健康状态的分类，是一种新的尝试，这种尝试进一步丰富中医'治未病'理论。"

"治未病"在健康管理中可以发挥更大作用。陶祖莱认为，原来的健康保险只是"事后补偿"，并不能真正保健康。而"治未病"概念融入健康保险以后，就加大了健康风险控制的力量，有可能得到"省钱的健康"，降低社会的医疗负担。

"但凡一种正确的医学理论与技术，从不为人知到家喻户晓，在其滥觞之际往往遭到人们的怀疑、冷遇、躲避，然而其价值终会昭示天下。"

"那些把灯背在背上的人，他们的影子投到了自己前面。"泰戈尔在《飞鸟集》中这样忠告人们。的确，和追求生命健康的目标相比，人类目前取得的成果只是很小一部分，如果我们把它当成"亮点"自豪地背在背上，就只能踩着自己的影子走，谈不上任何创新。而"治未病"的提倡者们，心怀使命，把现实的迫切需求放在面前，照亮自己，因而迈出了创新的一步。

正因为这是一项创新性工作，没有现成的模式可以借鉴，"治未病"从提出理念，到寻求更多理论和技术支持、创建模式，每一步都充满开拓的艰辛。可喜的是，如今这种先进的理念和模式方法显示了成效，"治未病"研究已取得阶段性成果，但要完成构建"中国特色的中医预防保健体系"的终极目的，还有很长的一段路要走。

国家中医药管理局"治未病"健康工程 2008 年 1 月启动，为期 3 年，具体目标有建立完善"治未病"工作的运行机制、服务评价体系，构建服务提供体系、技术产品体系、服务支持体系，总结完善"KY3H 健康保障服务模式"，创新"治未病"预防保健服务的内容和方法等。相信随着"工程"推进，会有更多国人树立"治未病"的理念，享受到健康保障服务带来的效益，不生病、少生病，带病延年，健康长寿。

　　"但凡一种正确的医学理论与技术，从不为人知到家喻户晓，在其滥觞之际往往遭到人们的怀疑、冷遇、躲避，然而其价值终会昭示天下。"各界专家坚定看好"治未病"的方向和前景，如陈凯先院士所言："数千年中华民族智慧的结晶正焕发出'后工业化时代'的光彩，中国传统医学也将在满足当代人们对健康的巨大需求中，再次焕发青春。"

（《中国中医药报》2008 年 11 月 13 日）

时珍故里：药盛医衰令人忧

开发利用"李时珍"人文资源，蕲春县取得了一些成绩，但要完成"医药名县"的建设目标，还需全面协调可持续发展。医药不可分家，愿这里的中医特色更浓厚，人才辈出传岐黄。

湖北省黄冈市蕲春县，是著名的中医药学家李时珍的故乡。11月16日，本报记者随同中医中药中国行"大篷车"来到这里，想来李时珍的故里，定是岐黄传承，名医辈出，然而事实并非如此，这里的中医发展状况令人担忧，虽然中药产业经济充满活力，但中医特色淡漠、缺乏有实力的龙头中医机构、人才难以为继。

李时珍中医院是全县唯一一所县级中医院，却地处郊区，年业务收入不到300万元，甚至不如一些乡镇卫生院红火。湖北省素来以李时珍为骄傲，大冶、鄂州、武汉黄陂、黄石等地中医院的年收入都在3000万元左右，针灸、推拿、保健等中医特色专科开展有声有色，而蕲春县手握"时珍故里"这张牌，却没有打出与之相称的中医亮色。

事实上，"李时珍"的品牌效应很被看好。就在几天前，蕲春一家台资企业以3000万元的高价在北京拍卖会上拍下"李时珍"品牌，大型电视连续剧《李时珍》也在此开拍，已经有20多家海内外企业先后在蕲春投资，开发药材种植、中药生产、旅游观光、休闲运动等各种产业，全县医药产业年产值超过10亿元，某医药集团成为当地纳税大户。

然而，中医医疗机构和中药产业的迅猛势头相比，则逊色得多。石玉艳副县长介绍，该县有近100万人口，中医药从业人员共437名，中药人员比例大于中医。

离李时珍墓地不远，蕲春县蕲州镇有条医药一条街，路两旁有很多以李时珍命名的药店、旅馆、体育场，然而这里的建筑虽然古香古色，却是人流稀少，有些店铺干脆一把"铁将军"把门。

李时珍中医院也在这条街上。医院建在当年李时珍给百姓诊病的原址道观"玄妙观"，这里人口并不集中，一定程度上限制了病人来源。医院外形仿造当年道观的模样，倘若不是上面"中医院"三个字的提醒，游客很难看出这座飞檐肃穆的灰白色房舍，竟是家医院。

蕲春百姓对中医药是很信赖的，在横车镇九棵松村的"中医中药中国行"义诊现场，记者看到村民为了看中医不惜争抢座位、排起长队，然而，该县有特色的中医技术和项目并不普及。蕲春是国家级贫困县，医疗资源不富裕，在这里仍能看到一些常年忍受病痛、衣服打着补丁的百姓，中医药简、便、验、廉的优势，亟须在这里发扬光大，为百姓造福。

医药不分家，中药离不开中医理论的指导。中医药发展关键在好的疗效，而疗效的体现在于人，中药再好，还需有高明的中医师有效运用。人们耳熟能详的李时珍，也不是只钻研中药的药学家，他曾是明朝太医院的医生，医术超凡，在中医理论和临床应用方面，都有贡献。

开发利用"李时珍"人文资源，蕲春县取得了一些成绩，如今蕲艾、蕲蛇等道地中药已渐成品牌，来自海内外的投资项目接连不断。但要完成建设"医药名县"的目标，恐怕还得医疗、保健、教育、科研、产业、文化六者全面协调，可持续发展。我们希望看到当地能加强中医内涵建设，让这里的中医特色更浓厚，时珍故里的百姓幸福安康。

（《中国中医药报》2008 年 11 月 19 日）

全球天然药市场庞大　各国加紧研发
我国中药能否完美突围

长期以来，我国中药制剂出口增长乏力，中药安全问题频现，疗效和科学性问题屡受质疑。传统中药应如何向国际市场进军？面对业界两大主流观点：从传统中药到现代植物药，从传统中药到组分中药，何去何从？

大黄是我国的传统中药，在美国，某家公司改良其基因并申请专利，用于缓解妇女更年期症状；蔷薇果被做成儿童爱吃的果冻，治疗骨性关节病；甜菊本是甜味剂，在美国则帮助治疗糖尿病人……此外，人参、绿茶、大蒜等在美国的研究和使用都很广泛，占据了大众草药市场的销量前列。

11 月 8 日在世界卫生组织传统医学大会的传统药物卫星会上，美国植物委员会的创始人和常务董事马克，首次公开上述这些美国销量最大的草药名录。他说，美国草药市场 2007 年的总值是 40 亿美元，并且增长迅速。

近十年来，全国掀起传统医药的使用热潮。虽然各国的理解和运用各不相同，但总的趋势是，发展中国家仍在广泛应用传统医药，而发达国家对补充替代医药的应用也快速增长。

目前世界各国的传统药物发展状况大致可分三类：第一类是中国、印度为代表的国家，政府认可传统医学，与西医地位相同；第二类是一些非洲国家，主要医疗形式仍是传统医学；第三类是欧洲和美国等，天然药物的新兴市场发展迅速，但药品管理机构并不认可。

印度和中国相似，同样拥有古老文明，政府同样支持发展传统医学体系，并且具备全球已知的所有生态类型，药用植物资源非常丰富。在印度，每一所公立医院都有传统医师，公民至少可选择 6～7 个功能性医疗系统。印度传统医学包括阿育吠陀、悉达、尤那尼、顺势疗法、瑜伽 5 种，独具特色，被认为是生活中不可或缺的一部分，蕴合了大部分人的信仰。其基本理念和中医有些类似，如食物即药物、健康疾病取决于身体是否平衡等。其中尤那尼医学，较少使用复合处方，一般首选单方药。

印度政府资助传统医学的研发，卫生与家庭福利部负责制定、发布政策，保证所有印度人都能买到安全、有效、负担得起的高质量传统医药产品，同时尊重他们的选择自由及宗教和文化多样性。印度还建立了传统知识数字图书馆，防止盗用传统医学知识。

日本的中药产品一向在国际中药制剂市场占据较大份额。日本汉方生药制剂协会主席佐佐木弘介绍，日本十分注重发布汉方药的临床使用报告，目前对小柴胡汤治疗慢性肝炎、小青龙汤治疗过敏性鼻炎等，都进行了临床试验的重新评估，修订其药品说明书。在20世纪90年代初，日本就已对汉方药提取物实施产品生产管理规范（GMP），葛根汤、大黄甘草汤、苓桂术甘汤、补中益气汤、半夏厚朴汤等10余种汉方提取物被列入日本药典，药典规定常规检测项目包括重金属、至少3种的成分测定、干燥失重、总灰分等等。

据不完全统计，目前全世界有170多家公司和40多个研究机构正在从事天然药物的新药开发。在美国、德国等一些发达国家，传统医药成为一种高消费产业，方便服用的天然植物制剂在街边的药店、食品店随处可以买到，直销系统、互联网订购服务也很快捷。

然而，维生素或膳食补充剂等西方非处方药产品正对传统药物形成不大不小的市场冲击。新加坡欧睿国际公司的调查分析指出，全球膳食补充剂等非处方药市场2007年销量是1340亿美元，和传统中药相比，膳食补充剂对年轻消费者和城市消费者更有吸引力。

全球健康市场日益庞大，发展中国家和发达国家都在加紧天然药物研发，我国传统医药面临巨大机遇和挑战。长期以来，我国中药制剂出口增长乏力，中药安全问题频现，疗效和科学性问题屡受质疑。传统中药应如何向国际市场进军？在这次传统药物卫星会上，国内代表有两种不同意见。

一种是从传统中药到现代植物药。中国处方药物协会副会长胡季强认为，植物药在国际上的需求在不断增加，植物药容易取得循证医学支持，多数能阐明作用机理。中药以国际上认可的方式进军国际市场，将是中药产业突破瓶颈的途径之一。2008年上半年，我国植物提取物出口额达到2.6亿美元，占中药出口的41%。目前我国出现超过10亿元的中药品种有银杏叶制剂、三七制剂、复方丹参系列等，这些都以单味中药或3味以下的小复方为主。

一种是从传统中药到组分中药。天士力集团提出组分中药的创新模式，就是在中药原方的基础上，通过现代技术手段分离出中药的有效组分，明确各组分的协同作用，确保有效成分的均一性并建立制药标准。目前已从 282 种药材和 18 个中成药制剂中，制备出 1 万多个组分，200 多个化合物。利用这个数字化中药组分库，可以开发中药新药，使中药由行政保护转向专利保护为主，进而走向国际化。

（《中国中医药报》2008 年 11 月 10 日）

临床中药用量该如何确定

近年来，有这么一群中医师，或名老中医或民间草根，都不约而同地选择了"大剂量"，并且屡屡显效。如何看待这种现象？是把大剂量视为一种学术流派，还是寻根溯源、普遍加大经方剂量，或者是科学研究中药量效关系、从实验角度再出发？

剂量，事关中医疗效，然而剂量，又是中医的不传之秘。近年来，当大多数临床中医师还在四平八稳地开着剂量在 10～15g 间游移的"调理方"时，有这么一群中医师，或名老中医，或民间草根，或大学教授，都不约而同地选择了"大剂量"。山西李可用 200g 附子治心衰传为佳话，北京中医药大学教授仝小林以 60g 黄连、60g 石膏有效降糖，京城名医张炳厚用 100g 黄芪治疗眼睑下垂，天津中医药大学第一附属医院治小儿病同成人药量，屡屡显效……

这些敢于突破《药典》、不走常规路线的中医人，并非标新立异，而是确确实实的疗效给了他们十足"底气"。当这样的案例越来越多，这种用法日趋普遍，人们不禁思考：相比"药少而精、效专力宏"的经方原旨，现在临床普遍的小剂量、多味药的处方，是否过于平庸和求全？对当今大剂量用药屡起沉疴的现象，我们该怎样理解和看待？

仅仅把大剂量作为一种学术流派吗？还是寻根溯源，回归本意，将教科书的"经方一两折合 3g"更改为 10g 或 15g，普遍加大经方剂量？或者从实验角度出发，研究其量效关系，以求科学证据？ 11 月 5 日，在中医杂志社和中国中医科学院学术管理处主办的"经方药物剂量及现代临床应用研讨会"上，十几位中医临床、中药、文献等领域专家，围绕这一话题，讨论得如火如荼。

临床中药用量是否要限定

中医人都知道"用药如用兵"，中药剂量这几两几钱的差异是最有讲究的。然而一项调查发现，某医院的千份处方平均用药 18 种，剂量都在 5g～15g，频率最高的是 10g，从未出现 4g、7g、13g 等剂量。

中国中医科学院余瀛鳌说，从中医文献看，明代以前的方剂用量基本和仲景原方相同，而明清以后的剂量，就基本同现在了。经方剂量后世究竟折算多少，从3～16g，多种意见始终没有统一。而通行的教材，则采取"古之一两即现之一钱"，三两折合9g的做法，为了方便，临床开方常用10g。

中国人民解放军中药研究所肖小河认为这种现象原因有三：一是医生不敢超越《药典》，怕担负法律责任；二是砂锅容积有限，中药煎煮需加10倍的水，而处方通常在10味以上，这限制了每味药量都不可能太多。三是中庸和谐思想，使药量不会过于峻猛。但是，"这种用量，几乎是忽视了中药的量效关系。"

肖小河提出，加大中药剂量是提高临床疗效的重要途径。从药材角度看，中药也存在耐药性问题，何况由于盲目引种，中药材的道地性减弱；传统文献中，补阳还五汤等大剂量应用屡见不鲜；清末的"火神派"也重用附子、干姜上百克治疗危重急症；从有效成分分析，如青蒿素治疗疟疾需口服1g有效，按0.5%的含量分析需用药材200g，远超过药典规定的9g，此外当代中医的大剂量用药经验等，都证明"加大中药用量可能是提高中医药临床疗效的重大举措"。

他建议，中医临床处方尽可能"味少而剂重"，这样既可以"药专而力宏"地针对性治疗疾病，也有利于进一步开展新药开发和基础研究。

新版《药典》将重新考虑中药用量规定

临床用药之所以大剂量见效，这可能是饮片问题导致的。著名中药专家金世元和中药炮制专家王孝涛，都表达了上述观点。王孝涛说，在药市有一些个人私设药材加工区，违规加工饮片，以图低价出售。"药行里的药材是分一、二、三等的，但患者拿着处方到药房抓药，能得到什么质量的饮片，就只能听天由命了！"

金世元对中药深有研究。他说历史上附子主产区在四川绵阳的江油地区，修根、浸泡卤水、切片等各种工序，都很有讲究。但现在湖北、河南、山东等地都生产附子，"市场上已经没有真正的川乌了"，伪品、劣品很多。

附子、细辛、乌头等有毒中药，《中华人民共和国药典》对其用量有所规定，然而为了提高疗效，临床医家不得不屡破禁规。

张炳厚是北京中医医院有30多年临床经验的老专家，他临床用药，常围绕主症，加大经方的君药剂量，即使是麻黄、细辛等中药。他认为不论文献记载还是口头相传，还没听说过这方面不良反应。

当然，中药剂量绝不是越大越有效，首先必须保证安全。比如大黄，既可治疗肝炎，又有肝毒性。然而有意思的是，一项关于大黄的量－效－毒关系研究发现，肝损伤模型动物对大黄的耐受量比正常动物更大，二者竟相差 8 倍。这似乎为患病情况下，大剂量有针对性地使用有毒中药提供依据。

因剂量限制而备受诟病的《药典》，是怎样制定的呢？全国政协委员周超凡既是当年药典的制定人，也是较早认识到剂量问题的呼吁者。他说，1975 年参与制定《药典》的医生以浙江、江苏等地的南方医生居多，北方医生一般用量较大，但参与的很少。后来他发现了剂量规定不符合临床应用，就多次呼吁修改，"但一下子改动过大，不好办。"

在会上，周超凡传递了一个积极信息，在 2010 版《药典》中，将取消"用量用法"等标准，而是收录到"临床用药须知"里，仅供临床医生参考而不作为硬性规定，这将把医生从中药传统剂量的局限和束缚中解脱出来。

大剂量是对付疑难重病的"利刃"

老中医李可曾说过，"《伤寒论》就像一位勇猛的将军，但是现在这个将军没有了刀和剑。剂量就是《伤寒论》的刀剑。"因为把握了这看似超越常规、实则准确的方剂用量，李可拾起"被缴的武器"，屡建奇功。

仲景经方一两到底重多少，一直是个"历史谜团"，从古至今有几十种纷繁复杂的考证结果。从李时珍书写《本草纲目》的明代起，因为度量衡的变化，人们看不真，拿不准，药方剂量开始锐减。近年对此问题的关注，则是 1983 年柯雪帆"一两约为 15.625g"的说法引发的。广安门医院副院长仝小林是此结论的拥趸者，北京中医药大学傅延龄教授则认为一两约为 10g，这些观点都远大于通行 3g 的折合标准。

经方的特点之一，就是药少力雄。仝小林做了统计，《伤寒论》中 4 味药以下的方子占一半，8 味药以下的方子占到九成。因此虽然单味药加大了剂量，方子总量并不大。他认为，将《伤寒论》的一两折合为 15.625g 以后，临床治疗急危重症和疑难病时，常能取得较好的临床疗效。他讲述了大剂量葛根汤治疗斜颈、大黄黄连泻心汤降糖、大剂量附子治疗胃瘫等病例。"小病小调理，这无可厚非。但在解决疑难急症，拿不下来的时候，大剂量是个途径。"

伤寒学者聂惠民对此表示谨慎态度，她强调"不能光说量，剂量间的配比关系更重要"。临床要取效，关键是辨证准确，用药剂量要随着地区、季节、人群灵活掌握，绝不是药量越大，效果越好。

一位业内资深人士，对经方使用大剂量表示了不同观点。他认为现代和东汉仲景时期人的体质有很大不同，无论体力还是对寒暑的调节耐受能力都有所减弱，古人可能适用大剂量，但今天城市人的体质恐怕难以承受。此外，这对于国内有限的中药资源也是一种浪费。

本次研讨会是中国中医科学院"仲景论坛"的内容之一。该院副院长刘保延认为，药量对于中医临床疗效非常重要，可以考虑作为一个学术问题专门研究。

【采访手记】

经方剂量的话题，其实业内已经讨论了20多年。主要围绕仲景时代的一两到底相当几克的核心问题，从3g到16g有数十种不同观点。之所以想把这个问题搞清楚，归根到底还是为了提高临床疗效。

近年来，在大剂量用药方面，一些专家积累了有益的临床经验，而这些来之不易的成功案例，都是冒着超越《药典》规定的风险。为了寻求理论支持，他们找到了经方一两相当15g的证据，提出如今药材的有效成分降低、药专方能力宏等根据。然而与此同时，业内也不乏反对大剂量用药的呼声，时代变迁，人的体质也发生诸多变化，药材资源又如此紧缺，大剂量经方真的适合今天的中国人吗？

可喜的是，最近传来将要开展中药量-效评价关系研究的消息，虽然这项研究注定要面临诸多困难，但我们希望，它能给我们带来一些实实在在的科学证据，给这项讨论画上圆满句点。

（《中国中医药报》2008 年 11 月 13 日）

社区卫生：医疗改革的突破口

"基本上所有的社区卫生服务单位已纳入医保定点，但为什么利用率不高，而三甲医院仍人满为患？错层、混淆、短路、断裂、扭曲是问题的原因所在。"

我国医改总目标是建立覆盖城乡居民的基本医疗卫生制度，而社区正是提供公共卫生和基本医疗服务的主体，在医疗改革中，社区卫生率先迈出步伐。"社区首诊制、双向转诊、基本药物零差率、收支两条线"等措施既是目前我国社区卫生建设工作的重点，也为医改方案探索了思路。

12月20日至21日，全国城市社区卫生服务管理与医药卫生改革论坛在江苏省无锡市召开，全国各地社区卫生服务方面的领导、专家、全科医生等400多人，共同探讨了基本医疗保障、社区卫生服务、医改方向等热点问题。

专家认为，作为医改试验田，目前我国社区卫生服务已步入新的发展阶段，坚持政府主导、加大投入、收支两条线管理等有益经验，是我国医疗改革应借鉴的方向。

社区卫生"已越过徘徊的平原"

据了解，自2006年发展社区卫生的纲领性意见出台以来，短短3年时间，我国98%的地级市、40%以上的县级市都开展了社区卫生服务，截至2007年社区卫生服务站已达2万多所，社区卫生服务中心6340家。

中国社区卫生协会会长、全国政协副秘书长蒋作君对此表示，我国社区卫生服务已越过徘徊的平原，踏上发展的高原。社区卫生服务发展，应进入城市带动农村的阶段。拆除城乡分隔的藩篱，发展农村的社区卫生服务，可以说势在必行。

卫生部妇幼保健与社区卫生司社区处处长王斌则认为，下一步社区卫生服务站、中心应从数量到结构进行转变，切实做到实现建构"15分钟健康圈"的目标。

从社区卫生网点建设的进度看，我国城市可分三类：第一类以北京、上海、天津为代表，已基本完成规划布局和体系建设；第二类以西安、长春、包头为代表，政府开始重视社区卫生，正在规划网络布局；第三类主要是大多数中小城市，认识有待提高，对社区卫生工作犹豫不决，财力投入不足。这第三类的中小城市，是我国下一步社区卫生工作的重点。

从医院到社区：转变中的困惑

在建设社区卫生服务机构的进程中，很多城市是把原有的区级医院挂上社区卫生中心的牌子，这样院长就变成了"中心主任"，专科医院则变成"全科医生"。王斌处长说，机构转型以后，更重要的是观念上的真正转变。她介绍了两个转型过程中的真实事例。

从"院长"到"社区中心主任"，是一个艰难的蜕变过程。社区提供的服务主要是防治传染病、体检、健康课堂等。有位动手术刀出身的院长，在医院转成社区卫生中心以后很痛苦，因为按规定他不能再拿起手术刀，手术室是要关闭的。思想一时转不过来，他在上级检查后，还偷偷打开手术室接待病人。后来他认识到，社区的手术不是强项，以己之短博人之长绝非明智，提供最基本的医疗服务和公共卫生服务，则是社区擅长，也是百姓需要的。

一位杭州的妇产科医生，当自己所在的医院转为社区中心，自己成为"全科医生"以后，一度发生角色迷失。她说，从前坐在诊室等待病人上门，虽然收入不高，但心里是踏实的；现在要走出诊室，进入病人家里，担心别人的脸色，她不知道自己还是不是医生。在坚持一段时间以后，当老百姓从陌生、拒绝到认可、依赖，医患关系成了一种亲人、朋友般的关系，这位妇产科医生才重新找到自己的价值。

医保和社区服务之间的"错位"

医改征求意见对于医疗保障体系建设，提出要"从重点保障大病起步，逐步向门诊小病延伸"。在资金有限的情况下，优先满足大病是必然的选择。理论上，医保的"经济杠杆"作用发挥得好，可以控制医疗费用，加强基层卫生服务能力，但现实情况并非尽如人意。

人力资源和社会保障部医保司副司长陈金甫，分析了目前医疗保险和社区卫生服务之间存在的5个错位。"基本上所有的社区卫生服务单位已纳入医保定点，但为什么利用率不高，而三甲医院仍人满为患？错层、混淆、短路、断裂、扭曲是问题的原因所在。"

错层：我国目前基本医疗保险保障的主要是大病，而三甲医院在治疗大病方面，具有社区不可比拟的优势。社区医疗除公共卫生服务外，主要提供基本医疗服务，然而纳入医疗保障项目的社区医疗，医保资金大多花不完，有节余。

混淆：我国医疗单位是分为一级、二级、三级不等，但医疗市场的现实服务却混淆了界限，在三级医院看小病、常见病的现象比比皆是。目前医疗资源配置中，高端服务一统天下，三级医院占据了绝对主流。

短路：社区卫生服务和三级医院之间的上、下转诊"短路"，把重病人转到三级医院"上得去"，然而病人在三级医院做完手术在康复期要回到社区，却是"下不来"，造成这种现象有多方面因素。

断裂：这主要指技术人才断裂。社区普遍留不住人才，老百姓对社区的服务水平不放心，能够在社区输液、拿药，但看病做诊断还是要去大医院。陈金甫认为，刚毕业没经过临床训练的大学生进社区，不只浪费了人才资源，对社区的服务水平也没有提高。

扭曲：所有医生都愿意提高自己的医疗技术，所有病人都愿意看好大夫、用好设备、吃好药，但社区只允许提供基本医疗服务，不允许开展手术，这是一种利益扭曲。

针对以上问题，陈金甫提出个人账户间余额互调、门诊必须依托社区、上下可转诊等建议。

国务院研究发展中心社会发展研究部部长葛延风指出，社区卫生服务是医改的突破口，社区使医疗保健人人可及，也是撬动我国二、三级医院改革的动力。他希望政府能实现公共卫生服务全部免费，基本医疗低价收费，在社区卫生健康发展以后，继续推进基本药物制度、医疗保障制度等其他领域的医疗改革。

（《中国中医药报》2008 年 12 月 22 日）

"治未病"开辟中医药服务新领域

治未病是中医药学的先进理念，然而提供终端服务的中医院，却一直缺乏相应科室，期待得到养生指导的人们在挂号大厅徘徊，无科可挂。开展"治未病"试点后，这些"未病"人群得到了满意服务，医院扩大了业务范围。

"我院健康调养门诊每天有100多人就诊，比以往增加了7倍，传统疗法中心的就诊人数也翻了3番。'治未病'健康工程拓宽了医院服务范围，从'已病之人'扩大到'未病'所有人群。"在1月14日由国家中医药管理局主办的第二届"治未病"高峰论坛上，素有"中医一面旗帜"之称的广东省中医院的掌门人吕玉波介绍了"治未病"试点工作经验。

目前，"治未病"健康工程试点单位先后两批达46家，有综合医院、中医医院、专科医院、社区服务中心等多种机构，涉及17个省（市、自治区）。因为尝到"治未病"的甜头，而扩大中医服务半径、增强了社会影响力和市场竞争力的，远远不止广东省中医院一家。

中医院服务空间更广了

浙江省中医院是最早开展"治未病"健康工程的试点单位之一，该院积极探索中医治未病手段，开展了特色膳食指导、冬病夏治（穴位贴敷）、冬令进补（滋补膏）、"辨体养子"儿童保健等服务。与2007年相比，该院的儿童保健门诊量增长近3倍，妇女保健人次增长53%，体检服务人次增长近36%，冬病夏治、冬令膏方的服务量翻了三番，中医内科门诊量增长一倍。

此外，浙江省中医院还把治未病深入到社区农村，为下沙经济开发区的群众建立中医体质辨识健康档案，精心制作50余种健康教育宣传册、孕妇和育儿学校教材，策划中医文化节，广泛宣传"治未病"思想，广受群众欢迎，扩大了该院的社会影响力。

寓防于治、防治结合是中医药学的先进理念之一，然而提供终端服务的中医院，却一直缺乏一脉相承的临床科室，很多希望防病于未然、期待得到养生指导的人群在挂号大厅徘徊,不知道自己该挂什么科。中医院利用自身资源和技术优势开展"治未病"试点以后,这些人群得到了满意服务,医院扩大业务范围的同时,更让老百姓得到实惠,可能患大病的变成小病,可能得病的不再发病,已得病的也减少了复发的可能。

"从服务市场的角度来说,未病人群和欲病人群远远大于已病人群,开展'治未病'服务,使医院服务对象从已病人群扩大到所有人群,市场空间更加广阔。"吕玉波院长说。

经济效益是可估算的,社会效益则是潜在和无穷的。"治未病"服务的性质,要求中医院必须抱着开放的心态,与当地的妇幼保健院、卫生保健站、养老机构、社区卫生服务中心等单位合作,以使更多人享受服务。在此过程中,中医院把服务半径从院内扩大到社区、农村和家庭,显示出中医院开展治未病的综合实力和指导作用,社会影响力大大提升。

人民得实惠,医院得甜头,社会减负担,"治未病"健康工程因此迅速铺开,广受青睐。

"治未病"走在 21 世纪医学前沿

当今世界医学理念从对抗医学转向整体医学。中国科学院院士、上海中医药大学校长陈凯先介绍,第一次"卫生革命"中,人类凭借抗生素取得征服传染病的胜利,于是开始对非传染性慢病的第二次征服,但半个世纪过去,却是"征而不服"。因为现代医学走的仍是"先找病原体、再找药物和技术"的老路,然而糖尿病等非传染性慢病的病原体并不清晰。

如何攻克非传染性慢病?一项调查引起人们反思。WHO 的一项全球调查发现,对于人的健康和寿命而言,生活方式和行为的影响占到 60%,医疗服务条件仅占 8%。

医疗费用的恶性膨胀引发的全球医疗危机,更迫使人们对医学的目的、核心价值深思。有权威报告指出,"目前医学的发展是在世界制造供不起的不公正的医学","只有医学目的从治愈疾病转向预防疾病,才有可能是供得起的,可持续的医学"。

在此背景下,两千年前中国先哲提出的"上工治未病"再次彰显出巨大的现实意义。未病先防、既病防变、瘥后防复——"不治已病治未病"代表着中国传统医学的最高理念,它是关于健康的科学,在历经千年后,再次走在 21 世纪医学的前沿。

与全球医学目的从疾病到健康的转变不期而合,在顺应并引导现代医学潮流的同时，"治未病"也在促使中医药学自身完善创新，一股强大的生命力随之迸发。这是一个古老而年轻的命题，治未病要怎样落地，需要一套系统、一系列理论和技术提供支撑，需要大量的创新性工作。时至今日，通过众多中医药人的不懈理论和科研探索，治未病理念的操作有了较为成熟的模板。

"如何在中医以人为中心的健康保障体系的基础上，对人体健康状态进行系统分类，将其作为健康状态风险管理的基础，KY3H 模式对此进行了有益探索。"中国中医科学院副院长刘保延介绍，研究把个体人分为三类：有明确疾病诊断的病人是"已病之人"，健康人和亚健康早期阶段是"未病之人"，过渡态为"欲病之人"，欲病之人和已病之人又分为轻、中、重三度，通过宏观、中观、微观层次的辨识，形成整套规范。

在深化医改中应有大作为

治未病是具有中医特色和优势的领域，有助于减少不断增加的社会医疗经费开支，从源头维护广大人民群众的健康。有关专家指出，在深化医疗卫生体制改革的过程中，完善中医"治未病"服务体系，或可发挥重要作用。

在促进基本卫生服务均等化工作中，"治未病"的健康保障服务模式对构建有中国特色的卫生预防保健体系可资借鉴。在健全基层医疗卫生服务体系工作中，如何进一步完善乡村、社区中医药服务网络，发挥中医药"治未病"优势，对减轻医疗卫生资源压力，减轻个人经济负担，维护大众健康有积极的社会意义。

卫生部副部长、国家中医药管理局局长王国强在全国中医药工作会议上明确指出，2009 年一项重要工作是发展中医预防保健服务，拓展中医药服务领域。"继续实施'治未病'健康工程，扩大试点范围，每个省（区、市）至少有一家医院和社区卫生服务机构作为试点，所有三级中医医院均应开展中医治未病工作。"

也许，要完成构建"中国特色的中医预防保健体系"的终极目的，"治未病"工作还有很长一段路要走，因为这是一项创新性工作，没有现成的模式可以借鉴。然而可喜的是，这种先进的理念和模式方法已广为认可，并卓有成效。经过开局良好的2008 年，我们相信"治未病"工程将更为成熟，向着充满希望和生机的明天昂首前进。

（《中国中医药报》2009 年 1 月 15 日）

从社会需求中找到自身定位

为了在应聘时更具优势，让用人单位一眼相中，许多中医药大学生用尽脑筋。有的在简历上狠下功夫，照片、证书、精美印刷，一份简历成本近 10 元；有的天南海北跑各种招聘会，成了"跑会"专家，尽管最后大多成了"炮灰"；还有的动用身边一切关系，希望寻找一条捷径。

捷径到底有没有？怎么才能让自己在待就业大军中脱颖而出？用人单位的兴奋点、需求点在什么地方？本报记者近期采访了一些用人单位，希望换位思考，给中医药大学生就业以启示。

大医院：优中选优，重素质

近些年，中医药院校毕业的本科生、研究生逐年增多，因此，一些条件好的三甲以上的医院在招收毕业生时可谓精挑细选，"优中选优"。

江苏省中医院人事处处长陈玉根介绍，医院招聘除了必要的理论、技能考试外，还会仔细审读推荐材料、个人简历，对学生面试时的言行表现尤为重视，因为这些能反映应聘生的基本素质，也就成了用人单位优先考虑的重要因素。比如，关心集体、团结同学、尊重他人、善于思考与创新、奉献精神、重视细节等，都是作为优秀学生的基本素质，这些甚至会成为录用与否的关键。这些因素看似抽象，可如果没有平时的教育和长期的修炼，很难自然形成。

中国中医科学院西苑医院人事处处长郭彦认为，社会实践经验、外语水平、计算机水平也是影响一个大学毕业生获聘与否的重要参考。应聘时应切忌好高骛远，应注意展现自己诚实、有责任心、有上进心、愿意不断学习的一面。

国家有规定，大型医院每年都有一定的应届生引进指标，而医院在引进毕业生时，会把实习指导老师对学生的评价作为医院选才的重要依据。因此专家还建议，毕业生一定要重视大医院的实习机会，争取给指导老师留下谦虚好学等印象。

基层医院：轻学历，重能力

眼看大医院人才济济，一些有志岐黄的中医药毕业生，瞄准了个人发展速度快的基层中医院。

全国中医医院优秀院长、安徽省太和县中医院院长李福同说，县级中医院需要的是实用型中医药人才。并不是学历越高越好，关键看他们的临床能力。他举例，该院名老中医王启典、张连友、汪从献，青年名中医韩雅、李成才等，并没有很高的学历，但每天求诊病人都络绎不绝，中药使用率达96%以上。原因是什么？他们能治好病，疗效好，病人认可。

谈及大学毕业生招聘，李福同认为，对于县级中医院来说存在两个问题，一是高学历的人才招不进来，就是招来也留不住，因为工作条件和薪酬水平不能令他们满意，科研经费也不能保证，他们感到无用武之地；二是由于近年来教育质量下滑，中医院校毕业的本科生很多不会用中医理念看病，对中医的"望、闻、问、切"等临床技能掌握不牢，甚至有的不会开中药方，不会写中医病历。

医药企业：肯吃苦，勤动手

同仁堂中医院去年招聘了20多位北京城市学院中药专业的大专生到药房工作。院方认为他们虽然心气很高，也有一定的理论知识，但动手能力较差。于是先对他们进行了岗前培训，从药名、药性、配伍禁忌等开始进行基础训练，上岗后也强调要在学中干、干中学。同仁堂药品经营部主任崔庆利因而提出建议，中医药高等院校应从社会需求出发，注重理论与实践相结合，多培养基层单位用得上、用得顺手的毕业生。

江西樟树天齐堂中药饮片有限公司董事长兼总经理袁小平强调，企业需要能吃苦、有耐心的大学生。中药饮片行业是粗放型、劳动密集型行业，实践经验非常重要。如中药炮制，单按书本上做，肯定做不好；再如药材鉴别，没有一定的经验，对药材的性味就说不清、道不明。企业人才流动都比较大，特别是刚刚毕业没几年、没有成家的学生，他们追求新生事物，并且总觉得现实和自己的理想相差太远，工资不如意，每天从事一样的工作觉得没有新鲜感和刺激性。

袁小平介绍，公司特别需要人才，如生产岗位的炮制技术人员、生产岗位管理者、物料部门的管理者、质量部门的管理和控制人员等，有志于中药行业工作的大学生在此可以尽情施展才华。

科研单位：创新意识很重要

中国中医科学院副院长刘保延分管科研工作，招聘从事科研工作的毕业生。他强调要考察其思维是否灵敏，有无创新意识。他认为，应聘者在校成绩单仅是一个参考方面，更要通过面试等多种途径加以观察和了解。

中医药科研工作需要多学科知识，尽管当前专业越来越细化，但即使是研究生也要自觉扩大知识面，增强动手技能，不能只会做动物试验。如果懂得信息技术、数据挖掘、人工智能技术、数理统计，对哲学、传统文化等相关领域有一定研究，这样的毕业生是不愁找不到工作的。

科研任务大都繁重枯燥，刘保延希望应聘大学生来了就能跟得上，很快进入角色，成为项目具体的实施者。中国中医科学院对应聘人员要求比较高，每年在本院就读的毕业研究生大约有 1/5 可以留下，"院里对招聘来的学生个别看走眼的也有，但大部分还是比较满意的"。

（周颖、马骏、于丽珊、潘欣，《中国中医药报》2009 年 2 月 26 日）

福建：中医药跨越海峡架金桥

福建与台湾地缘近、血缘亲、医缘通，踏上福建就感到浓浓的闽台情，每个人对和平统一似乎都有一份责任感。中医药因其贯穿文化和科学、深入百姓，在密切两岸关系、增强凝聚力和认同感、服务民众等诸多方面发挥重要作用。

泪水顺着她的脸颊蜿蜒而下，"父亲在大陆做了半辈子中医，临终前就希望回台湾看看，做点事情，但我至今未能如愿。"厦门中医院保健部主任翁丽丽是位台胞，今年50多岁了，担任中华中医药学会美容分会主任委员，正四处奔走着，积极组团赴台交流。

福建采访期间，记者看到很多像翁丽丽这样在积极推动两岸交流的中医药人，他们中更多的人和台湾并无直接亲缘关系，但都有着同样的热情和坚持。福建中医药文化独特，地域性鲜明，从两岸隔绝到闽台交流的日渐热络，从推动中医药发展到贡献社会经济全局，中医药都负有特殊使命，实现多重意义。

文化认同："保生大帝"通两岸

不来福建，不知董奉、宋慈、陈修园这些名医都是福建人，更不知有位北宋医家吴夲（音tāo）又名"保生大帝"，一生救人无数，是闽台民间共同信仰的医神。台湾有俗语："出门求妈祖，保平安；在家求保生大帝，保健康。"

"吴夲崇拜"是闽台医学文化活动最具典型性代表。虽然台湾现存"保生大帝"慈济宫有337座，但祖宫却在福建的"青礁慈济宫"。移民他乡的闽南人，非常看重回祖宫进香。2006年共有约11万信众来此进香，其中绝大多数是台湾同胞。在青礁慈济宫，求医者都会抽到一个药签，上面所写的中药处方相传为吴夲所创，分内外儿科有300多首，用药相对平和，按方抓药常能起效。

今天的泉州花桥慈济宫仍保持施医给药的传统，已有百余年，福建省的很多名中医都曾在此义诊，一些台港澳同胞、东南亚华侨常年捐款寄药给予支持。海内外各地凡有来信问药求医者，义诊所医师均做到有问必答，有药必寄。

2007年保生大帝神像通过"小三通"赴台湾金门"巡游"，去年保生大帝神像又搭乘两岸直航包机去澎湖"巡游"，成为对台文化交流的一大盛事。在青礁慈济宫举办"保生慈济文化节"今年已是第四届，规模盛大，吸引了6000多名海内外信众。慈济宫内安放的32尊历代著名中医塑像、中草药公园、中医长廊等，令台胞们流连忘返。

正如台湾著名佛教界人士星云法师所说，"来往，你来我往，来往多了，谁来谁往就搞不清楚了，那就统一了。"中医药交流也是如此。说不清中医学术交流是为了两岸统一，还是依靠两岸交往促进了中医学术发展，但这种同根同源的中医药文化，穿越窄窄的海峡，成为保护两岸民众健康和维系亲情的强大社会力量。

中医先行：助力打破两岸坚冰

对台中医药交流是福建省中医药事业的最大亮点之一，在我国中医药台港澳交流的全局以及福建省对台整体工作中，都占有重要的一席之地。福建省卫生厅副厅长阮诗伟介绍，"福建和台湾中医理论系统一致，特色用药相近，疾病谱类似，亲情关系更不可忽视。"

如今福建中医学院校园里，不时能看到三三两两的台湾学生徜徉，至今已有400多名台生取得学士及以上学位，举办了9届海峡两岸中医药研讨会。然而，20世纪80年代，在两岸隔绝30多年的情况下，能够多方努力，打破坚冰、创对台交流多项第一，回首往事，福建中医学院校长陈立典感慨万千。

1987年，大陆正值改革开放初期，中央鼓励福建对台工作"先行先试"，抱着祖国统一和把中医药推向世界的目的，老党委书记朱旭等决定1988年召开首届海峡两岸中医药学术研讨会。组织台湾中医师参加是一件很困难的事，大家分头到沿海各地调查，只找到2位由台返乡的中医师，后来发动台胞联络，最终竟有13位台湾中医师到会，成为一时之盛事。

和国民党元老、台湾中医界的"总后台"陈立夫先生建立联系，是这次会议的最大收获，他专门寄来《中医之理论基础》论文，此后一直有书信联系，这为台湾各界与学校交往减轻了顾虑。

1988年福建中医学院招收的庄继志，是大陆第一名台湾本科生。当时他经由日本前来求学，十分不易，虽然只有一人，学校还是下决心录取并采取单人教学。福建中医学院原院长杜建1992年赴台访问，成为大陆高等院校校长访台第一人，从此两岸中医界打破了单向交流的窘境。

时至今日，福建中医学院在台湾"人脉"仍然很旺。曾任海外教育学院院长多年的李灿东笑称："在台湾最怕吃饭，朋友多啊，街头都能遇到熟人。"

进军产业：从交朋友到实质性合作

20 年来，从最初的"以医会友"、广交朋友为目的，到教育、医疗、经贸等多方面广泛合作，海峡中医药交流如今已进入"实质性阶段"。

"两岸研讨会基本都赔钱。有的来大陆开会顺便带家人探亲，交流什么也不一定。"福建省卫生厅中医处处长林秀明说。中医药是最不带政治色彩的，因此初期的两岸交流提倡"以医会友"，通过沟通取得信任。

与台湾一水相隔的厦门，是福建对台中医药交流的另一个重要基地。2006 年起连续举办三届高层次的"海峡两岸中医药发展与合作研讨会"，"海峡中医药合作发展中心"去年在厦门中医院挂牌。1987 年成立的厦门国际中医培训中心已培养 900多名台湾学员，1000 多名台生在厦门大学医学院中医系获得专科或本科学历。

在厦门采访，记者感受到忙碌务实的工作氛围，5 月福建省委省政府主办的"海峡论坛"中医药分论坛上，将签署一系列有实质内容的协议。厦门将改进中药材的物流配送体系，建立输台中药材标准检测中心，构建以工贸为主导、种植加工为基础的联动产业体系。

"构建两岸中医药合作基地，已写入 2009 年厦门市政府工作报告和市委工作计划。"厦门市卫生局副局长曾超英说，两岸中医药交流已进入实质性合作阶段。5 月直航货轮上将有望把中草药运到台湾，台湾中医师工会、制药协会等也将来厦门洽谈合作。厦门正尝试中医药政策、标准等与台湾实现"对接"，进而为中医药走向国际做贡献。

多重使命：记住那些中医人和事

踏上福建，记者就感到浓浓的闽台情。不论出租车司机还是当地居民，提到台湾总会说："一家人嘛。"的确，台湾每 10 人就有 8 人祖籍在福建，台湾话和闽南话相同。两岸地缘近、血缘亲、文缘深、商缘广、法缘久、医缘通，每个人对和平统一似乎都有一份责任感。中医药因其贯穿文化和科学、深入百姓，在密切两岸关系、增强凝聚力和认同感、服务民众等诸多方面，发挥着重要作用。

据了解，台湾的中医药学术水平落后大陆 20 年。日踞时代压制中医，台湾中医人数从日本侵台之初的 1000 多人降至 70 多人。后来虽开创了中医高等教育，但每年培养的学生人数不多。现在两岸学术交流频繁，受福建省中西医结合学科的影响，台湾也从"纯中医"慢慢开始探讨"中西医整合"，有的西医师开始读中医课程。

"台湾民众信任中医是有传统的，中医师的收入也比较高。"李灿东说，赚钱是吸引台生来大陆学习中医的原因之一，不过台湾的中医政策很大程度阻碍了两岸交流。台湾禁止大陆中医师来台执业，而且对大陆学历不予承认，要取得行医资格，台生毕业后还必须通过针对无学历人员的"检特考试"，不到 10% 的合格率令人望而生畏。

厦门中医院培训部主任万文蓉从事对台中医培训，已经十几年了。培训是件繁杂的工作，学员水平和需求不一，有希望提高疗效的台湾中医师，有想借此了解祖国传统文化、用于自身保健的。"铁打的营盘流水的兵"，不论培训 3 天还是 3 个月，他们始终做到以诚相待，严格师资，如今在台湾的名声越来越响。

台湾生的思维和大陆生不同，万文蓉说一次讲课说到"三阴交"是脾、肝、肾经的交会穴，台生会问，"老师，是怎么交呢？是平面交还是立体交？"这些问题也促发了自己的思考。台生一般都比较尊师，培训结束会有"谢师宴"，然后他们就像蒲公英的种子飞向四方。

如果描绘这 20 多年中医药对台交流的轨迹，应是一道优美上扬的弧线，而在这弧线下看不见的空白处，则是无数奉献此中的人，用自己的手臂在支撑。这些人中，有我们知道的，更有不知道的，但就是他们，用一颗颗热爱祖国和中医药的赤诚之心，架起沟通海峡两岸百姓亲情的金色大桥。

（获第九届全国中医药好新闻"中医中药中国行特别报道奖"一等奖，
《中国中医药报》2009 年 5 月 1 日）

藏医药：特色优势奠定发展之基

藏医药主动借鉴西医、中医的优秀成果，越来越现代和开放。藏民对藏医药的认可和喜爱程度越来越高，和糌粑、酥油茶一样，藏药在农牧民家中随处可见——

沧桑巨变五十年。1959 年西藏民主改革至今，随着我国大力扶持民族医药政策的实施，西藏经济社会的快速发展，雪域高原的藏医药也卸下神秘面纱，走进更多百姓生活，越发显示出独特魅力和活力。

中医中药中国行西藏活动前夕，记者两次踏上高寒缺氧的世界屋脊。从人声鼎沸的自治区藏医院，到全球海拔最高的浪卡子县人民医院，藏医药带给 200 多万藏族同胞温暖和健康。老中青三代 2000 多名藏医、18 家藏药企业和政府主管部门，秉持传统和公益至上，共同寻觅着做大做强之策。

科学·发展·开放

藏医药在维护西藏地区的政治稳定、社会和谐、经济发展等多方面都具有重要意义。和以前研究藏医的贵族和僧人不同，现在西藏藏医学院的在校生 90% 都是农牧区藏民子女，他们更愿意回到基层工作。

西藏是藏医药的发源地，厚重的藏民族文化底蕴和较高的信赖度及显效率，使藏医药近年在国内外的知名度不断攀升。

和原有印象不同，藏药其实很便宜，除少数贵重药以外，基本上一周的疗程不超过 10 元，每天 1 元钱左右。藏药以丸散剂为主，汤剂很少，这和高原沸点低、丸药便于携带有关。全藏医疗保障以西医和藏医为主，藏医药在维护西藏地区的政治稳定、社会和谐、经济发展等多方面都具有重要意义。

历史上藏医药的传承主要在佛教寺庙，僧人掌握着藏医药文献和技术，少数贵族享有完善的医疗服务。新中国成立前，旧西藏只有 3 所规模极小的官办藏医机构，从业人员不足百名，广大劳动人民有病得不到医治。如今，以自治区藏医院为龙头，全区有 18 所藏医独立机构，藏医药工作人员 2139 人，全面保障人民健康。尤其是新农合开展以来，藏医就诊人数逐年增加。

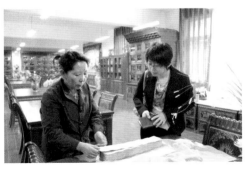

作者（右）藏医药采访

和以前研究藏医的贵族和僧人不同，现在西藏藏医学院的在校生 90% 都是农牧区藏民子女，他们更愿意回到基层工作。当然，工资待遇也不错，相当于内地的 2.5 倍，由财政全额拨款。

西藏藏医学院组织专家编写的《21 世纪藏医专业本科教育规划教材》在青海、甘肃、四川、云南等藏区广泛使用。几年前该院还和北京中医药大学联合培养博士，目前有 77 名藏医硕士和 2 名博士毕业。

一位汉族女孩，从云南老家来拉萨学习藏医。刚开学，学校把她和五名藏族女孩分在一间宿舍，三个月不到，她就基本掌握了藏语。女孩学习成绩很好，本科毕业继续攻读硕士，希望成为一名"传播藏医药的使者"。西藏藏医学院和世界 40 多个国家都有研究性交往和学术交流，很多外国人希望能来留学。

民间的藏医大多被吸纳到公立医院，他们带动医院整体水平的提升。山南地区浪卡子县多却乡有位"明星藏医"，12 岁就能背诵《四部医典》，现在任乡卫生院院长。贡嘎县人民医院的藏医科吸纳了家传藏医罗布，由他担任科主任，罗布把父亲留下的金针及多种珍贵器械与同事共用，还组织采药、做标本、配药浴方等，带活了整个藏医科。

藏医药主动借鉴西医、中医的优秀成果，越来越现代和开放。自治区藏医院骨科，能开展钢板内固定等多项外科手术，但他们始终坚持"先藏后西"的原则，用酥油制成的涂搽剂效果很好，病区满是酥油香，因为效果好、痛苦少，病床不足，医院常在走廊加床。

该院心脑血管病专科是国家级重点专科，配合使用 CT 诊断，也用西药针剂，但口服药坚持只用藏药。该科对出血量 30～50 毫升的病人也敢于保守治疗，效果"让人民医院很服气"，很多藏民抬着进来，走着出去。

山南藏医院是全国百家中医示范医院，院长边巴次仁带领全院走藏、西、中医相结合的现代化道路。该院外治科是国家级重点专科，除放血、牛角吸、火灸、药浴以外，藏医们还学习借鉴中医的针灸、按摩手法，桌上摆放着中医教材和针灸人。院长还打算派人到洛阳正骨医院骨科和北京广安门医院肿瘤科进修。

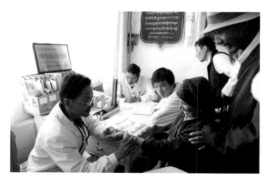

西藏自治区藏医院医生为患者诊脉（马骏 摄）

藏医药科研涉及临床研究、藏药生药、药代动力学和药效学等各方面，区藏医药研究院先后完成 170 多项课题。自治区的所有藏药厂都通过国家 GMP 认证，全线无菌、机械化生产，甘露、雍布拉康作为西藏的知名品牌，在国内各大城市开设销售点，还销往蒙古、印度、尼泊尔和东南亚地区。

传统 · 仁爱 · 公益

"当地人对藏医，像活佛一样供着。"藏医藏药的从业者很讲求"菩萨心"，《四部医典》对医德有重要论述和要求，药厂也遵循严格的道德规范。

由于文化认同、历史习俗等原因，藏民对藏医药的认可和喜爱程度非常高。藏药和糌粑、酥油茶一样，在农牧民的家中随处可见。一些藏药在西藏供不应求，很多藏民都在颈上系着药囊，包一粒七十味珍珠丸，以备救急。

藏医人数仅占全区医护人员的 1/10，但服务人数却占到总量的 1/3。"在很多县人民医院，一个藏医科的门诊量相当于其他科室的总和"，自治区卫生厅藏医药管理局负责人巴桑介绍。

"这甚至对西医院造成很大影响。"比如，那曲地区的索县藏医院，日门诊量上百，住院病人多得需要搭帐篷，而不远处的人民医院日门诊量仅十几人。再如自治区藏医院、山南藏医院等，门诊量均高于同级的人民医院。

在农牧区，藏医的受欢迎程度是一般人想不到的。自治区藏医药管理局的才多，曾在那曲地区嘉利县人民医院藏医科工作 6 年，"当地人对藏医，像活佛一样供着。"才多说，藏民是真诚的，对给他们治过病的藏医，会发自肺腑地感激。他骑马到乡下出诊常一去几天，吃饭不用发愁，百姓们抢着送来糌粑。

一些藏医在地方还转行担任县长、乡长或卫生局局长等职。这可能和知识结构有关，既懂藏语，又懂汉语、英语和计算机，掌握医疗知识的藏医综合素质好，对老百姓很有亲和力。

藏医藏药的从业者很讲求"菩萨心"，《四部医典》对医德有重要论述和要求。

在藏医院，没有红包、回扣之说，对病人出院带药有明确规定，比如脑溢血病人不能开肠胃类药、多开一盒药要罚款 500 元等。国医大师强巴赤列曾担任自治区藏医院院长，那时的要求更加严格，每天清晨，医生们要绕着院内宇妥·贡布的塑像转经，医生是绝不能抽烟的。

索朗欧珠副主任医师现今是自治区藏医院外治科的大忙人，每天限号 40 个，患者常从半夜开始排队。在诊室，记者看到了藏医独特的"尿诊"，他把病人带来的尿液倒在一个白色的搪瓷杯中，用细长的木棍搅拌并观察，再把沾着尿液的木棍拿到鼻子前嗅，甚至还用舌头舔。

药厂也遵循严格的道德规范。技术人员普遍认为，"造假药就是作孽，对不起祖宗和老百姓。"藏成药的味数一般较多，如七十味珍珠丸有 70 种药物，常觉则需要100 多种药材，但即便缺少一味，药厂也坚决不予生产。区藏药厂多年停产二十味明目丸，就是因为缺少一味叫扎阿娃的藏药。

据了解，自治区藏药厂的盈利依靠 10% 的品种，而 90% 的品种都是明知亏损，仍坚持生产。这是因为药厂始终按照 20 世纪 80 年代物价局的定价为藏医院供货，虽然原材料价格在不断上涨。比如，沉香从原来每斤 180 元涨至 500 元，但制成的八味沉香丸，仍按原价格供应。虽然盈利产品是供不应求，但为保障院内制剂的供应，药厂仍挤出有限的生产线。这种济世利民的责任心，也是藏医药企业的普遍特性。

爱知识、尊师长是藏医的优良传统。几年前李雅君从咸阳调到西藏藏医学院担任副书记，她惊讶于这里浓厚的学习气氛。并不是考试时间，但在办公室门前的过道里、房檐下、操场上，到处摆放着卡垫，学生们盘腿坐在上面背书的情形随处可见。尊重老师有多种表现，比如，"学生在楼梯上看到老师经过，不论多急，肯定会止步、侧身贴墙，请老师先行。"

背诵是藏医药经典学习的一项基本功。从入学开始，每名学生都力争把《四部医典》背诵下来，能在全校大会上接受《四部医典记颂证书》和奖学金，是藏医学生莫大的荣誉。然而过程是辛苦的，从春夏到秋冬，一部经典常需一二年的时间背诵，考试同样严格，在多名老师面前，学生要一口气从头背到尾，有一处失误就得从头再来。当然，这些少数拥有"记颂证书"的学生就业时，也深受用人单位的欢迎。

"佐台"是制作贵重藏药不可缺少的一项重要技术，外治法也是藏医的传统特色，曾一度失传。改革开放以后，藏医药人想办法克服困难，重新使这些技术恢复。包括金针在内的 300 套传统医疗器具，也正在藏医药管理局的监控下加紧制作，将发放到全区的县级藏医院和乡镇卫生院。

启发与思考

藏医药发展没有经历过多的迷惘和困惑，对自己的优势领域，看得准、守得住。他们认为，急诊急救并非藏医药的强项，但在心血管疾病、消化系统、类风湿等慢性病领域，藏医药则独具优势。

透过西藏藏医药 50 年的快速发展，我们看到，中央、自治区政府以及中医药主管部门对藏医药发展的扶持力度不断增加。中央确定自治区、6 个地区和 20 个县藏医院的改扩建项目，总投资 1.4 亿元，西藏自治区近几年下达 9000 多万元用于藏医院建设，财政部和国家中医药管理局则在去年，为藏医药管理局安排中医药部门专项资金 2000 多万元。自治区把藏医药列为西藏六大支柱产业之一，进行重点扶持发展。

和其他传统医学相比，西藏藏医药工作既有共性的一面，也有特殊的一面。藏医药发展没有经历过多的迷惘和困惑，对自己的优势领域，看得准、守得住。他们认为，急诊急救并非藏医药的强项，但在心血管疾病、消化系统、类风湿等慢性病领域，藏医药则独具优势。明确专科发展方向以后，他们努力探索各种口服藏药的配方，恢复贵重藏药佐药的炮制生产，以及传统藏医的放血、火灸、牛角吸、药浴等多项外治法，在全区向各级医院推广。

然而，藏医药事业还存在一些发展难题，如医疗服务"头重脚轻"、有限的药材资源和产业发展的矛盾等。地区级藏医院在超负荷运转，县级以下的医疗机构却"吃不饱"，基层患者流失严重。目前西藏自治区的就业由政府统一分配，由于一些乡镇卫生院不能提供藏医药服务，少数农牧区的藏民还吃不到藏药。此外，恶劣的生活环境，使年轻藏医很难扎根基层。全区虽然有 200 多名民间藏医，但因为诊所处方不能纳入医保报销，也影响其发挥作用。

全区的 18 家藏药厂多数规模不大，力量分散，产品的同质化竞争严重，如同样一盒二十味珍珠丸，有几个厂家同时生产，价格从 60 元到 120 元不等，不仅令消费者无所适从，还导致无序生产、浪费药材资源。业内人士呼吁，应尽快沟通国企、事业单位、股份公司等不同体制的药厂，组建西藏藏药集团。

西藏生态脆弱，植被薄，有些山上的草皮仅一寸厚，一旦破坏很难再生。近年某些藏药材的价格直线上涨，加重采挖药材的无序，而目前还没有相关法规来约束。如何培养引进研究土壤、种植的专业人才，模拟高原冰川环境，做好从野生到种植的转变，成为藏药产业发展的关键问题。

（获第九届全国中医药好新闻"中医中药中国行特别报道奖"一等奖，《中国中医药报》2009 年 8 月 12 日）

针灸申遗成功能带给我们什么

11 月 16 日晚，传来中医针灸成功列入"人类非物质文化遗产代表作名录"的消息。次日，本报记者采访了中医界、针灸界多位专家学者和临床医生，且听他们评说——

2010 年 11 月 16 日晚，是中医历史上值得铭记的时刻。当晚，中医针灸成功列入"人类非物质文化遗产代表作名录"的消息从肯尼亚传出。这是自 2006 年国家中医药管理局开始申报工作后，中医人期盼已久的喜讯，也是中医首个申报成功的"人类非物质文化遗产代表作名录"项目。

当晚 9 点，本报记者拨通了参与申遗的主要专家之一、中国中医科学院针灸研究所赵京生的手机。虽然电话那头掩饰不住喜悦，但他更想表达的是一种冷静和理性："申遗成功，带给中医人的是压力和责任。怎样切实保护和传承，还需做大量工作。"这也是业内人士的普遍态度。

正确理解非物质文化遗产

保护非物质文化遗产是国际上备受关注的一件大事，与人类可持续发展有密切关系。非物质文化遗产体现一个国家的世界观、价值观和一个民族的信仰。

然而，当前社会上流传着这样一种说法，"遗产"意味着行将就木，濒临灭绝。对此，中国中医科学院针灸研究所副所长黄龙祥回应，中医博大精深，疗效确切，有很多东西现代医学还无法解释。但现代医学不能解释并不代表没有价值，随着科学发展，一些原先不能解释的东西也会慢慢被大家理解和接受，"如果现在不保护，这些技能就会失传，申遗，就是为了防止这种悲剧的发生。"

误读源于不了解。赵京生说，"这件事毕竟参与的人不多，我个人也是从不了解到了解，这需要一个过程。"他解释，非物质文化遗产保护的意义，在于保护文化的多样性，推动不同地域的文化交流与发展。随着全球一体化，西方文化的强势传播使其占据文化的主流地位，一些地域的民族文化被边缘化甚至遭湮没。站在全球视角看，不同的文化都需要保护，列入名录后，人们将对此广泛了解，有利于保护和发展。

有人说，针灸申遗是因为百姓对针灸不信任及国内针灸市场的萎缩，希望通过申遗贴金来"他救"。中国中医科学院医史文献研究所柳长华表示，针灸申遗并不表示国人对针灸的不信任，而是对针灸的自信。国家级非物质文化遗产名录入选的标准有两项，一项是濒临灭绝，另一项是要具有独特的文化价值和民族价值，而针灸申遗恰恰针对第二项。

针灸申遗的多重意义

申遗对提升本国在国际上的文化软实力有重要意义，近些年各国对申遗的积极性日益高涨。今年联合国教科文组织规定，一个国家一次最多只能申请两项，经考虑，中国文化部本次提交的是中医针灸和京剧。

申报项目确定为中医针灸，除了作为中国传统文化的优秀代表和精髓，还有一种因素是针灸作为技艺更易表现，对于其他文化人群来说，这代表了人类对自然、宇宙的认识和实践，更切合申报的范围和定义。

那么，如何理性看待针灸申遗成功的意义，对中医发展又有何影响？

中国中医科学院副院长、中国针灸学会副会长刘保延说，针灸产生于中国，走向世界，渗透着中国乃至东方文化的精髓，目前已被160多个国家广泛接受。针灸不同于其他非物质文化遗产，它还是一门自然科学。"针灸申遗成功既肯定了其为人类健康做出的积极贡献，说明世界对针灸的认可和肯定，也是对当代针灸界的鞭策，新一代针灸人承担着发展和推广针灸学科的压力和重任。"

江苏省无锡市中医医院秦霞玉也表达了同样的感受。她说，医院今年与法国签订有关协议时，法国专家对针灸推拿的浓厚兴趣和研究的深入，令人震动。"外国人都能研究得那么深入，我们更有责任把老祖宗流传下来的珍宝继承好、推广好。"

申遗成功会带来什么

"墙内开花墙外香"，后继乏人是近年针灸面临的窘境。成功申遗对针灸发展会带来切实支持吗？下一步该怎样履行国际公约，做好保护传承？

"政府会有所投入，对针灸传承人采取一些保护支持措施，年轻人从事中医针灸的积极性也将提高。"赵京生推测说。

从事针灸教育的老师们认为，针灸申遗成功将对针灸专业学生就业产生直接、积极的影响。"申遗成功了，在国际上的影响力和知名度会更高，中外学生的交流肯定会增多，这对于针灸学生走出国门，传播中医药文化很有帮助。"长春中医药大学李磊说。

黄琳婷是北京中医药大学07级针灸推拿专业的学生，她相信申遗成功后会有更多人了解、选择和支持针灸，"以前在针灸科实习，很多年轻病人几乎不懂针灸，害怕扎针。希望今后有更多人了解和使用针灸。"

采访中，业内专家更多表达了对申遗成功后下一步工作的思考和责任。

刘保延认为接下来的工作很重要："第一，应加强针灸的临床应用，培养针灸人才，让针灸更好地解决对人类健康产生影响的疾病。第二，应把针灸的标准化和规范化工作做好，这有助于提高临床安全性和疗效，让其能有效、安全地被合理使用。第三，应揭示针灸的科学内涵，研究针灸的作用机理，以指导临床。第四，应推动针灸在世界各国合法化的工作。最后，应加强针灸教育及科普工作，申遗成功，有助于让人们更深入地了解针灸这门医术。"

黄龙祥强调，申遗成功给了针灸改良土壤的机遇，针灸人更应思考的是针灸的价值根本是什么，需要怎样的外部环境支撑，然后努力营造这个环境，促进针灸发展。

（马骏、向佳、陈斐然、王梅,《中国中医药报》2010 年 11 月 18 日）

再说"微博问诊"

甘肃号召千名中医"微博问诊"的大胆举措，一时间引发社会各路媒体纷纷关注。医疗责任问题与强制性行政命令的权责问题，成为其两大质疑性意见。

这几年甘肃中医新闻不断。卫生厅长刘维忠因力推多项医改中发挥中医药特色的政策措施，去年当选"年度中医药新闻人物"；如今又在三个月内成为"微博达人"，粉丝28.7万，其在省内出台号召千名中医"微博问诊"的大胆举措，一时间引发社会各路媒体纷纷关注，被推到舆论的风口浪尖。

"微博问诊"时间轴

5月16日，刘维忠开通自己在腾讯网首个微博，紧接着5月27日又在新浪网开通微博。虽说Web 2.0时代开通微博的官员不在少数，但短短数月间就跻身2011年第二季度"全国政务人员微博十强"，他这个"微博达人"的蹿红速度还真是够快，而这一切或多或少都源于"微博问诊"四个字。

7月31日，刘维忠通过微博发消息称：甘肃卫生厅决定把在腾讯和新浪网建立微博作为中医师带徒考核内容，1000个中医师傅每人建2个微博，同时建立3000个西医微博，回答患者提问。此说迅速引发网络争议。

8月4日，甘肃省卫生厅网站正式公布"关于在全省利用微博开展健康传播的通知"，规定医疗卫生专家开设微博的六项主要任务。8月8日、9日、12日，甘肃省分别正式公布了第一批、第二批、第三批卫生行业个人的微博名录。至今报名的五级带徒老师即中医专家1093名，超过预计的1000人。

8月16日，刘维忠发微博称："希望微博专家：1、检查是否能打得开，打不开就和厅信息中心姚进文主任或陈国英书记联系。2、互相提醒抓紧维护微博，开展健康咨询。3、在微博页面介绍自己的单位、专业、特长等，便于咨询。4、医疗单位提醒专家把微博维护好。5、卫生厅最近要评比专家微博100名服务百姓季度明星。"

在此期间，行业媒体和大众社会媒体都有报道，支持和唱衰的声音此起彼伏。然而，采访中，刘维忠对记者表示"没有什么压力"。他不仅将自己的微博经营得有声有色，还把"微博问诊"做实了。这个速度让人咋舌。

特色环境催生甘肃速度

中医开微博这样一个引发外界争议的事情，在甘肃省内短时间顺利铺开。曾预计一个月内出台的文件，事实上5天时间就正式发出；原计划8月底上报1000名中医名单，也在8天内提前超计划完成。甘肃经济欠发达，但理念并不落后。去年记者在甘肃省卫生厅采访时发现，这里"无纸化办公"及"OA"系统应用很普遍。全省各个卫生医疗机构全部联网，早上省厅把通知放在网上，下午各地就已落实。这也是号召全省2500名专家和行政人员开微博的基础。

被外界戏称为"中医厅长""五行厅长"的刘维忠，普遍受到省内中医药从业人员的爱戴和支持。他想出各种点子，制定发挥中医药特色优势的切实举措，发展了中医药事业，让甘肃中医药人觉得自豪，有底气，"腰杆直了！"这次开微博的号召甫一发出，也奇迹般迅速得以落实。

据刘维忠介绍，他开微博的初衷是想通过这个新渠道征求意见，开展网络问政，同时也可借此宣传甘肃。他在8月11日的一条微博中说到，网民里面高人很多，兰州发展多听听他们高见。卫生厅最近几个大的决策都是博主建议的。如开专家微博、杏林觅宝、吸引外国学员来甘肃学中医针灸、设立血液各市州供求公示微博，解决血荒问题、通过微博建立固定献血志愿者。

两个微博开通至今，刘维忠已经发布了2134条微博，每天发布微博逾25条。作为一名事务繁忙的官员，刘维忠微博"织"得很努力。在一种前所未有的官民互动氛围中，一个个民间制造的点子激活了这个卫生厅厅长的思路，其中就包括"微博问诊"。

刘维忠说，之前有人在微博上给我提了建议，后来卫生厅里开了会，这个事很顺利就通过了，大家都觉得是好事儿。在微博上可以介绍些有效的中医偏方、验方；有些不好直接答复的，可以推荐一些在该领域比较权威的专家。因为甘肃本来就有去年遴选出的五级师带徒指导老师，都是资质有保障的，和微博结合起来，对师傅和徒弟也都是提高。

对网上出现的"厅长作秀"或担心微博成为"医托"的质疑，刘维忠的反应很淡然。他对记者说："我们甘肃人，不干那个事！"这也是对他本人和甘肃中医人品的一种自信。

在不断修正中继续前进

在中医养生科普专家缺乏，骗子频出的当下，甘肃省卫生厅勇于组织省内资质优良的中医专家从诊桌后站出来，主动为群众答疑解惑，大多数人表示支持，认为"这是件好事"。

如今，甘肃中医微博每天都有新进展、新变化、新点子。在省内医生的支持拥护下，古老的中医药，正借助微博这一先进的传播形式迅猛地走向网络和手机客户端。不论是网络问政、介绍中医养生方法，吸收建议，还是为患者答疑、密切医患关系、加强同行交流，中医开微博的好处显而易见，并越发显现。

然而，这毕竟是一种新事物，在肯定的同时，一些业界人士也表示了担忧。

全国政协委员、中国中医科学院针灸研究所副所长杨金生表示，这是拓展中医药服务渠道的好事，但发布信息的监控、医生的诚信要加强。毕竟维护微博需要占用医生的时间和精力，如果强制并考核，就容易把好事变成了作秀。同时，医疗是个严肃的问题，大众媒体发布医疗信息要本着"谁发布谁担责"的原则，没人监督就没有公信力，而微博是一种个人行为，又很难过滤信息，怎样防止徒弟过分夸大老师的治疗特长、防止变相广告、保证实名等，还需细化。同时，他还建议要考虑农村缺医少药的百姓的医疗服务需求，因为这个群体可能缺乏上微博的硬件条件和知识结构。

据了解，中国中医科学院针灸医院今年初也曾号召医生开微博，但医院最终没有进行考核评比，目前是不鼓励、不反对的态度。开展半年来，开博热情比较高的还主要是刚参加工作的硕士和博士研究生，比较繁忙的高年资医生，则没有太多精力去维护微博。

医疗责任问题与强制性行政命令的权责问题成为质疑"微博问诊"的两大意见。知名网友"五岳散人"在南方网发文称，对于医生来说，他的咨询意见无法作为正式医嘱，但对于不懂医学的一般人而言，又相当于正式的医嘱。万一照着执行出了问题，无论是健康咨询还是问诊出了事儿，医生总是难辞其咎的。有人也提出，中医开微博本来是一件纯私人的事情，现在卫生部门不仅做出硬性要求，甚至还要纳入考核，要求中医开微博的行政命令，就涉嫌对私权构成侵犯。

在正反两方面意见交织的舆论风暴中，刘维忠似乎化身为一位"太极高手"，面对压力，借力使力，在回应评论、接受批评中，不断地修正、前进。

早上6点半，晚上11点，刘维忠的微博"织"得更勤奋。他几乎全天候地处于工作和思考状态，虚心吸取各方面建议和意见。"对于新事物的关注、质疑，是不可避免的。要消解质疑，关键是真正把好事做好。"

中医微博可做更多事

刘维忠介绍，最近腾讯免费帮助设计了"微博矩阵"，就是把省内所有专家都放在一个平面，让老百姓对每个专家的职称、专长一目了然。网友咨询的问题，一个专家回答得不对，其他人可以补充。甘肃还打算开通小范围的微博矩阵，分别由省级名中医"承包"并支持市州县以下的指导老师，已提高基层"师带徒"的水平。

甘肃省卫生厅日前正准备成立"微博管理站"，由医改办主任兼站长，省中医药管理局也要参与进来。成立的目的就是针对可能出现的问题列出规范、及时纠偏，帮助医生开通微博，组织有关考核、评比工作。腾讯已答应提供微博的相关技术支持。通过热心人邹维的介绍，近日中国传媒大学的专家将通过视频，向甘肃医生介绍微博的有关知识。

短短十几天来，甘肃省已尝到医生开微博的甜头。刘维忠说，"微博可以救命。前几天一名兰州患者手术中需要RH阴性血，通过微博很快解决了。微博可增强医患关系，引导舆论。比如近日兰州大学第一医院发生一起医患纠纷，通过微博发布后，被转载2000多次，引发网民对医务人员合法权益的关注。微博还可发布中医科研进展。我省中医刘宝录治疗艾滋病的具体病例发布后，用疗效说话，增加了该疗法的可信度。有位企业家还将为甘肃缺医少药地区捐款。"

在刘维忠眼中，小小的微博能做太多事情。他还计划用微博做社会动员，由群众投票评选省名中医；收集并发布有效验方，介绍外省好的绝招；介绍甘肃省公立医院开展中医药工作的好经验……

"我的一个感受是，中医药的社会宣传任务很重，目前一些西医院推广中医很困难，估计还得三五年时间。甘肃目前已解决了这个问题，不论西医还是百姓对中医都很认可。我们要在全国推广这个经验。"刘维忠最后说。

（马骏、徐雪莉，《中国中医药报》2011年8月19日）

中医养生旅游产业趋热

在我国建成小康社会的进程中，"明天如何养老，今天如何养生"和每个人息息相关。在中医药的护佑下择地而居、迁徙养老，人与自然和谐共处的"生态养生"正在各地出现，成为一种新的生活方式——

经济发展，人的观念不断进步，当我国快速兴起的旅游、养老业和传统的中医药邂逅，会否一见钟情，将迸发怎样的能量？

12月8日，成都中医药大学和四川省米易县政府承办的养生保健产业发展论坛召开，海内外近500名各业界专家共聚于此，探讨中医养生产业在当下中国的发展之道。中医药在养生养老、旅游休闲、提升地方经济的作为和前景日益清晰。

新需求：健康产业潜力巨大
2020年将达10万亿

中国科学技术发展战略研究院王宏广教授的发言令人振奋，他认为健康产业将是继通信业之后的我国第一支柱产业，其规模到2020年将达到10万亿元，其中养老产业将达1万亿元。中医药除在医疗、药品、保健品领域外，讲究养、护、调、治的中医养生，针、灸、蒸、熏等健康保健，药膳饮食等将大展身手，成为健康服务新的增长点。

据了解，我国12个省市已提出1000亿元的健康产业发展目标，全国建立各类医药园区120多个，河北、海南、四川、黑龙江等地建立养生基地势头迅猛。

新模式：中医养生结合养老
中国式养老怎能缺少中医

一个数据在论坛上被反复提及：我国60岁以上的老年人口达1.77亿。高级经济师尤予西对此表示：养老产业孕育大量商机，比如老人生活用品、保健用品的研发生产，老年旅游等，还可增加1000万老年护理人员的就业。

目前我国地产商和保险企业正"抢滩"养老产业，投资建设的养老社区大多提出养生概念，扩大消费者市场。比如贵州龙里生态城，设有特色温泉SPA、养生中心、太医馆、禅修院、抗衰老中心。"养生主题社区"正成为地产盈利的一种模式。

中医药在治未病、养生康复、食疗方面的优势吸引养老机构投来"橄榄枝"。记者了解到，今年 6 月北京的汇晨养老机构已和中国中医科学院望京医院确立了医疗协作关系，开启了"银色健康中医药科技促进示范工程"，和其他同道一起努力探索具有中国特色的中医养老新模式。

新探索：生态养生给力经济

青山绿水也是 GDP

在人们密切关注 PM 2.5 的当下，青山绿水的旅游资源吸引着对温度、海洋、食品、阳光有不同要求的老年人和支气管、关节病、心脏病等大批慢性病患者。米易取意"太阳迷恋的地方"，光照充足，盛产何首乌等药食佳品，每到冬季，成都、重庆等地几千名外地老人，如候鸟一般纷纷到米易过冬，清除体内湿气，蓄养阳气。

国家中医药管理局"中医药养生健康产业发展重点研究室基地"、四川省旅游协会"养生旅游目的地示范基地"12 月 8 日在米易正式开工。成都中医药大学和县政府签订《战略合作协议》和《托管米易中医院协议》，弥补中医养生人才、技术缺乏的短板，中医学科优势和自然人文资源结合起来。

"我现在每月两次在米易的疗养院、农家乐做几百人的中医养生知识讲座，他们很感兴趣。"张家华主任医师向记者介绍，他定期在旅游点推广传授自创的中西医结合养生法，还打算把当地中药食材做成药膳销售。

放眼全国，拥有生态资源的地方政府纷纷打出"养生旅游"牌，陕西省洋县"生态新城"、海南建设具中国养生文化特色的国际旅游岛、广西巴马长寿村等吸引各地游客。国际医疗旅游中，韩国整形、德国温泉疗养为人熟知，而我国一些中医医院和公司，近年服务俄罗斯等游客前来体验中医药综合治疗保健。

旅游，靠中医药吸引人气；中医药，借着旅游发展推广，这种新的共赢模式初现端倪。

当前保健市场急速扩张，养老产业、生态旅游商机尽现，中医药行业能做和要做的事情太多。我们期待拥有市场眼光和头脑的中医专业人才，探索各种互利多赢的合作，让中医药行业真正受益于"财富第五波"、同步并领先于这个时代。

（《中国中医药报》2012 年 12 月 12 日）

16 家基地建设提升中医药总实力

国家中医临床研究基地建设 4 年来，国家和地方通力协作，投入资金近 55 亿元。在重点病种研究领域明确了中医药临床优势，形成了符合中医药发展规律的临床科研范式。

国家中医临床研究基地建设项目是新中国成立以来国家投入最大的中医专项，被纳入国家"十一五"总体发展规划和各省、市整体发展规划。

日前，记者从国家中医药管理局科技司获悉，16 家基地建设项目自 2009 年启动以来，目前已顺利完成阶段任务，通过了阶段性评估，在临床服务、科研人才、国际影响等方面取得显著成效。

尤其对于长期以来困扰中医药发展的临床疗效问题，16 家基地的探索研究非常具有意义。比如，对一些重点病种，中医综合方案治疗可以把出血性中风的死亡率降低 5%，致残率降低 10%，中药辨证论治慢性胃炎总有效率提高到 83%，慢性乙型肝炎（轻度）阴转率提高到 23%，这些明显优于西医治疗水平的数字，除了医学进步上的重要价值，对我国这样 13 亿人口的大国，更有着非同寻常的意义。

战略：普遍成为地方发展战略重点，为中医药国家战略实施奠定基础
以基地为抓手，各地普遍成立省级领导小组，国家和地方良性互动，提供保障

基地建设项目自启动以来，被纳入各地国民经济与社会发展规划和省级卫生事业发展规划，并作为重点项目予以支持。各地在成立基地建设省级领导小组的基础上，以基地为抓手，由国家和地方相关部门积极支持并提供保障，形成良好协作和共同扶持的局面。

其中，纳入国家中医药管理局直属直管医院的基地建设通过联盟和协作单位等方式加强顶层设计，整合优势资源，并建立了相对完善的规划愿景和组织领导体系，形成由国家中医药管理局、各省局、专家指导组、督导组和各基地之间紧密联系又良性互动的运行机制。

评估专家孙塑伦认为，"基地建设规划科学，布局合理，立足长远，成效显著"。

实力：显著提升中医药总体实力，为"六位一体"跨越发展提供支撑

16家单位新增建筑面积110多万平方米，投入资金近55亿元，新增科研编制1464个

建设期内，16家基地建设单位共新增建筑面积111.83万平方米，到位投入资金近55亿元。同时，各基地用于诊断、信息及中医特色设备的投入也迅速增长，其中广东和天津2012年度仪器设备购置经费均超过7000万元，四川基地设备总值比建设前增加2.6亿。此外，各基地大幅提升科研能力，建立科研平台，新增科研编制1464个，并增加业务用房面积，其中上海、广东、江苏和天津科研及辅助用房面积均超过3万平方米。

基地建设项目把科技作为建院发展的核心理念之一，为建设一批一流中医医疗机构龙头单位提供了良好动力。天津中医药大学第一附属医院院长马融认为，"基地建设既为医疗、保健、教育、产业及文化各方面发展提供了支撑，也引领了中医药事业'六位一体'整体跨越式发展"。

疗效：重点病种研究取得实质进展，明确中医药临床疗效相对优势

如中药治疗多囊卵巢综合征，提升活产率水平比西药提高约10%，中西医结合治疗促进心绞痛缓解有效率提高15%，发表SCI收录论文186篇

基地建设项目产生一批研究成果。其中，44项指南、路径和标准已由国家中医药管理局或中华中医药学会发布。同时，研发与重点病种相关的新药29种，研发院内制剂65种，获得专利发明74项，获得国家级科技进步奖励3项，省部级79项，并争取科研经费42125.61万元。

14种疾病研究显示诊疗水平得到较大提高，如中医综合方案降低出血性中风死亡率5%，降低致残率10%，这对于我国每年新发250万例中风病人，其中死亡150万、残疾75万的现实，熟化推广基地研究成果，就有可能每年多挽救7.5万人的生命，挽救7.5万人的劳动力；中医药辨证施治可以使无症状期HIV感染者延缓进入艾滋病期发病期4年，降低患者进入艾滋病期发病率7.6%，基地这项填补国际学术空白的研究成果前景广阔。

再比如，基地建立了提高收缩压达标率的中医药综合降压方案，在社区示范应用，达标率从 45% 提高到 75%，为纯中医药防治我国 3.3 亿的高血压患者开辟了新的道路；慢性乙型肝炎（轻度）阴转率提高到 22.83%，这对摘掉我国乙肝大国的帽子、造福近 1 亿乙肝患者有重要意义。

此外，中药辨证论治慢性胃炎总有效率达 83.2%，明显优于西医公认疗效水平。中西医结合治疗促进心绞痛缓解有效率提高 15.43%；均不同程度高于国际水平。同时，在重点病种某些关键疗效指标上明确中医药相对优势，如中药复方、单体治疗多囊卵巢综合征促进生育能力，提升活产率水平比西药提高约 10%；新药芪参益气滴丸填补中药在心肌梗死二级预防范畴没有经典用药的空白。

目前，部分研究结果已获国内和国际认可，各重点病种发表 SCI 收录论文 186 篇，影响因子在 5 分以上的论文 14 篇。中国科学院院士陈可冀指出"中医药临床进步的国际价值观已获得理性共识"。

服务：广泛带动临床服务能力，提高了中医药服务贡献度

16 家基地床位数 4 年来增长近 40%，目前完成全国中医医院总门诊量的 8%

基地建设项目启动以来，临床服务规模得到拓展，目前床位数达到 23 140 张，比 2009 年增长 39.38%；医疗服务能力得到提升，2012 年出院人数 633 564 人，同比增长 55.80%；2012 年门诊量 30 858 595 人次，同比增长 38.05%。据统计，16 家基地完成全国 2886 家中医医院总出院人数的 3.87%、总门诊量的 8.32%。

同时，临床研究协作网络得到发展，引进并筛选了一批中医独特技术，通过 240 个特色科室和 288 个国家级和省级重点专科的建设与协作，促进了临床服务特色发挥。四川省中医药管理局局长杨殿兴说："基地建设突破了疑难病症壁垒，提高了中医临床疗效，带动了行业发展，形成了科研中心和疑难病症诊疗中心"。

科研：推动临床科研一体化进程，形成符合中医药发展规律的临床科研范式

系统提出新的中医临床科研范式，把临床科研信息共享系统作为关键技术平台

目前，16 家基地和 6 家局直属直管医院已把临床科研信息共享系统作为关键技

术平台之一，在重点病种研究中得到应用。如湖北对医院 30 年来近 20 万份病历进行研究，揭示辨证论治从"毒"到"毒痰瘀"再到"毒痰瘀虚"的理论发展历程，理清了学术发展脉络，指导了临床疗效提高。

同时，系统提出新的中医临床科研范式，即在真实世界中开展研究，其鲜明的特征是以人为中心，以数据为导向，以问题为驱动，医疗实践与科学计算交替，从临床中来，到临床中去，从而取得以往难以取得的成果，切实解决临床科研脱节问题。对此，中国中医科学院副院长刘保延指出，"这是一个革命性的变化"。

质量：完善符合中医规律的科研方法和规范，保障中医药科研质量和水平

首次系统制定了 98 项具中医药特点的临床科研规范，13 家基地实验室通过 ISO15189 认证

基地建设项目首次系统制定 98 项具有中医药特点的临床科研规范，并在各基地全面建立实施。此外，13 家基地医学实验室通过 ISO 15189 认证，研究数据和结果将得到国际互认和认可；16 家基地共有 SFDA 临床试验机构专业 201 个，可开展规范的新药临床研究。

同时，建立中医临床研究质量控制体系，完善了四级监察制度和第三方评价机制，保障了中医药科研质量和水平。此外，浙江省中医院实行总会计师制度，西藏首次建立藏医药科研规范及医案整理和科研平台，填补了相关领域的空白。长春中医药大学副校长宋柏林说："基地是个金钥匙，引领医院整体跃升"。

伦理：构建国际首个传统医药科研伦理标准和平台，开拓符合中医药特点的国际化道路

开创性推进了中医药临床审查体系建设，发布国际首个传统医药相关标准和评估品牌

伦理审查作为衡量人体医学研究进步程度和受试者权益保障发展水平的公认标志，和科学并重的地位已成为国际共识，也一直是制约中医药临床研究走向世界的瓶颈之一。基地建设项目开创性推进了中医药临床审查体系建设，首次建立行业管理规范，成立学术组织，并发布国际首个传统医药相关标准和评估品牌。该标准及

平台的构建对建立真正体现中医药特色和深刻内涵的中医药伦理标准和规范及建立我国自主品牌的伦理审查平台和体系具有重大意义。

西太平洋地区伦理委员会认为该项举措是"传统医药的典范，希望能够共同推广"，中国亚太经合组织基金则积极评价并专门立项，支持开展国际传统医药科研伦理研讨交流。上海市卫生局副局长郑锦说，"基地是推动中医药面向人类健康需求和科学发展的战略引擎，推动中医药事业以疗效走向世界舞台"。

协作：探索实践基地内外良性运行和协作机制，改革创新中医药科研组织模式

遴选华西医院、美国宾州大学等 49 家高水平机构作为协作单位，建立一批科研联盟

基地建设项目通过基地定位，把研究型发展理念深入人心，建立长效机制，并通过实施基地科研专项协同创新，引导基地投入科研经费 5025 万元。同时，遴选华西医院、阜外医院及美国宾州大学等 49 家高水平机构作为协作单位，建立了一批科研联盟。

此外，各基地探索并提出中医药科研组织不同模式，切实提升基地运行效率和创新临床科研工作。新疆卫生厅副厅长帕尔哈提认为，基地建设"薪火传承、中西并重，立足西北，辐射中亚"。江苏省中医院院长方祝元说，"基地建设实现了临床服务型医院向临床研究型医院建设理念的深刻转变，实现了传统中医服务向现代中医服务模式的成功转型，实现了基地总体面貌和服务能力的跨越提升"。

人才：培养中医药领军人才和优秀团队，增强中医药话语权和核心竞争力

开展国际合作项目 33 项，在 ISO 标准化、针灸规范和伦理评估等国际竞争中发挥了重要作用

自启动以来，基地建设项目共培养脑病、心血管疾病和骨退行性病变国家创新团队 3 个，逐步形成领域领军队伍，并大力培养优秀中医人才，其中国家级名中医 128 人，省市级名中医 357 人，全国学术经验继承工作指导老师 226 人，全国学术经验继承工作继承人数 535 人。

　　同时，运用较强的国际科技交流和合作能力，开展国际合作项目33项，举办国际学术交流活动38次，在ISO标准化、针灸规范和伦理评估等国际竞争中发挥了非常重要的作用。中国工程院院士石学敏指出，"基地中医药科研为针灸的国际竞争提供了有力支撑"。广东省中医院原院长吕玉波说："基地建设是中医药事业发展的固本强基工程，为今后中医药事业更快更好地发展打下了良好基础"。

　　可以预期，随着进一步探索临床科研体制机制，推动多学科合作，深化和拓展重点病种研究，加快推广中医临床研究范式及拓展临床应用等措施，基地建设将大力推动中医药事业的跨越发展，迎来中医药事业的新的辉煌。

国家16家中医临床基地名单
1. 天津中医药大学第一附属医院
2. 长春中医药大学附属医院
3. 山东省中医院
4. 成都中医药大学附属医院
5. 安徽省中医院
6. 广东省中医院
7. 湖南中医药大学附属第一医院
8. 湖北省中医院
9. 江苏省中医院
10. 浙江省中医院
11. 河南中医学院第一附属医院
12. 新疆维吾尔自治区中医医院
13. 上海中医药大学附属龙华医院
14. 黑龙江中医药大学附属第一医院
15. 辽宁中医药大学附属医院
16. 西藏自治区藏医院

（马骏、高亮，《中国中医药报》2013年10月31日）

第三辑

时代之声　高端访谈

总有些人站在时代前沿登高望远，为中医药行业定位把脉、
指路领航。在会议活动中一些部委官员、
两会代表委员、专家院士等常会发表重要观点，
需记者格外留心观察提炼。

"信中医，'宣'中医"

李斌在一个小时的讲话中屡屡脱稿，满怀感情地阐述自己主政全国卫生计生工作一年来，对中医药从理解、相信到宣传推动的过程，引起与会者热烈反响

1月16日上午，全国中医药工作会议在京开幕。

2013年上任的国家卫生计生委主任李斌首次在全国中医药系统工作会议上亮相，并发表重要讲话。

李斌在一个小时的讲话中屡屡脱稿，满怀感情地阐述自己主政全国卫生计生工作一年来，对中医药从理解、相信到宣传推动的过程，引起与会代表的热烈反响，会场内显得格外暖意融融。

"去年夏天我咳嗽总不好，后经人介绍找一位老中医开了一服'宣肺'的汤药。"李斌说，当时不理解什么是"宣"，后来吃药后感觉到了。"这种由内到外、由里及表的治疗过程就是'宣'。"台下听众会心一笑，"一剂药下去，咳嗽就好了！"会场报以热烈的掌声。

"中医不仅疗效好，而且有很深厚的文化内涵，但不是所有人都了解。这次吃中药，我体会到了什么是'宣'。同时悟到，'宣传'也是'宣'，要把中医药宣传出去。"李斌愉快地说，"后来，我就不断地'宣'，不断地介绍中医的疗效。"她感慨地说，"中医药是我们的国粹，是个宝，我很信服中医药！"会场响起了更加热烈的掌声。

"我去基层调研，看到中医药服务在基层贴近群众，很受欢迎；同时，配合外交大局，中医药在对外援助医疗方面也为中国赢得了很好的声誉，树立了良好的国家形象。"

中药质量是李斌一直担忧的问题，"医药不能分，既要有医的好水平，又要有药的好质量。"她说，这些年，随着海外孔子学院的开办，中医养生文化很受欢迎，但由于药出不去，国外的不少中医只有针灸，和国内的中医差不少。"对于中医来说，医、药就像左右手，丢掉哪一只都不行，而药一定要狠抓质量。"

很多参会代表第一次聆听李斌讲话，深受鼓舞，在下午小组讨论中纷纷热切回

应。陕西省中医药管理局副局长苏荣彪说，李斌主任从认识中医，理解中医到相信中医，对中医药人是很大的鼓舞。

“李斌主任的讲话高度肯定了国家中医药管理局及各地中医药工作取得的成就，同时现身说法，谈了自己对中医的理解，提出各项要求，对我们的工作很有指导意义。”天津市卫生局党委副书记、副局长林立军说。

广西壮族自治区中医药管理局常务副局长庞军说，“李斌主任讲了许多生动的例子，每一个都触动人心。没想到一个原来不从事这方面管理的领导，对中医能‘如数家底’般，轻重缓急地一一道来，中医药发展更有底气了。”

（马骏、胡彬、高亮、魏敏，《中国中医药报》2014 年 1 月 17 日）

深化改革 激发活力 乘势而上

2014 年 1 月 16 日下午，全国中医药工作会议小组讨论围绕十八届三中全会提出的"完善中医药事业发展政策和机制"，以及刘延东副总理对会议的批示、李斌主任的重要讲话和王国强副主任的主报告，全国各省市区中医药管理负责人同话大势，共议大事，凝聚精神——

改革创新

把握改革机遇乘势而上

今年是全面深化改革第一年，"改革""创新"可以说是我国各行各业年初布局的关键词。对于中医药事业而言，把深化改革化为挑战和机遇，切实把握服务人民健康"大局"，全面认清中医药发展"大势"，科学谋划中医药发展"大事"，尤为迫切而必要。

"近几年，国家中医药管理局立足'观大势，谋大事'，尤其是过去一年，更抓住了医改带来的机遇，占据有利地位，及时出台发布了相关配套政策和工程，如中医药服务百姓健康推进行动等。"上海市卫生计生委副主任、中医药发展办公室主任郑锦说，希望在完善政策和机制方面，进一步加强内外部协同机制，同时，内部应加强医、教、研的协同配合。

"'完善中医药事业发展政策和机制'写入《决定》，是中医药事业发展的里程碑，直指中医药发展问题的要害。"主管中医药工作十余年的吉林省卫生计生委副主任、中医药管理局局长邱德亮在小组讨论中振奋地表示："以这次会议为标志，中医药事业将从职能到服务方式都有空前的转变。"

"全面深化改革是推动中医药事业发展的动力，期待政府能够进一步完善深化体制改革的政策和机制，尤其在尽快落实相关政策方面加大力度。"河北省中医药管理局局长段云波的话表达了大部分参会代表对眼下抓住机遇改革创新的迫切心情。

内蒙古自治区卫生厅副厅长、蒙中医药管理局局长乌兰对政策促进事业发展深有感触，"去年区政府出台了 50 条《关于扶持和促进蒙医药中医药事业发展的决定》，加强了主阵地能力，有效带动政府对基础设施建设的投入增加，极大地优化了蒙中医药发展环境"。

"12月31日我省卫生计生委挂牌，在人员整合过程中，我们局增加了6个编制，增加了近一半人手。"甘肃省卫生计生委党组成员、中医药管理局局长甘培尚认为，在国家大部制改革、卫生部门调整的当下，公务员编制充足，"我们应紧紧抓住这个时机，理顺中医药管理体制，让更优秀的人才充实到中医药管理部门来。"

激发活力
瞄准需求深度推进医改

"随着人口老龄化和医疗费用上涨，在我国要达到医改总体目标，发展中医药事业，大有可为。""在改革中发挥中医药作用，可以用'广阔天地'四个字来形容。"国家卫生计生委主任李斌上午在大会的讲话，极大振奋了与会代表对中医药深度参与医改的信心和勇气。

改革要准确有序进行，首先必须瞄准问题和需求所在。作为第五讨论小组召集人，云南省卫生厅副厅长、中医药管理局局长郑进认为："医改浮现的最大问题还是体系建设不完善。"比如，云南省129个县，只有80多个有中医院，三年医改大部分中医院服务能力薄弱、基础建设投入不够，这都成为制约发展的问题。

此外，"人才下不去"也是医改的大难题，尤其是边疆地区的县乡医院，更没有人愿意去工作。例如，位于中缅边境的西盟佤族自治县，县人民医院没有一人是原始本科生学历，很多边疆民族县中医院的原始本科学历人员甚至达不到10%。他提出，国家推行医改，首先要在政策导向上鼓励人才到下面去。

"在体制上很难实现突破，因此通过机制的改革来进行尝试，但在尝试过程中也面临着实施困难的问题。"虽然湖北省在推进中医药参与医改成绩不俗，但湖北省中医药管理局局长刘学安仍然感到阻力不小，他建议说，"要稳步推进医药分开，改革公立医院补偿机制，增设药事服务费、调整部分技术服务收费标准等，一定要通过医保基金支付和增加政府投入等途径予以补偿。"

"有些事，真到了该改改的时候了！"重庆市卫生计生委副主任方明金说，"比如，中医病名和科室名应该和老百姓的理解接轨，不要纠结于形式。如肺病科，很容易被百姓误解成"肺痨"，不如直接叫呼吸科简洁明了。又如咳嗽、胃脘痛，都是以症状病名，这既不如西医病名清晰，也不利于深入学术研究，改革导向要真正贴近老百姓的需求。"

安徽省中医药管理局局长董明培建议："政府应加快研究出台购买中医药服务的政策，这是国际医改的大趋势。"他解释，用政府医保政策购买中医药服务的好处是，中医药服务产品具有价格成本优势，可以扩大并提高医改的惠民效果。

显示潜力
完善政策机制开综合处方

过去的一年，中医药在我国外交战略中的地位不断提升，经济社会发展的新思路也对中医药提出新要求，正如王国强副主任在主报告中所言："中医药发展承载的内涵、外延远远超出了医疗卫生属性的范畴，涉及中国特色社会主义建设的各个方面。"

对应纳入国家战略的发展需求，"深化改革的关键环节还是管理体制"。邱德亮认为，推进改革的关键是"协调各部门，融入大卫生"，只有高度重视顶层设计，协调各部门，才能真正做到"让中医药有人管，管中医药的人有底气；让中医药有人干，干中医药的人有尊严；让中医药有人信，信中医药的人有保障"。事实上，在吉林省的60个县（市、区）里，目前已有56家成立了中医药管理机构，改变了"高位截瘫"的管理体制，很多改革难题都迎刃而解。

"改革出活力，机制出成效。"方明金解释说，"机制是由各种政策构建的。"他系统梳理了眼下应该着重推进的三项改革：发展机制改革、中医药教育改革、管理体制改革。同时要完善四方面政策，首先是完善财政投入倾斜政策，包括中医事业费必须由财政单列、中医事业费的增长比例必须高于卫生事业费的增长、对中医有专项补助、医改经费安排须明确中医占到一定比例、人员经费补助。

方明金认为，除了财政倾斜政策外，还应完善医疗机构支付制度、完善价格政策、完善人事政策，这些政策的共同指向，将构成中医发展的良好机制。

着力加强中医药法制规范建设，是2014年的工作重点。对此，山西省中医药管理局局长张波说，"结合山西前段时间《中医药条例》的修订经历，我认为中医药法律建设首先要统一思想，形成共识，加快立法进度，让法制建设成为未来发展中医药事业的总抓手。"

（马骏、高亮、胡彬、魏敏、丁洋、黄心，《中国中医药报》2014年1月17日）

能知能行　开创未来
——全国中医药工作会议分组讨论侧记

1 月 14 日下午的北京，为期 2 天的全国中医药工作会议在广西大厦胜利闭幕。

这是一个在历史关键节点召开的关键会议。既是"十二五"的开局之年，又是参与和推进医改 3 年的最后一年，中医药在这一年的作为将影响深远。

和往年不同，今年的全国中医药工作会议取消了大会交流环节，延长小组讨论时间，从原先的半天扩充为一天，事先制订了 9 个讨论议题。"没有时间可以浪费，不能再磨嘴皮子。"卫生部副部长、国家中医药管理局局长王国强在小组讨论时说。

务实、交流、共策，带着强烈的使命感和忧患意识，各地主政中医药工作的"掌门人"在小组上直言不讳，争先发言。"头脑风暴"围绕着一个"位"字：中医药事业如今站在什么样的"历史方位"，怎样在经济社会全局中"定好位"？在各省市区的"十二五"规划中"占好位"？中医药怎样在深化医药改革中"不缺位"，奋发有为"做到位"？这是每个参会者都在思考和探索的问题。

共识与经验
注重协调，发挥特色，"错位"发展

近年吉林省中医药事业在省中医药管理局局长邱德亮的带领下有声有色，他的发言一如既往地富有激情，"我的经验是，开发领导层，协调各部门，融入大卫生，动员全行业。"

哪儿的协调工作做得好，哪儿的中医药事业就发展得快，这成了一个普遍现象，也是一个基本共识。用黑龙江省中医药管理局局长王国才的话说，就是"以做主人的姿态，把中医的事当自己家的事来办！""夹缝中生存，错位中竞争，曲折中前进，特色中辉煌"，王国才概括的这四句话，也是各地中医局长和院长们的切实体会，中医要发展，必须注重中医特色，遵循自身规律。

中华中医药学会副会长兼秘书长李俊德表示，中医药要发展一定要解放思想，不能自己约束自己。比如广东省提出"中医药要发挥特色，就要打破固有思维，错位发展"，更加贴近百姓的需求。广东省提出将"治未病"与旅游结合，建设中医药

养生旅游基地这一错位发展的想法。在与日本和中国香港、中国澳门、中国台湾等地区交流方面，由于从中医医疗很难切入，因此广东省想到了打造中医文化窗口，以文化带动中医保健、养生等输出。

重庆市卫生局副局长方明金说，重庆市中医药经费曾经每年仅80万元，去年增加到了1000多万元。发挥中医药特色优势，落脚点还是疗效。因此应高度重视中医学术发展，在重点优势病种上有所突破，治疗上要体现中医特色。

北京市中医管理局局长赵静、湖南省中医药管理局局长邵湘宁等多位代表都讲到，由于中医药体制机制不健全，相关政策出台不易，向下执行也很难。他们的经验是必须积极争取政府支持，主动与相关部门协调，把中医药在整个卫生体制中的重要作用阐述清楚，获取理解和支持。

安徽省中医药局局长董明培介绍了芜湖市中医院在公立医院改革中的成功经验。该院把药品划分出去，做到医药"分家"，大力发展院内中药制剂，让患者用上了效好价廉的中药，特色优势得以体现。而安徽省中医院则主打优势病种，国家级重点专病"肝豆病"中医药治疗得到突破，效应明显，吸引了省内外大量患者。

问题与建议
政策细化，健全机制，纳入规划

"进不了规划，肯定没有戏。"湖北省卫生厅副厅长姚云迫切希望能将中医药工作纳入政府"十二五"规划。杭州市卫生局中医处处长袁北方也提出，如果"十二五"中医药事业发展的规划只是行业内的发布，可能对各地党委政府影响渺小，希望能够通过更高平台发布，以加大影响和实施力度。

部分代表认为，目前全国的中医药管理机构设置不统一，在政策执行方面存在不同困难。建议各地尽快理顺关系，尽可能在市县设立中医药管理部门。

四川省中医药管理局局长杨殿兴对"十二五"提出很多建议。在中医院的补偿机制和医保报销方面，虽然国家医改文件中明确提出了对公立中医院投入的倾斜政策，《若干意见》中也提出了关于中医药的一些优惠政策，但这些政策都比较笼统，缺乏具体的、刚性的政策。无论是补偿机制建立"补供方"，还是医保报销"补需方"，都需要刚性文件的政策支持。

甘肃省近年来实践了一条甘肃特色的医改之路。甘肃省卫生厅党组成员、中医管理局局长甘培尚提出建议：在监管体系中设立中医科，避免外行管内行的情况；

明确西医学习中医后的执业范围问题；将中医药预防保健纳入 CDC（疾病预防控制）体系；将中医院校按照师范院校政策招生，提高生源质量。

广东省卫生厅副厅长、中医药局局长彭炜说，"十二五"期间，广东省将从"不得病、晚得病、治好病"等方面继续发挥中医药特色优势，提出"5 大工程"：一是中医医疗服务能力工程，包括了市、县级中医药标准化建设和乡镇卫生院中医科规范化建设；二是中医特色优势工程，包括名院名科和院内制剂的建设；三是中医药人才培育创先工程，包括中医药继续教育、基层人才培养等；四是中医预防保健体系建设；五是发挥民族医药、民营医院的作用。

不少与会代表都提出了医生执业注册类别方面的问题。山西省卫生厅中医管理局局长文渊提出群众对于"中医医师的执业范围是什么，可以注册的类别"等方面存在异议，需要提出明确的说明。不少代表也反映，中西医结合在基层乡镇卫生院和社区卫生中心需求量大，但受到执业范围的限制，"村医便缺了一条腿、生存能力弱"。

中国人历来强调"知行合一"。几经困惑、摇摆和摸索，如今中医药发展的思路已经厘清，蓝图已经勾勒，带着全国中医药工作会议上提出的"四个更加注重""九项任务"，参会的 200 多名代表满怀信心和干劲回到了各自岗位上。我们期待今年各地涌现更多的探索和经验，中医药的未来更美好。

（马骏、陈斐然、高新军、徐雪莉，《中国中医药报》2011 年 1 月 17 日）

从生存到发展的转变

"生存还是毁灭，这是个值得思考的命题。"哈姆雷特的这一命题一度萦绕在中医药人的心头。曾几何时，一些省份中医药的发展资金捉襟见肘，一些中医院入不敷出，一些中医药人想干事，却没钱少政策。然而，从"十一五"到"十二五"，在今年的全国中医药工作会上，很多厅局长的腰杆子硬了，声音高了，信心足了。

"过去干事得求爷爷告奶奶，现在有了协调机制，事情解决就顺畅多了。"上海中医药发展办公室主任沈远东来北京开会前，仔仔细细地算了一笔账："实事求是地说，跟5年前比，政府对中医的投入明显多了。'十一五'期间，上海在整个中医医疗机构和中医药大学硬件建设上的投资花了22个亿，这还不包括中央财政和国家中医药管理局的项目支持。"

上海只是全国的一个缩影。"干事不差钱，有政策"是很多分管中医的厅局长们近年的共同感受，其背后是各级政府对中医药工作的支持，其方法是主动沟通协调，其结果是中医药人可以专心也有能力去谋发展。

陕西省中医管理局局长范兵一面笑言自己来自西部穷省，一面热情邀请大家去陕西参观中医药事业新变化："现在办活动，基本不用找中药企业赞助了，省委省政府对我们中医药工作非常支持。"

"发牢骚的少了，谈实事的多了；埋怨的少了，献计献策的多了。各地创新方法频现，争芳斗艳。"吉林省中医药管理局局长邱德亮已是第10年参加全国中医药工作会了，他认为，几经困惑，中医药工作的思路已经理清，"在今天的基础上，没有理由再信心不足，没有理由再发展不好！"

随同中国飞速发展的脉搏，从"十一五"到"十二五"，中医药人正经历着一场蜕变。从困惑到振奋，从自卑到自信，从求生存到谋发展，虽然前行路上依旧坎坷，但会议对当前形势的判断及提出的未来五年目标，预示着中医药事业的明天一定会更美好。

(《中国中医药报》2011年1月14日)

高强与会议代表座谈时寄语全国中医药工作者
在我们手中，把中医药振兴起来

本报讯 1月13日全国中医药工作会议期间，卫生部党组书记高强与部分会议代表进行了座谈，在座谈中他怀着对中医药事业的深厚感情，对中医药体制机制、人才、创新、投入等方面提出指导意见，鼓励中医药系统要"形成一股力量，拧成一股绳，横下一条心，在我们的手中，把中医药振兴起来。"

在听取了代表发言后，高强说，从各位身上能够体会到中医药工作者对促进中医药事业发展的责任感和使命感，中医药是我们祖先留下的瑰宝，不能在我们手上萎缩，要更加发扬光大。

高强说，振兴中医药事业一定要有适合中医药发展的体制机制，中央和地方要真正坚持中西医并重方针，加大对中医药发展的扶持力度。解决了体制和投入问题，中医药事业发展就有了保障。

高强表示，中医药要勇于创新，不能固守在老祖宗的遗产上。比如要在治疗领域创新，研究出新的中医方法，尤其在中医的优势病种上。但创新不能"变味"，不能丢掉中医的根。要培养出敢于创新、能够创新、受到群众认可的中医大家。

"人才是中医药事业的基础。"高强说，衡量一个事业是否发达，不是只看房子、看设备，更要看人才。中医药人才的培养需要十几年乃至几十年的经验积累，更需早日立志为中医药奋斗终生。师承教育是一种重要的教育方式，但要有一套符合中医规律的考核评价标准，要研究制定适合城市和农村不同地域的考核办法和内容，培养真正能为老百姓提供中医药医疗保健服务的合格人才。

最后，高强书记希望全国中医药工作者要坚定信心，树立终身为中医药事业发展而顽强拼搏的决心，全身心投入到中医药事业的改革发展中，造福人民群众。

(《中国中医药报》2009年1月14日)

时刻想到人民群众对中医药的需求

2009 年全国中医药工作会议期间，参加会议的各地厅局长们在小组讨论会上，就卫生部部长陈竺的报告和卫生部副部长、国家中医药管理局局长王国强的工作报告中提到的中医药积极参与医改和加强农村中医药工作等问题，进行热烈讨论。

与会代表普遍认为两个报告从国家经济社会发展的大局和卫生工作的全局，分析了当前中医药工作的形势，部署了下一步的工作。报告鼓舞了士气，统一了思想；总结了工作，交流了经验；理清了思路，明确了任务。他们表示，要认真研究报告提出的今年的工作任务，时刻想到人民群众对中医药服务的需求，结合当地实际，推动中医药事业健康发展。

深化医改要发挥中医药特色
关键词：医改

中医药给参合农民带来实惠

贵州省卫生厅副厅长朱征明说，深化医改五项重点工作给中医药发展带来很好的机遇。发展农村中医药要"三靠"，即靠政策、靠投入、靠疗效。在政策拉动上，贵州对中医药实行倾斜政策，规定中医药报销比例要高于西医药 10%，中医药报销起付线比西医药低 100 元；同时鼓励地区中医院帮扶县中医院、县中医院帮扶乡镇卫生院。通过帮扶，提高基层中医医疗机构的服务能力，同时双方建立起紧密的协作关系和转诊机制，实现"双赢"。

朱征明表示，近期贵州准备选择一个县，开展按人头支付方式的新农合试点，促使村医主动采用中医药治疗。"此外，还要推广'一听就懂，一学就会，一用就灵'的中医药适宜技术，如单方、针灸、推拿、按摩、刮痧、水针、小针刀等。中医实用技术'简、便、验、廉'，群众喜欢，医务人员易于掌握，极大地提高了乡村医务人员的中医药服务能力。"

山西省中医管理局局长文渊建议降低新农合中中医药报销的起付线和提高门诊报销比例，可选择在县级中医院实施。

广东省中医药局办公室主任甘远洪介绍说，广东制定相关政策扩大中医药在新农合报销范围，参合农民不仅可以在乡镇卫生院看病得到报销，在县中医院看病也能报销。同时规定全省乡镇卫生院机构设置上中医药人员比例不得少于20%。

大力发展县级中医院

江西省中医管理局局长程兆盛认为，在县级医院建设中，必须大力发展中医院。他说，2008年江西省94所中医院门诊量800万人次，出院病人40万人次，病床使用率达到80%以上，业务收入17亿元。泰和、丰城等一批县级骨干中医院年出院病人达万人次以上。中医药在整个卫生服务体系中贡献率日益提高。

天津市卫生局副局长申长虹认为中医院更适合"大门诊，小病房"的发展模式。基于中西医两条腿不一样长的现状，他认为中西医不仅仅要并重，中医比西医更需要支持。

陕西省卫生厅副厅长、中医药管理局局长范兵介绍说，陕西省政府重视中医药发展，3年投入3亿元支持中医药，其中给基层中医院投入2亿元，平均每个县中医院投入约300万元。全省所有县中医院统一建设标准。他提出，综合医院中医科建设应该纳入中医部门管理。

新疆维吾尔族自治区卫生厅副巡视员阿尔甫建议发改委等部门调查基层卫生状况，了解综合医院、中医院、民族医院的生存状况和百姓的医疗需求。综合医院与中医院、民族医院要相互学习，相互竞争，相互促进。

对于县级中医院的建设，文渊提出可以考虑进行全额事业编制。

提升农村中医药服务能力
关键词：农村中医药

中医医师应分级管理

农村是卫生和中医药工作的重点。目前，农村中医药工作的基础还很薄弱，中医药人才队伍缺乏。参加讨论会的代表建议农村中医药人才培养需要政策引导，对中医类别执业医师进行分级管理。

"乡镇卫生院中医科和农村中医药的发展要靠机制的推动和人才培养。"广西壮族自治区卫生厅副厅长尤剑鹏在讨论会上说，在基层，有执业资格的中医药人才匮乏。目前中医院校培养的学生面临着"无业可就"和"有业不就"两种情况，毕业生宁愿改行，也不愿到乡镇卫生院工作。另外，执业医师考试平均通过率很低，不到30%，这也是乡镇卫生院缺乏中医药人才的原因。

尤剑鹏建议，在执业准入上，应给予各个省一定的自主权，如果能够适当地降低分数线，并给这些人授予执业资格，就可充实到基层。这样也避免了教育资源的浪费。

辽宁省中医管理局局长丛丹江说，2007年底她在基层调研时，收到乡镇卫生院的普遍反馈，中医执业资格考试通过率太低，有人甚至考了七八年。"建议给农村考生（县以下的）设立一个分数线，取得执业资格后仅在农村使用。"

人才培养需政策引导

浙江省宁波市卫生局副局长张乐鸣说，农村中医药人才培养需要政策引导。中医药部门和劳动人事部门应及早地沟通，引导毕业生的就业，尤其是今年这样严峻的就业形势。宁波市委书记也有批示，让毕业生到基层去。充实基层医疗机构中医药人才队伍，对农村中医药工作意义重大。

浙江省中医药管理局局长沈堂彪介绍了该省黄岩区卫生局在农村中医药人才培养方面的举措。对于农村中医药人才的培养，浙江省在几个试点采取了措施，黄岩区是试点之一。区卫生局每年两次集中乡村医生进行理论和业务学习。在这期间由市人民医院，市中医院的医生代诊，这些措施有很好的效果。但是乡村医生集中培训每年需要50多万元的花费，很难大范围实施。

完善中医药管理体制
关键词：体制机制

以体制创新推动中医药发展

提到中医药管理体制的弊病，很多人会用"高位截瘫"来形容基层没有中医药管理机构和人员的窘境。卫生部部长陈竺在全国中医药工作会议上明确要求，各市县卫生行政部门要有专门人员管理中医药工作。

北京市中医管理局锐意改革，率先走在前列。局长赵静介绍，该局对管理体系进行机制改革，提出卫生行政机构必须设立中医部门，疾病防控、卫生监督执法等部门也必须有中医专员，通过上述措施来解决基层中医管理机构下面"没腿"的问题。

黑龙江省卫生厅副厅长王国才用"中西不并重，医药两个家，补偿不到位，基层没有妈"形容了目前的中医药发展面临的问题。在地市级卫生局，有主管中医的局长，也有中医科，到县里，就没人管了。所以，黑龙江立法规定，各县必须设中医股或有负责中医工作的专员。

四川省中医药管理局局长杨殿兴认为，目前阻碍中医药科学发展的关键问题是管理体制不健全。各地中医药管理部门"五花八门"，有厅有局有处，设置中医药管理部门的市不到 50%，县级拥有中医药管理部门则不到 10%，由于基层"短腿"，很多想法措施难以彻底落实。四川省 21 个市州卫生局都增挂了中医局的牌子，地市级卫生局有中医科，"四川模式"在全国是较为先进的。

西藏自治区卫生厅副厅长喜乐认为，学习实践科学发展观，就要解决突出问题，首先就是体制机制问题。藏医药是符合藏民风俗习惯深受藏民信赖的，但在部分乡村，藏民是吃不到藏药的。因为很多藏药没有列入医保范围，一些院内制剂只能在大医院内部使用，"藏民吃不到藏药"就是体制和现实发生碰撞的结果。科学发展不能争取一点、发展一点，应该是建立机制，保障可持续发展。尤其对于西部地区，发展中医药更要靠国家层面出台政策支持。

山西省卫生厅副厅长王峻认为，发展中医药事业不仅是中医药管理部门的事，而且是政府层面的事，但发挥中医药优势要靠中医药人自己。夏祖昌提出，希望国家中医药管理局重视中医护理工作，建议在医政司设中医护理处。

政府主导建立补偿机制

中医药价格低廉是一把双刃剑，在老百姓得到实惠的同时，自身容易陷入价格泥潭。由于补偿机制的缺失，中医药"简验便廉"的优势反而成为制约中医院发展的劣势。赵静认为，中医药廉价的特点应该在解决民生问题上有所作为，如果因此影响了中医院自身发展的话，就应该由政府"埋单"，而不应该让行业、让医院来承担。

北京市政府对公立中医院人员基本工资、国家范围内津贴全部由政府拨款，让中医人吃上了"皇粮"。在社会保险中增加中医药报销比例，将煎药费、颗粒饮片等纳入医保报销范围，向中医倾斜，同时，由于实行了严格的绩效考核指标，实行补偿机制并不会退回到"大锅饭"时代，中医院"姓中"的优势反而越发明显。

院内制剂管理需政策支持

文渊谈到，对于1997年以前的院内制剂，采用"老人老办法"，恢复一批实用的制剂，不再重新审批。以山西省中医院为例，原有200多种院内制剂，现在剩余100多种。这些制剂有着不错的临床效果。范兵建议院内制剂和中草药回归中医药管理部门管理。

加强卫生经济学研究

"一位带状疱疹患者，用西医药治疗花了3000多元，还不见好，而用中草药治疗只花了600多元，病就痊愈了。"福建省卫生厅副厅长阮诗玮表示，采用中医药治疗，能节约卫生资源，希望政府能吸纳一些经济学专家，加强卫生经济学研究，建立与"简、便、验、廉"的中医药适宜技术特点相适应的投入机制，实现卫生事业的科学发展。

中医药服务体系是为人民服务的阵地
关键词：中医药服务

扩大中医药服务阵地

福建省卫生厅副厅长阮诗玮认为，中医药发展不仅要扩大中医药服务阵地，加快重点中医院、综合医院中医科、乡镇卫生院中医科建设，还要大力培养农村中医药人才，鼓励中医药大学生到乡镇卫生院服务，不断拓展中医药服务空间。

宁夏回族自治区卫生厅中医药管理局局长王忠和说，要保持中医药特色，政策保证非常重要。目前中医药收费标准偏低，收费高老百姓又接受不了，所以各级政府要加大投入。"中医药发展面临大好形势，中医大夫增加了，诊疗量增加了，中药收入增多了，这是好事，说明中医药深受百姓喜欢，但不能把这个与'以药养医'混为一谈。"

湖北省卫生厅副厅长姚云说，要加快中医药发展，国家要给予特殊政策扶持和项目支持，同时地方政府相应配套资金也要落实。中医药机构要全面参与医改，抓好公立医院的公益性、基本药品目录、经费投入等方面工作。

确有专长人员将"持证行医"

讨论会上，陕西、江西、天津等地汇报了对于确有专长人员中医师资格认定工作情况。三省市去年共有近 2000 名确有专长人员参加了中医师资格认定。

陕西省中医药管理局去年制定下发了《陕西省中医师资格认定工作实施意见》，成立了中医师资格认定领导小组，结合实际情况，通过审查、网上公示、笔试考核等程序对 1332 名 1989 年前从业的无执业资格的人员进行了认定考试，划定公布了综合笔试考核合格分数线。

据陕西卫生厅副厅长范兵介绍，在组织认定考试过程中，更突出人性化，对于 80 岁以上的人员，专家上门进行考核，并通过走访了解认定其中医师资格。允许 60 岁以上者由家人陪同参加考试。

天津市卫生局中医处处长陈子震说，该市去年上报了 83 名确有专长人员，其中最大的 86 岁。他们在 1989 年之前均有个体行医资格，之后一直没有行医。通过资格认定，这些人将重新持证行医。

江西省中医管理局局长程兆盛介绍，江西去年开展了师承和确有专长中医从业人员医师资格认定工作，明确了认定条件，完成了全省参加传统医学确有专长人员考核工作，共考核 78 人，52 人合格。

（柴玉、樊丹、马骏、高新军,《中国中医药报》2009 年 1 月 14 日）

科技部部长万钢：中国科技走向世界寄望中医药

  本报讯 中医药是我国最具有原始创新潜力和可能的学科领域，实现中医药自主创新，将有望成为中国科技走向世界的突破口之一。全国政协副主席、科技部部长万钢不久前在广州举办的"南沙中医药国际化研讨会"闭幕式作上述表示。

  万钢说，中医药由于与西方医学采用了不同的认识论和方法论来认识生命和疾病现象，是我国最具有原始创新潜力和可能的学科领域。实现其自主创新，既是中医药自身发展的关键，也关系到中国科技能否实现重点跨越，要争取在医学和生命科学方面有所突破。

  科技部、卫生部、国家中医药管理局共同制定的《中医药国际科技合作计划（2006—2010 年）》把中医药作为我国牵头发起的第一个国际大科学计划。由科技部牵头制定、国务院 16 个部门共同发布的《中医药创新发展规划纲要（2006—2020 年）》，则明确今后一段时期内中医药发展的"继承、创新、现代化、国际化"四项基本任务。

  万钢说，"继承"是为了保存、挖掘、认识、利用好前人留给我们的宝贵财富；"创新"是我们这一代人将中医药加以丰富发展、充实完善，为未来建立新医药学打基础；"现代化"和"国际化"则是为了让中医药更好地满足现实需求、服务整个人类的过程，这四项任务是从时间上对中医药的过去、现在和将来，空间上对其国内、国际发展都做出了安排和部署，目标任务具有高度前瞻性和系统性，如能实现应当能对中医药的全面发展产生明显的推动作用。

  现代社会健康观念和医学模式的转变，给以中医药为代表的传统医药带来了新的发展机遇。新兴学科不断产生，不断增长的知识、大量的数据库、分析工具和技术，为证实和阐明中医药基本理论的科学内涵、解决关键问题提供了新的方法，为中医药的跨越式创新发展提供可能。

  万钢表示，在继承发扬中医药优势特色的基础上，充分利用现代科学技术，推动中医药现代化和国际化，以满足时代发展和民众日益增长的医疗保健需求，是历史赋予我们这一代人的责任，也是一件功在民族、利在国家、造福人类、继往开来的伟大事业。

《中国中医药报》2009 年 1 月 23 日）

周光召在 973 计划中医理论专项总结会上表示
中医基础理论研究还需长期奋斗

本报讯 近日科技部表示将一如既往地支持中医药基础研究，加大对国家重点基础研究发展计划（973 计划）中医专项的支持力度。973 计划专家顾问组组长、中国科协名誉主席、第九届全国人大常委会副委员长周光召指出，"对于中医理论基础研究，大家仍需做好长期艰苦奋斗的准备。"

科技部基础研究司和国家中医药管理局科技司日前在京召开 973 计划中医理论专项实施总结汇报会。周光召在会上说，实践证明中医是有效的，应该发扬光大；中医专项的工作做得的确非常好，做出了许多成绩，但对于中医理论基础研究，大家仍需做好长期艰苦奋斗的准备。要重点选择西医治疗有困难、中医治疗有优势的病种进行系统研究，要团结全国力量，吸纳多学科人才，结合现代科学技术开展长期研究。

卫生部副部长、国家中医药管理局局长王国强说，中医理论专项实施几年来进展顺利，取得了令人满意的效果，已经在行业内外形成了关注中医药理论、探索关键科学问题、深入开展基础研究的良好局面，也凝聚和培养了一批中医药基础研究的队伍。他表示，国家中医药管理局将配合科技部，全力以赴做好中医理论专项的组织实施工作。

科技部副部长曹健林对专项实施几年取得的成绩给予充分肯定。他表示，中医药理论研究对社会发展具有深远意义，新时期的民族复兴需要扶持发展中医。科技部将一如既往地支持中医药研究，尽量加大中医专项的支持力度，促进中医药发扬光大。

国家中医药管理局科技司汇报了专项的组织管理和实施成效，中医理论专项专家组和部分项目首席科学家分别报告专项的具体实施情况和研究进展。与会专家一致认为，中医理论专项实施四年来取得显著成效，但作为生命科学领域的基础研究，要取得重大突破性成果，亦非一日之功，应实事求是，立足实际，长期持续地予以大力支持。

据了解，2005 年科技部广泛听取各方意见后，为进一步发扬光大并创新中医理论，决定在 973 计划中专门设立中医理论专项，加大对中医基础研究的支持力度。考虑到中医的特殊性，在组织实施方面做了重要的创新：强调国家目标导向，充分遵循中医理论和临床实践的规律和特点；成立一批由中医界和生命科学与医学领域的知名专家组成的高层次专家组，加强顶层设计和学术咨询；充分发挥行业部门的作用，委托国家中医药管理局承担组织管理等具体工作。

另悉，2009 年 973 计划中医理论专项的项目申报指南已在科技部网站发布，专项将支持三大主题：一是基于"肾藏精"的脏象理论基础研究，二是确有疗效的经穴效应相关基础研究，三是以量效关系为主的经典名方相关基础研究。

（《中国中医药报》2009 年 2 月 23 日）

陈凯先委员：保存发扬中医流派

流派是中医药传统宝库的活的载体，对中医学发展起到重要推动作用。然而目前学术流派的维持和发展出现严重断层和脱节，许多流派代表人物已经去世，健在的流派传人大多年事已高，后继乏人，中医流派特色日趋淡化。

中医药在历史发展中形成很多有重大影响的中医学术流派，然而几十年来中医规范化、集体化教育模式使传统的师承方式日渐式微。全国政协委员、中国科学院院士陈凯先呼吁，采取有力措施，保存和发扬中医流派，促进中医药传承和繁荣。中医流派具有各自的独特传授方法，学术思想与诊疗技术一脉相承，仅以上海及其附近地区而言，就有以陈氏、沈氏、蔡氏、朱氏等四大家为代表的中医妇科流派；在推拿领域，有一指禅、丁氏滚法等推拿流派，各种流派是中医药传统宝库的活的载体，对中医学发展起到重要推动作用。但是，目前学术流派的维持和发展出现严重断层和脱节，继承与创新出现了停滞现象，有的正在逐渐消失。许多中医流派代表人物已经去世，健在的流派传人大多年事已高，后继乏人，中医流派特色日趋淡化。

陈凯先指出，这种状况的原因在于，目前统一化的中医药高等教育模式无法兼容中医学术流派教育，现代医院管理及科研方法也与中医学术流派的发展和传承不相适应。在政策上对中医流派缺少有力扶持与支撑，致使流派特色逐渐萎缩消失，继承人才断层。任其下去，对中医药事业的传承和发展十分不利。他建议，按中医流派建立专门研究和传承机构，对中医各大流派的特色方药和疗法进行登记、收集、整理，重点对确实有效的民间医药进行系统整理。按中医流派建立传承和发展的人才梯队，采用师生结对传授为主的方式，培养新一代的中医流派代表人物。加快建设体现中医各流派的优势学科及专科，充分发挥针灸、推拿、中医骨伤、妇科、儿科各大流派独特诊疗技术在社区卫生服务中的作用，推广应用，加强中医各流派特色诊疗技术治疗率。政府要支持中医流派生存和发展，给予政策倾斜，予以专项经费支持，研究和采取有效措施，从各方面营造中医流派生存和发展的良好环境。

（《中国中医药报》2009 年 3 月 5 日）

佘靖委员：完善中医药知识产权制度

本报讯 日本汉方药年生产总值超过 1000 亿日元，利用我国六神丸改进的"救心丹"在国际市场上获得较大利益；日本某公司向美国申请加味逍遥散、当归芍药汤、芍药甘草汤、桂枝茯苓丸 4 个复方保护已获批。诸如此类中医药知识成果被国外开发获益的现象时有发生，全国政协委员、世界中医药学会联合会主席佘靖呼吁，加强中医药知识产权的保护。

佘靖委员说，虽然有《生物多样性公约》等国际条约、国内知识产权相关制度以及《中药品种保护条例》等在中医药领域发挥作用，但是，由于国际通行的知识产权制度，更多保护的是借助现代技术产生的智力成果，中医药属于传统医药范畴，大多是处于公开状态的既有智力成果，国内缺乏传统知识的保护制度，落实中医药知识产权保护的相关具体措施没有完全到位，所以，中医药知识产权缺乏保护的现象时有发生。

为此，她建议充实完善我国现行知识产权制度，修改专利法及其《实施细则》，增加关于传统知识利用和信息披露的规定，保护现代技术对中医药的开发，完善商业秘密保护制度，探索中医传统的技术秘密保护方式，积极开展地理标志产品保护工作，规范中医药特有标志、符号的注册管理，保护中药植物新品种，激励中药植物品种的创新，加快修订《中药品种保护条例》，将不当占有和不当利用传统知识纳入我国反不正当竞争法中。

理顺管理机制，明确并发挥国家中医药行政管理部门在此方面的综合协调职能。积极推动中医药知识产权保护的国际进程。将中医药传统知识保护列入我国自由贸易区协定谈判、和发达国家双边谈判的内容，降低国际贸易壁垒。

（《中国中医药报》2009 年 3 月 11 日）

王国强委员：中医药要在医改中发挥重要作用

温家宝总理在政府工作报告中用较长篇幅强调要推进医药卫生事业改革发展，提出医改五项重点工作，并突出强调要"充分发挥中医药和民族医药在防病治病中的重要作用"。

医改方案两会后即将公布并全面启动。医改对中医药意味着什么？如何理解政府工作报告提出的"充分发挥中医药和民族医药在防病治病中的重要作用"？成为中医药行业最关切的主题。3月6日，在医卫界政协委员驻地长白山国际酒店，全国政协委员、卫生部副部长、国家中医药管理局局长王国强接受了记者采访。

医改必须充分考虑并从中国国情出发

"充满信心和力量"，王国强这样表述听罢政府工作报告的强烈感受，"这是一个体现人民心声、反映人民意愿、代表人民利益、凝聚人民力量的好报告"。

王国强认为，温总理在报告中对中医药提出的要求，体现了党中央、国务院对中医药和民族医药工作的高度重视，是贯彻落实十七大提出的"坚持中西医并重""扶持中医药和民族医药事业发展"的具体体现，也是对2008年政府工作报告提出的"要制定和实施扶持中医药和民族医药事业发展的措施"的进一步深化，今年又提出了新的要求。使全国中医药工作者深受鼓舞和激励，深感责任重大。

王国强说，医改是一个世界性难题，连医疗保障制度比较完善的美、英等发达国家也在不断改革探索。我国是发展中国家，农村人口占多数，推动医改的难度更大。"方向明确，前景光明，但我们要做好长期奋斗的准备"。

"中国的医改，必须从中国国情出发"。王国强认为，他国的医疗体制虽可借鉴，但我国是大国、穷国办卫生，必须从国情、国力包括医疗保障、医疗服务体系的基础和公立医院的现状出发，制定符合中国国情和卫生中医药现状的医改政策措施。

总理在报告中强调"充分发挥中医药和民族医药在防病治病中的重要作用"，是基于对中医药"简、便、验、廉"特色优势的深刻认识，完全符合我国的现实国情和卫生事业、中医药工作的发展现状。

应充分发挥中医药在医改中的重要作用

我国经济基础薄弱、发展不平衡、卫生保障基础较差，因此我国医改必须考虑中医药、民族医药的特点，充分发挥中医药在深化医药卫生体制改革、缓解群众"看病难、看病贵"中的作用，王国强说，"其他国家都不能在医改、医保中体现中西医两种方法，只有中国能做到"。

王国强说，中医药作为我国独具特色的卫生资源，和西医药共同担负着维护和增进人民健康的重要使命，是中国特色医药卫生事业不可或缺的重要组成部分。中医药作为我国原创的医药科学，是我国具有自主创新潜力的领域，它对建设创新型医学事业具有十分重要的意义。中医药作为有效防治疾病的手段，其对疾病的认知方法和治疗理念，与当今健康观念的深刻变化和医学模式的深刻变革趋势是一致的，顺应了 21 世纪医学发展的新趋势和世界医药市场的新需求，展示出了强大的生命力和广阔发展前景。中医药作为我国优秀文化瑰宝，蕴涵着丰富的人文科学和哲学思想，是我国文化软实力的重要体现。因此"充分发挥中医药和民族医药在防病治病中的重要作用"意义重大。

那么怎样使包括民族医药在内的中医药在深化医药卫生改革中发挥作用呢？王国强认为，应在五个方面即温总理提出的医改五项重点工作中发挥作用。

推进基本医疗保障制度建设，医保政策要鼓励中医药服务

王国强指出，在基本医疗保障体系建设中，充分发挥中医药作用，要认真研究和建立鼓励中医药服务的医疗保障政策，要研究制定鼓励医疗机构积极提供引导参保人员有效利用中医药服务的政策措施。要在进一步完善基本医疗保险、新型农村合作医疗、城乡医疗救助的支付办法中，制定扶持中医医疗机构和中医药服务的具体的政策措施。

如果中医药服务在医保中不能报销，或者报销比例很少，就会直接影响中医药服务的覆盖率。

建立国家基本药物制度，要坚持中西药并重

在建立国家基本药物制度中，要从中国国情出发，其他国家包括世界卫生组织，他们的基本药物目录中只有西药，但是中国的基本药物目录应按照中西药并重的原则，合理确定国家基本药物目录中的中成药、中药饮片，在基本药物的供应保

障、价格制定、临床应用、报销比例方面，要充分考虑中医药的特点，充分考虑中医辨证施治、处方用药的特点。

王国强说，"西医是按病用药，中医是按证用药，比如风热感冒、风寒感冒需服用不同的中药，所以中药的品种、数量要有它自身的特点。"鼓励中药品种的使用，充分发挥中药在建立和制定国家基本药物制度和基本药物目录中的重要作用，为解决群众"看病难、看病贵"发挥重要的作用。

健全基层医疗卫生服务体系，要构建覆盖城乡的中医医疗服务体系

王国强认为，要加强和发展中医医疗服务体系建设，特别要加强重点中医院、县中医院、乡镇卫生院、村卫生室以及社区卫生中心提供中医药服务的能力和水平，要大力加强中医院的内涵建设，提高中医药的特色服务的能力。还要大力加强综合医院中医药的工作，来提升综合医院能用中西医两种方法来服务群众的水平。要按照民族医药的特点来发展民族医药，加快民族医药和民族医院的建设，同时要促进非公中医医疗机构的发展，形成既有中医院又有民族医院、既有公立中医院也有非公立的中医医疗机构的多层次、多形式、满足群众多方面需求的医疗服务体系建设。

要在农村社区大力推广使用中医药适宜技术，继续大力实施"三名三进"工程，即培养名医、创建名科、建设名院，使中医药服务进乡村、进社区、进家庭，满足群众不同层次的中医医疗服务需要。

促进基本公共卫生服务逐步均等化，要充分发挥中医"治未病"的特色优势

在促进基本公共卫生服务逐步均等化中，王国强认为，"这方面中医药有很好的优势。"特别是要探索建立中医药的预防保健服务体系，要完善有关法律法规和技术标准，研究中医药预防保健服务体系的体制、机制和政策措施，充分发挥中医"治未病"的特色优势。

"医改的结果不能造成医院越盖越多、病人越来越多、医疗花费越来越高，而是要坚持预防为主的方针，更加注重'防重于治'的原则，要让老百姓懂得健康和保健知识。要努力使老百姓不得病、少得病、晚得病、不得大病。"

王国强强调，要把中医药纳入公共卫生服务中，在疾病预防控制中积极运用中

医药的方法和技术。大力推进"治未病"健康工程，满足人民群众对中医药预防、养生、保健、康复的不同需求。

要加强中医药文化建设，要建立健全面向社会、面向青少年、面向未来的中医药科学知识普及教育机制，把普及中医药科学知识和中医文化建设结合起来。

推进公立医院改革试点，要制定中医院投入补偿倾斜政策

公立医院改革是难度较大、关注程度较高的一项改革。王国强强调，要积极推进公立中医院的管理体制、运行机制和监管机制的改革，探索有利于公立中医医院发挥中医药特色优势、提高中医药服务能力的机制和政策，要坚持公立中医医院的公益性，增加投入，落实政府补助的政策和投入倾斜的政策。要通过试点研究制定公立中医医院发挥中医药特色优势的具体的补助办法和倾斜政策。

要根据中医药服务的特点，建立科学的中医药服务价格的形成机制，及时合理地确定中医医疗服务项目的价格标准，体现中医服务成本和技术劳务价值，鼓励发挥和提高中医药服务的特色和优势。

王国强最后强调，中医药部门要认真贯彻落实十七大精神和温总理讲话精神，紧紧抓住医改这一重要难得机遇，积极主动参与医改的各项工作并发挥重要作用，认真调查研究，提出政策措施，解放思想，改革创新，推动解决影响和制约中医药事业科学发展的关键难点问题，为开创中医药事业科学发展的新局面而努力。

【采访手记】

主政中医药工作以来，王国强一直以极大的热忱力促中医药发展。两会期间应对记者们的多次"围采"，他总是强调"这是我国家中医药局局长的责任和义务"，"要从全国经济社会发展的大局看中医药"。如果有记者对中医药提出质疑，他一定会积极为中医药正名辩护，"记者同志啊……"，然后语重心长地摆事实讲道理。

他是真诚的，也是耐心的。不论记者们有多少个问题他都会认真尽力逐一回答，问题再刁钻也会坦诚友好地应对，讲到"治未病"的"未"字，他会停下来详细地说明。无形中，他成了两会上中医药的宣传员。

对继承创新中医药的责任以及开展工作的压力，他并不讳言"有危机感和忧患

意识"，但他始终以务实的态度表示要"着眼当前做实事，着眼长远去努力"。在两会上，王国强面对媒体的采访，面对代表委员的询问，他总是微笑着，耐心解说着，随之扑面而来带给大家的则是对中医药事业发展的信心和决心。

（《中国中医药报》2009 年 3 月 9 日）

文化是中医药的土壤

近来中医药文化格外红火。不论是国内的中医药科普热、中医药文物展，还是在国际上产生影响的北京奥运会、英国中医药文化周等，中医药文化迅速传播，为广大群众接受中医药服务打下坚实基础。今年两会期间，代表委员们畅谈对中医药文化的看法，批判某些传播误区，为中医药文化建设支招。

中医文化关乎国家软实力

中医药文化是指什么，为什么建设中医药文化？全国政协委员、南京中医药大学教授王旭东认为，中医药文化关乎国家的软实力，中医药文化建设对促进事业发展和人民健康有重要作用。比如中医药申报联合国人类非物质文化遗产，"这事对中医药有益"。当今世界经济科技一体化，非物质文化遗产就是为了更好保护民族文化，应该向前推动。

王旭东委员是《中医文化导读》教材的主编，他认为文化体现的是一个民族的认知方式、价值取向和审美情趣。就中医文化而言，一所古色古香的中医院表现的是审美情趣，研究中医的认知方式则是较高层次的文化。他建议国家多支持中医药文化领域的研究，因为中医的本体、实质、学科内涵研究十分重要，如果只重视技术药物研究而忽略文化研究，就会像一个空有身体失去灵魂的人。

全国政协委员、浙江中医药大学副校长连建伟认为中医药文化主要包含两个方面，一是指中医理论，比如致中和、道法自然、以人为本等《黄帝内经》的核心理念，用理论来指导中医临床，治疗就不是简单的寒热虚实对抗，而是体现调和，扶正祛邪；二是指医德，如张仲景在"伤寒论序"中强调，医者要有仁慈之心。

"中医药文化是我国最重要的知识产权"，全国人大代表、河南宛西制药股份有限公司董事长孙耀志认为，中医药发展与弘扬中医药文化密切相关。宛西制药全程参与"中医中药中国行"大型科普活动，体会到弘扬中医药文化、发展中医药事业的责任重大，使命光荣。

科普为百姓打开中医之门

中医始终植根于中国传统文化的土壤之中，连建伟委员今年带来的提案就是"弘扬中华文化，加强国学教育"。他认为，"中国人应该学点国学，'以德养生'远胜食疗。"连建伟委员的中医养生讲座在浙江省广受好评，讲座中他一般不讲具体的养生方法，而是宣扬《黄帝内经》的理念。

社会民众对中医的信任度，一靠疗效，二靠科普。中医科普为老百姓打开一扇认识中医药文化的门，意义和责任重大。眼下社会上中医科普书卖得火热，这说明民众对中医药养生的需求，但个别书籍曲解中医文化，内容不够准确，令委员们担忧。

采访中，王旭东委员的桌上摊放一本中医科普畅销书，他发现该书在解释某些中医理论方面有明显错误，希望这种现象能引起有关部门的重视。

全国政协委员、中国中医科学院针灸所副所长杨金生建议，中医科普传播内容，应侧重中医理念、治疗优势，引导老百姓合理选择中医药。

多途径打造中医文化品牌

如何创作中医文化精品，打造中医药文化品牌？全国政协委员、中国中医科学院临床基础医学研究所所长吕爱平提出，"京剧文化有脸谱产品，茶文化有工艺品，中医药能否也开发一些文化产品，比如药碾子模型、传统工艺制成的丸散膏丹等，让中医文化看得见、摸得着"。

连建伟委员建议在中央及地方电视台、报刊上定期开辟国学讲座与专栏，把国学经典引入大学课堂，将国学精华章句引入中、小学课堂，使国学深入人心。

孙耀志代表建议各级政府把宣传和普及中医药纳入议事日程，并形成长效机制，有关部门应建立中医药文化博物馆、中医药文化宣传教育基地，强化中小学中医药文化教育。

（马骏、周颖、柴玉、高新军，《中国中医药报》2009 年 3 月 12 日）

中医大法呼之欲出

中医药界企盼多年的《中（传统）医药法》，已列入全国人大常委会立法规划，这令代表委员们倍感振奋。法律出台有无明确的时间表？推动立法得解决哪些问题？从 20 世纪 80 年代直到今天，这部几代人不懈努力推动的"中医大法"，究竟意味什么？

列入全国人大立法规划

去年两会上，全国政协委员、世界中医药学会联合会主席佘靖提交了一份"关于将《中医药法》列入本届全国人大立法计划"的提案，当年得到落实。对中医立法问题，她已关注 20 多年。她在国家中医药管理局任职局长期间出台的《中医药条例》，就是经过前后 17 年的反复修改和协调。

正式出台《中（传统）医药法》还需多久？"能在本届政府主政期间出台，就是非常好的结果了"，佘靖委员说，"不过现在社会环境比从前要好，相信不会太久"。

列入人大立法计划以后，还需做大量的工作。得在现有中医药法草案基础上进一步调研，明确指导思想、立法目的、重点解决的问题，取得共识后形成新的修改稿，之后要报送国家中医药管理局、卫生部、国务院法制办，逐级通过后，最后报送全国人大，再行讨论。在此过程中，得和十几个部门逐一协调。

代表委员们表示，虽然盼望法律早日出台，但还是希望这部法能尽量完善，因为出台后再次修订很困难，为此，他们宁愿"在甜蜜中等待"。

据了解，国家中医药管理局把推动中医药立法作为今年一项重要工作，正细致开展立法中重点难点问题的研究，抓紧修改中医药法草案。

将以更高效力统领全局

我国法律体系分若干层级，最高级是宪法，其次是法律，再次为行政法规（如国务院条例、地方法规），往下是部门规范性文件。佘靖委员介绍，2003 年颁布的《中医药条例》属行政法规，虽然在依法保障中医药发展中发挥一定作用，但它的效力层级较低，制定中医药法非常必要。

其他行业的《高等教育法》《文物保护法》和正在推动的《中（传统）医药法》效力层级平行。"这将是一部统领中医药事业的权威大法"，全国人大代表、河南省邓州市中医院院长唐祖宣说。

全球近百个国家都制定了传统医药的有关法律法规，而我国作为传统医药大国至今还没有出台传统医药法。目前10余部与中医药有关的法律法规内容分散，如中医师管理在《执业医师法》、中药管理在《药品管理法》、中医医疗机构管理在《医疗机构管理条例》，之间重复、缺失、互相矛盾的地方有很多，对中医药特殊性考虑不够。

比如，中药炮制是中医药传承的关键性技术，理应得到保护，已列入我国禁止出口的技术目录中，但是，由于审批合资工厂没有相关规定，我国合资的中药饮片加工企业有几十家，很难保证炮制技术不流失。再如，现行知识产权保护制度主要保护中医药创新，而对传统的中医药知识很难提供有效保护。

全国政协委员、中国中医科学院院长曹洪欣建议，要按照中医药自身发展规律管理中医药，加快推进中医药立法进程，不是只为了"规范"，而更要保护、扶持、发展中医药，把中西医并重落在实处。

希望是保护促进发展法

出台中医药法，能解决中医药发展的哪些难题？全国政协委员、国家中医药管理局副局长于文明表达了自己对《中（传统）医药法》的几点期待。于文明委员说，希望这是一部保护促进发展法，能解决中医药发展难题。希望通过立法，提高中华民族保护发展中医药（含民族医药）的意识，使发展、保护、创新中医药成为国家意志，成为各级政府和社会的责任；希望通过立法，使一系列发展中医的政策措施和保障机制得以实施，建立科学合理的价格机制和补偿机制，实现中西医优势互补、中西医并重；希望通过立法，能保障中医药传承下去，保障中医药能按照自己的规律和特点创新发展，建立医疗保健服务、科学研究、人才培养、中药注册的相关标准。

全国政协委员、中国中医科学院针灸所副所长杨金生，希望通过中医立法能解决以下问题：一是基层中医药创造的社会经济价值萎缩，有些县中医院，中医药项目创造的经济效益仅占全院的20%。二是师徒相授、特殊制剂和特有诊疗方法等中医原有优势在体制内得不到重视，比如腹针、针灸治疗仪不在医疗收费项目之列。三是现行管理体系没有充分体现中西医并重，中医药在一些大卫生的政策法规中常常"缺席滞后"，需要另行补充或修改。他希望中医药法能协调其他法规，给中医药以发展"空间"。

温建民、王旭东等全国政协委员都表达了对中医药法出台的期待，认为中医立法可正视听、立地位，"以后随意反对中医就得有'说法'了！""希望中医药法草稿出来后，一定要先在业内征求意见，尤其是一线工作人员的意见"。

（马骏、柴玉、樊丹,《中国中医药报》2009 年 3 月 13 日）

中医药第三个春天来了

新中国成立之初，国家提出"团结中西医"的卫生方针，给中医药事业带来了第一个春天；1978 年 9 月，中共中央"56 号文件"发布，给中医药事业带来了第二个春天；2009 年 4 月，《国务院关于扶持和促进中医药事业发展的若干意见》出台，意味着——

2009 年 5 月，82 岁的田景福在北京朝阳区延静里街的家中有些坐不住了，离休后每天都要仔细阅读《中国中医药报》的他，这些天，透过报纸感到一种前所未有的激情和干劲。"都行动起来了，抓紧干啊。"如同老战士听到冲锋号角，他难抑心中的激动。

身为卫生部原中医司的最后一任司长、原国家中医药管理局副局长，田景福亲历了几十年中医药事业的起伏坎坷，对近日出台的《国务院关于扶持和促进中医药事业发展的若干意见》，有不一样的眼光和理解。

因为经历，所以懂得。5000 多字的《关于扶持和促进中医药事业发展的若干意见》，田景福一字不落读下去，长叹一句"太不容易了！"他对记者说，以前出台政策，得一个一个部门去协调，最后有棱角的可操作的东西都被磨平。这份意见力度很大，协调了十几个部委，确实来之不易。

中医药发展的轨迹图

田景福的心中，有一个清晰的坐标系，上面每个点代表中医药近现代史的关键事件。其内容了然于胸，其位置代表他的评价，连接起来，描绘出中医药事业的轨迹图。《若干意见》在他的坐标系中，无疑处于高点，他用"尚方宝剑""甘霖"和"第三个春天"来评价。

他认为《若干意见》有三个亮点：一是作为医改配套文件，下发到各省市政府及卫生厅局长；二是总结了新中国成立 60 年来中医药的正反经验教训；三是可操作性强。

近现代中医事业有高潮，也有低谷。新中国成立之前，由于余云岫等取缔中医、歧视中医的思潮，中医事业奄奄一息。1950 年国家第一次提出"团结中西医"的卫生方针，中医药事业开始焕发生机，迎来了"第一个春天"。虽然中间有段"插曲"，卫生部个别负责人犯了方针性错误，但毛主席亲自过问，及时纠正回来。1956 年到 1968 年，是中医药事业发展的高潮。但好景不长，中医药受到严重摧残和破坏。

1978 年中共中央批转"关于认真贯彻党的中医政策，解决中医队伍后继乏人问题的报告"，即"56 号文件"，指出要"为中医创造良好的发展与提高的物质条件"，为中医药事业带来了"第二个春天"。同年"解放思想、实事求是"的思想讨论，让人们认清我国医疗卫生的国情，必须同时发挥中医和西医两种力量。其后召开了衡阳会议，1982 年宪法规定"发展现代医药和我国传统医药"，1986 年成立国家中医管理局，1988 年又在此基础上成立国家中医药管理局，中医药事业得到快速发展。

然而，20 世纪 90 年代开始，我国医改淡化了公益性，各医院开始算经济账，这对中医院的生存冲击很大。中医药发展面临困境，表现为特色优势淡化，服务领域缩小，继承不足、创新不够等。为坚定不移地推进中医药事业发展，2007 年成立了由吴仪副总理任组长的国务院中医药工作部际协调小组，主要职责是协调解决中医药工作中的重大问题，加强宏观指导等。

2009 年 4 月，国务院出台的《若干意见》给中医药事业带来了"第三个春天"，恰逢其时，如久旱甘霖、指路明灯，总结了几十年的中医药工作，解决了中医药事业发展的根本方向性问题，是一份纲领性文件，具有里程碑意义。

中医药事业的几条经验

虽是西医出身，但几十年的中医药工作，使田景福对中医药的感情已经不能割舍。他毕业于中国医科大学，"文革"时在河北学习两年中医，后在青海从事中医临床，1978 年回到卫生部开始中医药行政管理工作，直至离休。

多年来，他一直在思索，为什么中医药事业总是有起有落，不能持续上升发展？遭遇冲击是为什么，快速前行又是为什么？他总结了中医药事业发展的几条基本经验和教训。

一是中医药文化是民族文化的组成部分。中医是医学，也是人文科学，扎根于民族文化之中。如果民族文化根不深，叶不茂，那中医药文化也容易凋零。中医发展不能持久，总是遭受挫折，与东西方文化的冲击有关。如今我国民族文化在复兴，国家注重软实力建设，这是中医发展的好机遇。

二是党为中医药的继承发展制定了完整的方针政策，实践证明，凡党的中医药政策得到认真贯彻执行，中医药事业就顺利发展，相反就受到挫折。党的中医药政策是一条贯穿始终的"红线"。

三是中西医学并存是我国卫生事业的一大特点，如何对待这两种医学有过教训。把中医和西医摆到同等重要地位，发展为"中西医并重"的卫生工作指导方针之一，这是党的中医政策的具体体现。

四是中医药事业发展需要组织保证，应根据中医药自身特点和规律，组建相对独立的行政管理机构，计划、财政实行单列。

五是中医药部门始终要把工作重点放在提高中医药学术和临床水平上，不断扩大服务功能，这是中医药学的生命力所在。有了政策和条件支持，中医药队伍更要加强内涵建设，练好内功，增强信心，提高学术水平和临床疗效。

（《中国中医药报》2009 年 6 月 4 日）

陇原人民健康的贴心人
——记甘肃省卫生厅党组书记、厅长刘维忠

刘维忠，甘肃省医药卫生系统的"掌门人"，曾任省计生委主任十年，喜欢排演秦腔来宣传政策，群众威信响当当，就是怎么看都不像是个官员——说一口甘肃土话，秘书常为他不体面的衬衫感到难为情；舟曲泥石流灾害中，他在灾区一待就是 40 多天，和老百姓一起抗担架、背柴禾、烧开水，脊背上划出一道道血痕；他没日没夜地忙，老伴的一只眼睛因此延误救治良机，正面临着失明的危险，他内心的愧疚无人知晓……

中医系统熟悉他，是因为他把发展中医药作为甘肃医改的重要内容之一，率先出台多项突破性的政策措施，招招见实效。今年他先后 3 次受邀，公开在全国性中医药大会上介绍甘肃经验。他随身携带的小本、个性的语言风格、顶住压力坚持"西学中"的故事在坊间流传。

中医药界为有这样一位全力支持中医的卫生厅长倍感振奋。甘肃土地上的中医人，绽放出格外灿烂的笑容，带着这种幸福和自豪感，在外地出差时，他们常被拉为座上宾，要求讲讲甘肃的政策，讲讲厅长的故事。

其实，在业界，刘维忠一直以"心系基层、真抓实干"闻名，他各个时期工作的出发点、落脚点一以贯之，都是为全省 70% 的农民健康谋福。

他是农民的儿子，1957 年生于甘肃宁县农民家庭，兰州医学院毕业留校后，当过中医大夫、团干部，省厅机关工作多年，依然保持农民之子的本色。他跑过甘肃农村各地的沟沟坎坎，深知农民的苦，记得农民的恩。因而在甘肃卫生一盘棋中，他把中医药放在关键位置，他坚信：中医药的简、便、验、廉可以实现其"尽可能低的费用维护居民健康"的梦想。

怀着坚定的信心，刘维忠出发了。经过两年的震动、磨合，人们看到中医药切实发挥了作用，全省医卫系统按照当初的理想轮廓初现，"这种医改模式，应该可以在其他一些穷省推广。"

"那一次我发现两个病人的腿被截了，就一肚子气。"

——以心换心，危难时刻冲在最前面

2010 年 8 月的那个星期天，甘肃舟曲牵动了全中国人的心。作为甘肃省卫生厅党组书记、厅长的刘维忠，在长达 49 天的时间里，和其他前来赈灾的官兵一样，喝不上水，吃不上饭，全天候奋战在现场。他成功坚持大范围用中医药救治伤员、防疫情扩散，中医再次在突发事件中声震一方。

和他一起工作的同事告诉记者，为了缓解士兵和百姓的皮肤病，刘维忠在灾区架起了铁锅，熬上大锅中药。但是熬药的柴不够，刘维忠带领大家一起去背，后背上划开一二厘米长的口子，白背心上印出了一道道血印。

这个背影只是刘维忠留在舟曲灾区的一个印迹。发挥中医药的作用，用中西医结合的方式应对突发自然灾害，才是刘维忠对舟曲救灾的主要贡献。

"那一次我从舟曲回到天水医院看望病人，发现两个病人的腿被截了，我就一肚子气。我回到家里，义诊处给我打电话说又有个小女孩要截肢，我就气的——我说'你拦下来，我看完再截。'老百姓截肢那是一辈子的事。有个教授说现在假肢那么发达，留它干什么呢？我说你这是话嘛，把你腿截了弄个假肢怎么样？小女孩这一辈子，还要生活，能保住尽量保住。"

刘维忠话中的小女孩名叫苏凤蕾，今年才 17 岁。在泥石流灾难中，她双下肢严重受伤，在大部分专家倾向于截肢的情况下，刘维忠召集各地中西医专家会诊，采取内服外敷中药结合清创、植皮等方法，目前这位姑娘已成功保肢并出院。

2010 年春天，青海玉树地震后有 300 多名伤员转入甘肃治疗，多数都是骨折。刘维忠要求各医院能用手法复位、小夹板固定解决的问题一律不准开刀，能用中药、针灸解决问题的就一律不输液，并开展中西医结合治疗。青海省政协副主席陈资泉来甘肃慰问伤员时高兴地说，"甘肃创造了中西医结合治伤的奇迹，开创了一个中医灾难新医学学科。"

"当时我压力非常大，头发都白了"

——深信中医药的疗效，力促中西医并重

"有了甘肃的农民，才有甘肃的干部。有了这些农民，才有干事的机会。我们这些人都是农民养着的，得给人家干点事！"刘维忠常说。

"老大难，老大难，老大重视就不难。"2008 年刘维忠担任甘肃省医药卫生"一把手"，他上任后几经思考，提出甘肃要解决好老百姓看不起病的问题，就应该"把医疗卫生的工作重点放到农村去"，贯彻"中西并重"和推行"西学中"，用简、便、验、廉的中医方法解决常见病、多发病，这样整个医疗费用大幅度降低，就可以减轻政府、社会、患者的经济负担。

俗话说"穷则思变"。有人说，是甘肃有限的医疗投入，"迫使"这位卫生厅长支持相对价廉的中医药发展。但在记者看来，刘维忠支持中医药，除了地产、价廉等因素，更多的是看中它安全、绿色、副作用少，更符合健康理念，看中中医药实实在在的疗效。

今年甘肃省卫生厅联合多部门出台《在深化医药卫生体制改革中充分发挥中医药作用的实施办法》，明确提出一些促进和扶持中医药的具体政策，如：提高中医药服务报销比例、提高中医床位补助标准、鼓励基层提供中医药服务等。目前第一批 93 种院内制剂已确定并在全省范围调剂使用，同时将中医药诊疗服务中 8 个亚类 97 个项目的价格提高了 2～3 倍。该办法成为全国第一个由省级医改办专门为中医药工作下发的单行配套文件，在全国具有创新性。

"综合医院门诊量大。我们要让西医也能开中药，扩大中医阵地。"2009 年，刘维忠要求全省开展"中医学经典、西医学中医"活动，并强化综合医院中医会诊和中医康复理疗工作。"我们在综合医院等级验收标准中加入中医指标，中医床位要达到 5%，每个西医科室都要配中医人员，这样，中医药就能全面参与综合医院医疗工作。"

那是刘维忠担任厅长以来颇为艰难的一年，"当时我压力非常大，头发都白了。好多医院的大夫能量不是一般的大，一些领导找我谈话说你搞这个有什么依据。所以当时我觉得过不去了，就找了一个老市委书记，他问我'你认为这个事是对的，还是错的，有没有把握？'我说对是肯定对的，把握也有，他说'那你就坚持住，这一次你要失败了，下一次推广那些措施就推不动了。'"于是，他坚持了下来，找到省委书记陆浩、省长徐守盛做出批示，反对声慢慢平息。

如今，甘肃的西医对学中医持有什么样的态度，西学中开展得如何？记者找到在兰州大学第一附属医院乳腺外科工作的张炜，他现在研究生进修班脱产学中医，参加过去年的西学中班和中医学经典班。他说，"西学中"就是让西医对中医从不认识到认识、热爱、应用的一个过程。他希望把中医的哲学思想用在西医上，中西医能从理论高度上结合。

"现在差不多两个萝卜一个坑"
——爱护人才，保障中医药在基层的应用

基层的人才建设一直是刘维忠关心的问题。"每年招 5000 个大学生，其中 1/3 是中医，已经招了两年，明年接着招。原来乡镇卫生院的人数是 1.7 万人，这三年差不多能招 1.5 万人，等于把乡镇卫生院的人数翻一番。原来一个萝卜一个坑，现在差不多两个萝卜一个坑，我拔出一个来进修，起码还有一个。"为了让这些大学生在基层工作安心，他动员人事厅又发了文件，建立大学生的"上升管道"，工作 5 年后，可以逐级选拔到上级医院工作。

不仅如此，刘维忠还解决了基层医生的职称问题，发"地方粮票"。"什么是人才？有中、高级职称的医生就是人才嘛。但要求基层医生去写科研论文很难。"陪同记者采访的兰州市卫生局中医处处长谢宏林介绍，现在有了新政策，基层卫生员晋职称已经取消了科研指标，只要专业考试、计算机水平和论文数量达到一定要求就可以晋升。职称问题解决了，医生才能安心在基层工作。当地出了高级职称的名医，老百姓也有了信任感。

刘维忠还推出了开展省、市、县、乡、村五级"师带徒"的鼓励政策，选择 1000 位名中医作为师父，3000 名左右的中医或西医作为徒弟，结对培养三年。师父三年补助 6000 元，徒弟补助 3000 元。这个政策是为了彻底解决甘肃省中西医结合后继乏人的问题。采访中，不论在省级中医院还是乡镇卫生中心，都能听到师父们对自己徒弟的念叨。

甘肃的中医药政策有很多突破性，比如全方位在疾控中心、妇幼保健、卫生监督机构等设立中医科，比如 90 多种院内制剂全省通用等。很多政策是全国首创。其目的就是为了提高中医药服务的覆盖率、可及性。

省中医院是甘肃医改政策的"试验田"。院长李盛华说："作为院长，光对中医有感情还不够，也要考虑医院的发展生存。现在有了政策保证，就可以理直气壮地发展中医。虽然每个病人的平均费用下来了，但医院病人多了，总收入还是增加了。"

"说套话人都不爱听，事也没法办"

——说实话、办实事，想方设法提高效率

常有人说，刘厅长说话很"土"，就连他的秘书夏飞都说，在如今领导讲话已成套路的社会环境下，一开始听他讲话还让人不太习惯。

"他开会开头常是'同志们好，今天我来说以下几点问题'，结尾了就完了，也没有什么'让我们回首过去，展望未来'，有时听的人还沉浸其中，回不过神来。"这种讲话风格，自然得到基层干部的拥护。

说话简单直接，不光是为了提高效率，也是为了便于执行。刘维忠解释道："还是得实实在在地弄点事。说套话人都不爱听，你说出的事都没人给你办。一次跟人家说清楚，既节约人家的时间，人家还觉得好执行。"

在省卫生厅，记者看到工作人员走路都像小跑，很少坐电梯。这和刘维忠提出的提高工作效率、转变机关工作作风有很大关系。他提出行政公文运转上，"凡是能用电话通知清楚的事情不再下发文件，一般事项不制发纸质文件，将电子文件直接上网。"厅网站和办公自动化系统的全面应用更是大大提高了工作效率。

"兵贵神速"，有时工作如同带兵打仗，卫生厅18个处长的轮岗工作，刘维忠只用了24小时完成。"头天动员、填志愿，第二天下午3点上报省人事部，4点厅党组会讨论通过。等有些人反应过来，晚了！"

"他不会摆官架子"，甘肃中医学院附属医院院长李应东说，"刘厅长嘱咐，有事打电话就可以了，不用跑到厅里。他自己倒是常来医院，来了就直接问困难在哪，然后他就马上打电话，现场解决。"

提出一些好想法或许不难，难的是怎样执行推广。对于这些，刘维忠凭自己的特有智慧，有一套不拘一格、灵活有效的工作方法。

有些需要省级领导签发的重要文件，"我看开会时领导在台上没事，就把文件递过去，'您看看这个'。"有些文件甚至是趁着会议间隙，或中午领导们休息时签发的。"一位领导说，自己趴在床上签文件还是头一次。"说到此，刘维忠哈哈大笑。

宣传是推进工作的重要手段。"中医发展得再好，政策再好，老百姓不用也是白搭。"刘维忠亲自组织编写了五六十条农民看得懂的、朗朗上口的标语，在一些县乡的房前屋后、墙面刷出来。

"只要能把秦腔看，哪怕三天不吃饭。"出身农村、来自基层的刘维忠自然深知西北百姓的爱好。甘肃的中医文化资源丰富，有甘肃天水的伏羲，甘肃庆阳的岐伯，针灸鼻祖皇甫谧也是甘肃灵台人。来到卫生厅后，刘维忠要求排了秦腔《皇甫谧》，希望老百姓在看戏的同时，也了解了中医药，"把老百姓扎针的欲望调动起来。"现在他又着手编排陇剧《医祖岐伯》。

"以前我中医看的还可以"

——饱含热情，研究和践行中医药

这一系列轰轰烈烈的扶持发展中医药举措出现在甘肃，是偶然，也是必然。年轻时在农村生活的刘维忠，从骨子里认可和信任中医药的疗效；担任卫生厅长后，解决百姓看病难、看病贵的任务，理所当然就由中医药来分担。

1975 年，刘维忠高中毕业后回乡劳动；1976 年，他在甘肃宁县和盛公社杨庄大队当了两年文书。那段时间，农民生病了都是花五分钱看中医，让刘维忠印象深刻。高考恢复后，刘维忠在 1978 年的春天考上了兰州医学院医疗系。

"我们那时是第一届。第一届中医学院还没成立，就只有个医疗系，药学系也没有成立，招 500 人。我看招的人多可能好考，先有个工作再说。上了大学慢慢才喜欢医疗。"谈起当年的大学生活，种种经历历历在目。"那时候我们中医也学得多。我们第一届学 300 个学时的中医，学中医的时间和学英语一样多。"

为了省钱，他在大学期间的 5 年里几乎没有回过家，总是利用假期拜多位老师学中医，其中著名的如兰州医学院第一附属医院刘东汉。在跟师抄方中，熟悉了中药药性和方剂配伍，也看到中医药确实能为百姓解除病痛。眼见中医的疗效，他学习的劲头更足了。

刘维忠当年的老同学向记者透露，"过年回家那几天，他就用自己所学的中医知识给家乡人看病，每每取得效果。老乡们都说，'咱们村出了个有出息的刘中医！'很多村民包括邻村的都来找他看病，上学期间就小有名气了。"

提起刚毕业那会儿，刘维忠很自豪，"我毕业留校，干过一年中医，也有执业资格。以前我中医看的还可以。后来干了一年提拔了，机会难得，也就没再干了。"

虽然后来没能在临床工作，但刘维忠一直出于自己对中医的兴趣，去搜集中医药信息，研究琢磨中医药的治疗经验。比如，芹菜水治疗高血压、黄花菜解抑郁等，他尝试后觉得有效，就热心地向身边人，甚至在一些会议上公开推荐。舟曲灾

难，满大街熬黄花菜水，老百姓个个信心满满，北京来的专家叹为观止。

刘维忠的儿子刘凯说，父亲每天回到家，都会"趴"在电脑前，平时读书、看报，也常把好的中医文章思路记录在一个小本上，经常翻看。他还专门买了"人体穴位图"挂到房门上，没事时就教家里人怎么自我保健按摩。

谈起明年的设想，刘维忠依然低调务实，"争取农村和城市居民住院吃中药、拔火罐、扎针都 100% 报销，县以上的西医骨科医生要学习中医整骨术……"相信这些朴实的政策如同甘肃这片黄土，必将滋养千千万万的陇原儿女，带给他们健康和幸福。

（马骏、陈斐然,《中国中医药报》2010 年 12 月 27 日）

以传承弘扬为己任　推进上海中医药新发展

——访上海市卫生局党委书记、局长徐建光

在"中医中药中国行"上海市大型宣传活动启动前夕，上海市卫生局党委书记、局长徐建光教授接受了本报记者专访，就中医药在上海的继承、创新与发展情况作了介绍。

记者：近10年来上海中医药发展有哪些特点，取得了哪些成绩？

徐建光：在市委、市政府和卫生部、国家中医药管理局的关心重视下，上海市卫生局以继承创新为根本，以人才培养为核心，以完善体系为抓手，以政策法规为保障，不断增强中医药的社会辐射力和可持续发展力，中医药事业取得了长足的进步和发展。具体表现在五个方面。

一是发展环境不断优化。1998年市人大通过《上海市发展中医条例》并颁布实施，为上海中医药发展奠定了良好的发展基础。卫生行政部门会同市人大进行了三次贯彻实施条例情况的督查工作，还制定了《上海市中医病证诊疗常规》《上海市中医病证护理常规》《中医医院管理评价实施细则》等十余个规范性文件和标准。

二是医疗服务体系进一步完善。上海市现有中医、中西医结合医院23所（4所为市级三级甲等中医医院；19所为区县级中医医院，其中有4所挂靠在区县中心医院内）；187所综合性医院和228家社区卫生服务中心的226家（占99.1%）设有中医、中西医结合科；各类民营中医医疗机构307所。至2006年底全市共有中医执业（助理）医师7505人（其中中医医疗机构内中医执业医师2649人），占全市医师的11.3%；中医门急诊人数占全市门急诊人数的13.5%；现有中医类床位6660张，占全市床位数的5%，中医住院人数占总住院人数的6.9%。上海市名中医共77名（现健在的61名），上海市有中医特色专科54个。

三是中医药人才培养模式不断创新。上海中医药大学与上海市卫生局密切合作，在全国率先进行了将师承教育与院校学位教育相结合的中医人才培养模式和教育方式的实践与探索。上海市卫生局结合上海市中医药人才需求情况，近年来制订实施了一批多层次、多形式的中医药人才培养计划，例如中医药紧缺专科人才、社区中医临床骨干岗位培训、高层次针推骨伤临床人才、西医学习中医高级研修班、

中医希望之星等中医药人才培养计划项目，很有针对性。卫生局还在与市科委、市教委共同举办的启明星、曙光学者、医学领军人才、优秀青年医学人才等人才培养计划中安排了一定比例的中医药人才。

四是在中医药传承与创新方面进行了积极探索。2004年启动的"上海市名老中医学术经验研究工作室"建设项目，已经结出了丰硕的成果，体现了"三名"战略的引领作用，目前，建成的38个"名中医工作室"项目已成为各建设单位学科、人才队伍发展的"原点"和临床、教学、科研工作的支柱。在科技创新方面，上海市拥有中医药科研机构25个，国家三级中医药科研实验室23个，2006年至2007年承担国家973中医研究项目4项、国家科技支撑计划项目15项。并申报国家中医药管理局科研项目17项。

五是在社区中医药服务方面进行了大胆实践。近年来，上海市卫生局以33个社区中医药服务示范点和126个达标点以及中医药适宜技术推广为抓手，充分发挥三级、二级中医医院的人才优势和技术辐射能力，加快推进中医药进社区工作，取得了明显成效。先后建立了4个全国中医药社区卫生服务示范区，3个全国农村中医工作先进区县，4个上海市中医药特色社区卫生服务示范区创建单位，三级、二级中医医院与社区卫生服务中心之间的对口支援合作以及双向转诊工作已全面开展，成立了上海市中医药社区卫生服务研究中心。据统计，目前示范点中提供中医药服务比例在50%以上的社区卫生服务中心达到60%。

记者：今后发展上海中医药事业有哪些新思路，将采取哪些新举措？

徐建光：当前和今后一段时期，上海将深入学习贯彻党的十七大精神，以贯彻落实全国医改方案为契机，坚持中西医并重，大力推进、扶持中医药发展。

一是成立由市政府领导为组长、相关委办局领导参加的上海市中医药工作协调小组，在高层次上协调研究中医药发展中的重大事项，大力扶持和推进中医药事业的发展。

二是制定上海市关于扶持中医药发展的意见和贯彻落实《上海市发展中医条例》的实施细则。

三是进一步理顺中医药管理体制和发展机制，成立上海市中医药管理局；区县卫生局设立中医药管理科或有专人负责管理中医。

四是加大对中医药事业的投入，应根据中医药发展规划，统筹安排，统一实施，实行中医财政计划单列，避免使用分散和投入不足。

五是积极建立上海中医药大学 985 创新平台，创建国家中医临床研究基地，提升中医临床学科人才水平。

六是健全、完善中医医疗保健服务网络，落实中医药合理的补偿政策，理顺中医药服务价格，支持中医特色服务项目。

七是在医疗、人才、科研、晋升考核和管理上，要根据中医药的特点进行，政策导向上要有利于中医特色和优势的发挥。

记者：这次"中医中药中国行"上海市大型科普宣传活动将呈现哪些亮点？

徐建光：上海各级领导、社会各界对"中医中药中国行"上海市大型科普宣传活动高度重视，市人大、市政协、市卫生局、市委宣传部、市发改委、市教委、市科委、市财政局、市劳动和社会保障局、市农委、市计生委、市总工会、团市委、市慈善基金委、颜德馨中医药基金会等 15 家单位都是活动主办单位。

启动仪式放在上海市民和国内外宾客最熟悉、人流量最大的南京东路世纪广场举行，确保百姓受益面最大化。我们还利用东方讲坛形式，对社区医生、百姓分别进行培训和健康讲座。相关社区卫生服务中心组织 19 场社区医生培训；组织 26 场面向群众的健康讲座。

我们要举行上海市第二届"雷氏－杏灵杯"中医药社区知识竞赛，组织首届中医诊疗设备展览会暨论坛，组织"膏方文化与养生"论坛，组织首届"治未病"专题讲坛。

组织市民参观中医药名馆、名企、名店一日行活动，让市民充分感受传统中医药文化。与此同时，各区县、相关医院开展丰富的系列活动。如黄浦区与黄浦有线台共建黄浦中医大讲堂，徐汇区开展中医基础知识宣传，嘉定区举行名中医工作室揭牌仪式，龙华医院组织院士或名中医论坛等。

（马骏、龚纾碧，《中国中医药报》2008 年 10 月 20 日）

抓住机遇　开拓创新　全面推进中医药强省建设

——访江苏省卫生厅党组书记、厅长郭兴华

12月7日，江苏省中医中药中国行活动将全面启动，这是今年中医中药中国行大型科普宣传活动的最后一站。不久前江苏全省中医药工作会议在扬州闭幕，提出5年左右由中医药大省向中医药强省转变的目标。记者日前就江苏省中医药发展的现状、取得的成绩和下一步目标等采访了江苏省卫生厅党组书记、厅长郭兴华。

记者：长期以来，江苏省中医药的整体实力可以说位居全国前列。在11月26日公示的"国家中医临床研究基地建设单位"中，江苏省中医院作为重点研究脾胃病的基地，赫然在列。您能具体谈谈江苏省中医药事业的发展现状吗？

郭兴华：近年来，江苏省各地有关部门认真贯彻新时期卫生工作方针，按照中央和省委省政府的部署要求，切实加强中医药工作，加快发展中医药事业，取得了显著成绩。

一是资源总量不断增加。省和各地加大对中医药事业发展的投入，加强中医机构的规划和建设，对一批占地面积小、基础设施差的市县级中医院进行了改造。目前，全省各级中医医疗机构已发展到138家，拥有床位20255张，其中二级和三级中医院、中西医结合医院分别达60家和14家，覆盖城乡的中医药服务体系不断完善。据国家中医药管理局2007年统计，我省中医医院固定资产占全国的8.93%、净资产占全国的8.98%。

二是服务能力大幅度提升。经过多年努力，我省建设了一批信誉好、实力强、知名度较高的中医医疗机构，着力为患者提供安全、有效、方便、价廉的中医药服务。江苏省中医院各项可比较的主要统计指标均居全国省级中医院的前列。2007年，全省中医机构年门急诊量达2020万人次、年出院病人达58万人次，我省的中医院院均诊疗人次、出院人次超过全国平均数的2倍。

三是特色优势进一步发挥。坚持以提高临床疗效和专科学术水平为核心，大力实施中医"名医、名科、名院"战略，全面加强各级中医医疗机构内涵建设。"十五"期间建成8个全国重点中医临床专科，目前全省正在建设19个全国重点中医临床

专科、15 个全国农村中医特色专科和 12 个全国针灸理疗康复特色专科项目，形成了具有中医特色的专科群体。

四是科研和人才培养取得明显进展。全省建有国家重点中医学科 8 个、国家重点研究室 5 个，省中医院、省中医药研究院成为国家中药药物临床试验质量管理规范中心。近 5 年全省共承担省部级以上中医药领域科研课题 171 项，其中国家"十五"攻关课题 36 项、国家自然科学基金课题 30 项。大力培养优秀中医药人才，107 名老中医和 173 名继承人参加全国名老中医药专家学术经验继承工作，16 人获"国家优秀中医临床人才"称号，培养了一批省级名中医。

五是基层中医药工作稳步推进。大部分乡镇卫生院和社区卫生服务中心开设了中医科，设立了中药房。在经济薄弱地区组织实施中医院对口帮扶计划，投入帮扶资金 7500 万元。稳步实施乡村医生中医专业学历教育项目，基层中医药队伍素质逐步提高。深入推进中医药"进农村、进社区、进家庭"，积极推广中医药适宜技术，努力提高中医药服务的可及性。目前，全省共建成全国农村中医工作先进市 1 个、先进县（市）14 个，全国中医药特色社区卫生服务示范区 2 个。

记者： 江苏省中医医院的固定资产超过了全国的 1／12，的确是实力不俗。您认为江苏省中医药工作之所以在服务水平、专科建设、基层服务等方面取得以上成绩，有哪些成功经验？

郭兴华： 成功经验主要有以下四点：一是坚持以人为本、造福群众，把满足人民群众对中医药服务的需求作为出发点和落脚点，致力于完善中医药服务体系建设，加强人才队伍建设，不断提升中医药服务能力和服务水平。

二是坚持中西并重、中西结合，把中医与西医摆在同等重要的位置，相互借鉴、相互补充，为中医药事业发展创造良好条件，促进中西医共同发展。

三是坚持发扬特色、与时俱进，遵循中医药的自身特点和发展规律，正确处理继承与创新的关系，不断丰富和发展中医药。

四是坚持统筹兼顾、协调发展，着眼我省中医药实际，统筹城乡和区域中医药发展，努力使中医药发展与经济社会发展相适应、与卫生事业发展相协调。

记者： 今后江苏省中医药发展的目标是什么？

郭兴华： 省政府下发的《关于进一步加快中医药事业发展的意见》，明确了当前和今后一个时期中医药发展的指导思想和目标任务。总的要求是，以党的十七大精神为指导，深入贯彻落实科学发展观，遵循中医药发展规律，牢固树立"特色立业、人才强业、科技兴业、优势固业"的理念，着力完善中医药投入、服务、人才、科研、文化和管理等支撑体系，全面提升中医药服务能力、创新能力和竞争能力，不断满足人民群众对中医药服务的需求。

力争通过 5 年左右的努力，使我省成为全国重要的中医临床基地、中医药科研教育基地和中药生产研发基地，逐步实现由中医药大省向中医药强省转变，中医药整体实力继续位居全国前列。

（马骏、朱岷，《中国中医药报》2008 年 12 月 3 日）

陈俊愉：要号召西医学习中医

作为花卉育种专家，陈老建议中药材要品种驯化，变野生为家生，这样药材来源才会更广。要积极研究提高有效成分的含量，使家养中药优于野生中药。

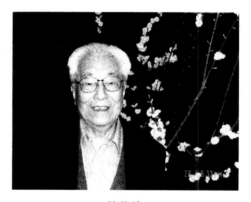

陈俊愉

听说是中医药的话题，工作繁忙的87岁中国工程院资深院士、北京林业大学陈俊愉教授爽快地表示接受采访。在陈老幽雅古朴的书房，记者有幸见到了这位历尽沧桑依然激情不减的老人。

陈老是园林学家、花卉专家、国际园艺学会梅品种国际登录权威、中国花卉协会梅花蜡梅分会会长。早就耳闻陈老出奇地爱梅，采访也就由此开始。

"花卉代表着文化，代表人格和国格"，陈老一直提倡梅花、桂花这些传统名花要走向世界，连同我国的诗词绘画一起到国外宣传展览。"中国是世界园林之母，菊花、牡丹、芍药、山茶花这些名贵的花都是从中国传向全世界的，但这些传统名花我们自己却不重视。现在市面上蝴蝶兰、一品红等洋花充斥，这是很扭曲的现象"，陈老声音很沉痛。研究梅花六十多年，虽然和日本樱花相比，梅花在国际上的知名度较低，但陈老已经取得了不少成果，1998年为梅花申请到了我国唯一的国际花卉品种登录权威，使"梅"的名字被国际认可。

研究领域是花卉园艺，为什么会对中医药的话题感兴趣呢？陈老说，中医中药和花卉园艺关系非常密切，比如芍药、牡丹、桔梗、连翘等很多花既可以观赏，又可以药用。观赏园艺是一种既古老又年轻、有时容易被人误解、有时又红得发紫的不定型的学科，一般不被人了解。1966年，观赏花卉扣着"封资修"的帽子首当其冲，受到历史上从未有过的摧残，名贵的花卉被砸碎，选育的优良抗寒品种被点火烧毁。1976年以后，陈老就常去北京西北旺的药用植物园里寻找花卉，一点一滴地重新做起。

　　三年前的一场重病，使陈老对中医药的疗效有了切身体会。"你看我现在身体蛮好，走路不用拐棍"，说着陈老轻快地起身在房间里示范性地走了一圈，"但三年前我只能坐轮椅。西医诊断是脊椎多处增生、狭窄，影响了腿的功能。怎么办呢？这就要靠你们中医药了"，陈老开心地哈哈大笑。西医手术的建议陈老没有采纳，而是坚持服用北京名医关幼波之子关继波的汤药，结合一些中成药、物理疗法、适当的锻炼等，现在终于基本治愈。

　　"中药的疗效真是太好啦，但是大夫讲的道理我也听不懂。"陈老认为中医药理论理解起来比较困难，在阐明科学性方面存在不足。他说，西医是科学的、唯物的，却不能从整体考虑，头痛医头，脚痛医脚，副作用还很大；中医则是辩证的、整体的、综合的，但是它不容易讲清楚，药物的有效成分不能标准化，另外煎煮起来很麻烦，这些都影响了中医药向全世界的推广。

　　陈老讲，中西医的差别，也反映了东西方文化的差别。比如打仗，外国人多是硬碰硬，以武力取胜；而中国人则有自己的方法，古代七擒孟获，攻心为上，现在的六国会议，都证明了东方的哲学也许更为高明。西医大夫如果没有CT、核磁共振等设备检测指标，也许就难以开出处方，因为他们过多地依靠检验数字，而中医缺少的又恰恰是数字。

　　"虽然我不懂中医，但是我认识到，必须发动中国的大批西医来学习中医"。陈老以关继波大夫为例，关继波先后读了三个专业，建筑、西医、中医，最后融会贯通，医术高超。陈老说，学习西医需要较强的物理化学等自然科学基础，所以中医学习西医可能困难大些，因为中医完全是另外一套理论。陈老说瞧不起中医也许是西医大夫的通病，但如果西医认真学习中医的话，往往更容易出成果。

　　作为花卉育种的专家，陈老建议中药材要品种驯化，变野生为家生。比如甘草，只用野生甘草，会破坏生态环境，而且资源有限，如果变成家庭栽培，药材来源就广了。当然变野生为家生，要进行育种，设法提高有效成分，这里面需要做很多研究工作，万事开头难，认真研究五十年后就会大见其效，那时用科学手段人工培育的药材，有效成分加倍，疗效比天然的还好，这应该是可以做到的。凭培育花卉的经验看，在北京培育出与宁夏枸杞质量类似的枸杞是完全能够做到的。中药之所以讲究道地药材，是因为目前还没有理解原产地对药材的生长到底起了什么作用。比如山东肥城的水蜜桃，皮薄汁肥，是世界上最好的桃子，那么经过研究知道原来是当地土壤中的某种微量元素在起作用。为什么有的植物离开了原产地就生长不好，这是需要找原因的，也是能够找到原因并加以改变的。

陈老说，中医药的前景无限光明。中央要拿出方针，号召西医学习中医，全国要重视中医，重视野生药用植物的保护。另外要积极研究中药育种，提高有效成分的含量，使家养中药优于野生中药。陈老最后对记者说，中医药人不要自卑或过分谦虚，而要抱有为世界人民健康做出更大贡献的信心。

人物链接

陈俊愉[1]，1917 年生于天津，1940 年 1 月金陵大学园艺系毕业（农学士），1943 年 7 月金陵大学园艺研究部毕业（农硕士），1950 年 6 月丹麦哥本哈根皇家兽医及农业大学园艺研究部毕业（科学硕士）。现为北京林业大学教授、博士生导师兼名花研究室主任，中国工程院院士，并兼中国园艺学会常务理事、中国花卉协会梅花蜡梅分会会长、国务院学位委员会林科评审组成员、中国园艺学会副理事长等。

（《中国中医药报》2004 年 6 月 4 日）

---

[1] 陈俊愉于 2012 年逝世，享年 95 岁。

第四辑

行业大势　时政要闻

围绕中心、服务大局是行业报纸的重要功能定位，
把反映国家中医药管理局指导行业发展的时政要闻
串联在一起，昨日之新闻即为今日历史。回望
一路走来的中医药，步履踏实而坚定。

开展精英教育　造就一代名医

"优秀中医临床人才研修项目"考试委员会工作会议在京召开

　　本报讯　"优秀中医临床人才研修项目"从全国遴选出 200 名已获正高职称的中医临床人才，通过 3 年精心设计的学习模式的培养，将他们造就成当代名中医。目前这一培养中医高级人才的全新模式已进入人才遴选的后期阶段。这是记者从 8 月 7 日在京召开的项目考试委员会工作会议上获悉的。

　　据了解，该项目自今年 2 月启动后，各地相继进行了考试选拔，目前已推出 426 人参加由考试委员会组织的"入关"考试。本次工作会议的主要内容是讨论修改遴选考试方案和有关命题事宜。

　　考试委员会专家组成员任继学、马继兴、王永炎、王绵之、王雪苔、李今庸、李经纬、吉良晨、朱良春、陆广莘、张琪、周仲瑛、贺普仁、焦树德、路志正、颜正华等中医界知名老中医出席了本次会议。

　　科教司副司长洪净主持开幕式，贺兴东司长向各位老专家介绍了我国高等中医药教育的现状及该研修项目的相关情况。据贺兴东介绍，该项目对入选对象要求十分严格，必须具有本科以上学历，15 年以上临床工作经验，年龄在 50 岁以下。其研修过程突出中医经典学习和临床实践两方面。在 3 年的学习中，临床不少于 480 个工作日，其中在省级重点学科、重点专科临床不少于 100 个工作日，局级以上重点学科、重点专科不少于 30 个工作日；参加国家继续教育学习不少于 90 个学时，本人还要主讲国家继续教育项目 6 个学时。最后通过综合考核并完成一个临床科研设计方可结业。

　　据项目考试委员会秘书长王永炎院士介绍，我国高等教育思想体系正面临着重大变革，其核心内容是在大众化教育的基础上开展精英教育。王永炎认为，本研修项目既是大众教育又具有精英教育的内容，其定位就是培养当代名中医，也就是培养学科带头人，培养创新创业人才。因为领军人物的意识、思想、悟性关系到整个一级学科的发展，期望通过这一创新培养模式培养出一批熟读经典、勤于临证、融汇新知的人才，推动中医药学科的进步以及中医药事业的发展。

　　会议期间，卫生部副部长兼国家中医药管理局局长佘靖在会议驻地会见了各位老专家并与他们亲切交谈。佘靖说，"优秀中医临床人才研修项目"是为适应中医事业发展需要，培养优秀临床人才的一种探索。本次会议汇聚了全国最权威的中医老专家，就是希望大家在保证遴选考试公正透明，并真正选拔出有培养前途的中医人才方面多提意见，多作指导。佘靖还向各位老专家传达了日前召开的全国防治非典工作会议和全国卫生工作会议的主要精神。佘靖指出，今后中医药应当在加强公共卫生系统建设、加强全民族健康教育以及防治传染病等方面，寻找切入点，积极参与。

（陆静、马骏、徐春柳，《中国中医药报》2003 年 8 月 8 日）

依法保障中医药事业健康发展

国家中医药管理局举行《中华人民共和国中医药条例》施行座谈会

本报讯 在《中华人民共和国中医药条例》10月1日即将施行之际，国家中医药管理局9月27日举行座谈会，邀请中医药界的有关领导、专家就条例施行的重大意义，如何贯彻落实条例等问题进行座谈讨论。卫生部副部长兼国家中医药管理局局长佘靖等出席座谈会并做了重要讲话。

与会领导专家回顾了新中国成立以来，特别是改革开放后党和政府对中医药工作的关怀重视，分析了已经取得的成绩，对今后的工作提出了新的要求与期望。大家一致认为，《中医药条例》是第一部管理扶持中医药事业的国家法规，是中医药事业发展的一个里程碑，将对中医药事业发展产生深远的影响。大家对《条例》的贯彻落实积极建言献策，各抒己见，提出了许多宝贵的意见和建议。

佘靖在会上讲话指出，《中医药条例》是本届政府成立后通过的第一个行政法规，它的颁布实施有重大的现实意义和深远的历史意义，体现了党和国家一贯扶持中医药事业发展的方针政策，并且把方针政策用行政法规的形式固定下来，使中医药从此走上法制管理的轨道。《中医药条例》贯彻"三个代表"的重要思想，把实现好、维护好、发扬好人民群众的根本利益作为立法宗旨。《条例》的制定也是弘扬我们国家优秀文化的重要举措，必将进一步促进和弘扬中医药文化，同时丰富和发展我们社会主义文化。《条例》反映了社会发展的需要和时代发展的需求。党的十六大提出了全面建设小康社会的宏伟目标，这个宏伟目标的实现需要各方面的条件，中医药作为重要的医药资源，应该为保障人民健康，实现小康社会作出应有的贡献。当前人民健康观念转变，疾病谱、医学模式发生变化，对中医药的发展提出了新的机遇和挑战。随着科学技术的进步，必须要加强中医药内涵建设，不断充实自己、发展自己。《条例》的颁布给中医药学的发展提出了新的要求，给中医药界带来新的动力。

佘靖说，党和政府越来越重视中医药的法制建设。1982年我国宪法确定了传统医药的法律地位，我国 23 个省市出台了中医药的地方法规，国家相关的法律法规也都对中医药的各方面有些规定，但是这和我们事业的发展要求相比还是有一定差距，所以特别需要这样一部中医药的法律法规的出台。《条例》的颁布也是坚持依法治国的一个体现，对完善中医药的法制化和规范化，依法来提高管理水平，完善社会主义法制建设，特别是充实卫生系统的法律体系，有非常重要的现实意义。

佘靖强调，《条例》发布后，下一步关键是要贯彻执行，狠抓落实。佘靖认为，要贯彻执行《条例》，首先要把握好基本指导思想，即扶持中医药的发展，加强中医药事业的规范化管理，二者是相辅相成的。其次，要以《中医药条例》的颁布实施为契机，加快中医药行业法制化进程，提高中医药建设法制化的水平，使中医药事业发展的各项工作做到有规范可循，有标准可依，实现法制化管理的要求，提高中医药行业依法管理、依法治业的自觉性，加强中医药的执法监督，满足广大人民群众的需要，实现中医药现代化，进一步推进中医药走向世界。最后，要依法保障中医药事业健康持续发展。贯彻好《中医药条例》，要牢牢把握好《条例》规定的保障、促进中医药事业发展的精髓。其主要内容是，坚持"中西医并重"的方针，保护、扶持、发展中医药事业；保持和发扬中医药特色和优势，不断提高学术水平和临床疗效；中医西医相互学习，相互补充，促进中西医结合；坚持继承创新相结合，推进中医药现代化。《中医药条例》把这些原则从国家法规的层面做了规定，这是中医药事业发展的总的方针和原则，也是中医药管理行为的前提与基础，是中医药依法管理、依法治业的依据。

田景福、陈可冀、唐由之、曹洪欣、郑守曾、项平、李乾构、谢阳谷、王琦、陈珞珈等在会上发言，部分专家作了书面发言。

（徐春柳、陆静、马骏，《中国中医药报》2003 年 9 月 29 日）

世卫医学专家审评我国中医药治疗 SARS 研究成果

中医、中西医结合治疗 SARS 国际研讨会在京开幕

本报讯 由世界卫生组织（WHO）和国家中医药管理局联合主办的中医、中西医结合治疗 SARS 国际研讨会 10 月 8 日在京开幕。来自 WHO 的医学专家与我国中西医专家一道，对前一阶段中医药参与防治 SARS 的临床经验进行回顾总结，并对中医药的优势进行评估。

出席本次会议的 WHO 代表有：WHO 基础药物及医学政策部传统医学协调员张小瑞、WHO 驻华代表 Dr. Henk Bekedam、WHO 西太平洋地区传统医学负责人 Dr. Seung Hoom Choi、WHO 传染病监测反应部全球预警反应"SARS"临床医学官员 Dr. Simon Nicolas MARDEL 等。卫生部副部长兼国家中医药管理局局长佘靖、副局长李振吉出席会议。

开幕式由张小瑞医生主持。据她介绍，全球共有 32 个国家共出现 8400 多例 SARS 患者，其中中国（包括香港和台湾）有 7700 多例。全球死亡率为 11%，中国大陆为 7%，中国香港地区为 17%，中国台湾地区为 27%。这些因素构成了中西医结合治疗 SARS 的潜在效益。她认为，目前医学界对 SARS 尚无安全有效的治疗方法及可用的疫苗，因此，对安全有效的 SARS 治疗方法进行研究是一项重要工作。张小瑞指出，本次会议的目的是审查和分析中西医结合治疗 SARS 的临床报告，客观评价中西医结合治疗 SARS 的有效性和安全性，确认中西医结合治疗的效益或潜在效益，并在出现过 SARS 病例的国家之间分享治疗经验。

佘靖在发言中说，本次会议的召开具有极其深远的现实意义和历史意义，这既是 WHO 与我国在传统医学方面开展密切合作的继续，更是我们在更高的医学学术水平上启动新一轮合作的开始。

佘靖指出，抗击 SARS 这场斗争使我国的医疗卫生界经受了极大的考验和锻炼，作为中国国家医疗卫生体系重要组成部分的中医药也发挥了积极的作用，我国政府紧急启动了"中西医结合治疗 SARS 的临床特别专项"，全国中医药医学专家全面

参与了 SARS 的预防、临床治疗以及康复工作，据不完全统计，全国共有 96 所中医医院派出医疗队到定点医院参与救治工作；在全国内地 5326 例 SARS 确诊病例中，中医药参与治疗的确诊病例达 3104 例。大量的临床科研统计数字表明，采用中西医结合的方法治疗 SARS 疾病，在缩短平均发热时间、改善全身中毒症状、促进肺部炎症吸收、改善免疫功能、减少激素用量和减轻临床常见副作用等方面都取得了较为肯定的结果，显示出较好的临床疗效。

WHO 驻华代表 Dr. Henk Bekedam 在发言中说，传统医学作为在全球医疗体系中一种非常有价值的研究领域一直为 WHO 所认可。我个人一直非常认可传统医学对世界医疗卫生领域所做出的贡献。中国将传统医学整合融入中国医疗体系的做法，可以作为其他国家效仿的模板。为防止年底 SARS 卷土重来，WHO 驻中国办事处正在支持中国政府做相关的准备工作。接下来的几天里，有很多关于传统医药治疗 SARS 的有益探讨。非常重要的是，传统医学对 SRAS 病人所发挥的疗效需要临床试验和其他科学研究方法的支持。

（陆静、马骏,《中国中医药报》2003 年 10 月 9 日）

科学揭示"运气学说"奥秘
运用"五运六气"预测疫病流行研究启动

　　本报讯　　国家中医药管理局第五批非典专项课题"运用'五运六气'理论预测疫病流行的研究"4月6日在安徽中医学院正式启动。该研究将对今后3年可能发生的重大疫病做运气分析，并编制"五运六气"60年疫病预测格局。

　　运用"五运六气"理论预测疫病的流行，在理论指导下形成预测方案，在实践中进行检验是本课题的目标。研究将用实际气象数据注释运气学说的各项规律，利用数据库技术寻找新的关联，重点分析庚辰年以来各年的运气特征与气象数据，归纳出可能导致疫病的"高危"指标作为参考依据，对今后3年的疫病进行预测。并通过对运气文献的整理以及参考运气与气象关系研究所取得的数据，研究五运六气60年疫病预测格局，做出有一定气象指标作分析依据的现代化叙述，为中医药防治急性传染病提供参考资料。

　　运气学说是古人探讨自然变化的周期性规律及其对疾病影响的一门学问，而疫病的发生往往与气候变化有着一定的联系，因此在急性疫病的预防与治疗中，如果能洞察天时，了解气候的周期变化，就会对疫病的预防和治疗起到积极的作用。中国中医研究院基础理论研究所孟庆云教授说，五运六气最能体现"上工治未病"的理论，运气预测绝不是没有科学依据的卜卦算命，疫病预测是世界各国非常关注而又未能较好解决的重大问题，虽有一定的难度，但相信中医学的运气学说可以为疫病预测做出贡献。

　　课题由安徽中医学院承担，顾植山教授牵头，中国中医研究院、中国科技大学、北京中医药大学、广州中医药大学、安徽省气象信息中心等单位协作进行研究。北京中医药大学王玉川、广州中医药大学邓铁涛、中国中医研究院余瀛鳌、许家松等专家为课题学术顾问。

　　据悉，国家中医药管理局在非典期间先后组织了3批共21项课题开展科技攻关，之后又及时启动第四批"中西医结合治疗SARS患者骨坏死临床研究"非典研究专项，本研究是作为第五批非典研究专项启动。

（《中国中医药报》2004年4月12日）

中医基础理论术语国标通过验收

本报讯 《国家标准·中医基础理论术语》研究历时 8 年，近日在沈阳通过验收，改写了国内外没有中医基础理论术语标准的历史。专家一致建议国家中医药管理局将该标准报请国家标准化管理委员会批准、发布，向国内外宣传推广使用。

该标准按约定性和协商性处理学术问题，反映了中医药学术界的共识。与已发布的相关标准及中医药名词审定委员会通过的《中医药基本名词术语》（待出版）相协调，综合了本学科领域古今研究成果。

课题负责人辽宁中医学院李德新教授介绍，该标准按现行学科分类中关于中医基础理论学科的研究范围构建其术语体系，按照 GB/T 1.1–2000《标准结构和编写规则》等多项有关规定编写，符合国家现行法律、法规和相关政策以及语言文字的规定。包括总论、阴阳五行、藏象、气血精津液、经络、体质、病因病机、养生预防、治则、五运六气等 12 类 1130 条，达到了基本的常用的术语数量要求。

国家中医药管理局副局长李振吉说，从 1996 年编写《中医药常用名词术语辞典》，到 2001 年开始启动标准研究，到今天课题验收，可谓"八年磨一剑"，凝聚了辽宁中医学院等课题组成员和全国各相关学科中医药学家的智慧。"十五"期间，国家科技部提出了人才、专利、标准三大战略，通过广大中医药科技工作者的共同努力，中医药界推行三大战略工作取得了一定进展。总体看，人才、专利战略大家比较关注，标准战略相对比较薄弱。随着我国改革开放和政府职能转变，仅用专利的办法保护中医药知识产权是不够的，还应调整思路，通过标准化保护中医药的知识产权。为此，国家中医药管理局将标准化建设纳入重点工作之中，提出了中医药标准化建设整体规划，成立了专家委员会，加大了经费投入。

李振吉介绍，国际上标准分为国际标准、国际行业标准和地区标准，国内则分为国家标准、行业标准、地方标准和企业标准。目前我们所做的标准属于国家标准，将来还将通过世界中医药学会联合会等国际学术组织将之转化为国际行业标准。

（《中国中医药报》2004 年 8 月 8 日）

让综合医院成为展示中医药的舞台

到 2015 年，综合医院将 100% 配置中医临床科室和中药房

本报讯 近来中医药政策暖风频吹，8 月 18 日国家中医药管理局联合卫生部、总后勤部卫生部印发下达《关于切实加强综合医院中医药工作的意见》，对综合医院及专科医院如何开展中医药工作提出明确要求。要求到 2015 年，综合医院都设有中医临床科室，配备中药房，各临床科室与中医科建立起协作机制，保证群众在综合医院同样能享受到安全有效的中医药服务。

该文件是相隔 26 年，继 1982 年卫生部印发的《关于加强综合医院、专科医院中医科工作的意见》后的又一指导综合医院中医药工作的纲领性文件，是 2007 年 11 月上述三部门联合召开的全国综合医院中医药工作会议的配套文件。

文件要求，综合医院的中医临床科室应带有全科性质，提供中药饮片、中成药、针灸、推拿等多种中医药服务。要探索建立中医临床科室与其他临床科室密切配合的协作机制，针对中医药治疗有优势的病种，找准切入点和介入时机，其他临床科室要主动邀请中医科参与本科室病种的治疗。

在组织领导方面，文件指出"推进综合医院中医药工作是各级卫生行政部门和军队各级卫生部门的重要职责"，各级中医药管理部门要把综合医院的中医药工作纳入到整个中医药工作当中，中医药的发展要纳入到综合医院的整体发展规划中。

中医药文化一样要在综合医院中医科室得到体现。文件要求，中医科要努力营造中医药文化氛围，门诊、病房和中药房等区域内的设施和内部装修、标识、科室简介等要体现中医药文化风格与特色，将中医药文化融入中医药科室各项规章制度和工作规范中。

在综合医院的中西医队伍建设方面，文件要求综合医院要组织开展西医人员中医药知识与技能培训，并将此纳入继续教育考核；而中医药人才要强化基本功，做好老中医药专家学术继承，同时加强对西医及现代科学技术的学习。

近年来，综合医院中医药工作越来越受到关注与重视。据不完全统计，截至

2007 年底，全国约 64% 的综合医院设有中医临床科室，注册中医师占综合医院医师总数的 6%，在三批全国老中医药专家学术经验继承工作中，均有综合医院的专家入选，其中第三批指导老师中有 84 人来自综合医院。

（《中国中医药报》2008 年 8 月 27 日）

我国加大对中医药行业投入

今年中央财政投入中医药专项资金逾 35 亿元，创历史最高

本报讯 2008 年中央进一步加大对中医药事业发展的扶持力度，国家发展改革委、财政部、科技部等有关部委本年度共安排中医药专项资金逾 35 亿元，用于支持中医医疗、教育、科研、文化、中医医院基础设施建设等多个领域，支持的力度和广度前所未有。

经过国家中医药管理局积极协调，并在各地中医药管理部门的大力支持下，2008 年国家发展改革委共安排专项资金 22 亿元，支持全国 159 所地市级以上重点中医医院（含中西医结合医院、民族医院）、208 所县级中医医院（含民族医院）进行业务用房改扩建，支持 276 所县级中医医院配置医疗仪器设备。财政部会同国家中医药管理局共安排中医药专项资金 11 亿多元，用于支持开展中医医院中药制剂能力建设、县级中医医院中药房建设、乡村医生中医专业中专学历教育、农村医疗机构中医民族医特色专科专病建设、基层常见病多发病中医药适宜技术推广、县级中医医院急诊急救能力建设、城市社区中医类别全科医师培训以及中医药知识宣传普及。

2008 年的一大创新性举措是中央财政对中医药知识宣传普及的支持。项目共安排专项资金 3100 万元，覆盖全国 31 个省、自治区、直辖市，力图通过中医药宣传活动、普及中医药知识、推进中医院文化建设等，弘扬中医药文化，使广大人民群众充分认识和利用中医药的独特优势。

科技部也日益重视中医药自主创新研究，本年度投入中医药科研的资金超过 1.5 亿元。"973 计划"稳步增加了对中医理论基础研究专项的支持力度，在脏腑相关理论、灸法理论、药性理论等方面新增了 4 个项目；"十一五"国家科技支撑计划新增了"中医外治特色疗法和外治技术的示范研究"项目；中医药行业科研专项今年新设立 44 个项目。

不久前国家发展改革委还会同国家中医药管理局共同确定了 16 家国家中医临床

研究基地建设单位，项目计划总投资 40 多亿元，其中中央财政投入 10 余亿元，将于 2009 年全面启动建设。

据了解，自 1986 年开始财政部、国家计委每年安排近 1 亿元全国中医药专项资金，近几年中央财政对中医药投入持续增长，今年超过 35 亿元的投入力度更是前所未有，为新中国成立以来最高。不断增加的财政投入为中医药事业持续健康发展提供了强有力的物质保障，也为尽快改变中医药基础差、底子薄的现状，推进中医药继承创新，实现中医药事业又好又快发展奠定坚实基础。

（马骏、刘群峰，《中国中医药报》2008 年 12 月 24 日）

卫生部党组书记张茅在国家中医药局调研时强调

把中医药发展摆到更重要议事日程

本报讯 2月27日，卫生部党组书记张茅在国家中医药管理局调研时强调，必须把坚持中西医并重、推动中医药事业改革发展摆到更加重要的议事日程，加大对中医药的扶持力度。卫生部将全力支持国家中医药管理局做好工作，切实促进中西医协调发展，共同维护和增进人民群众健康。

在卫生部副部长、国家中医药管理局局长王国强的陪同下，张茅走遍国家中医药管理局各楼层看望了各司室的干部职工，详细询问了中医药工作的有关情况。张茅表示，事实证明中医药队伍是一支甘于奉献、服务人民的队伍，是一支具有较强战斗力的队伍，是一支值得尊敬和依赖的队伍。"我向中医药局的同志，并通过你们向广大的中医药工作者表示衷心的感谢和崇高的敬意。"

王国强代表局党组汇报了中医药事业基本情况、近年中医药工作主要进展、深入学习实践科学发展观进一步提高和深化对中医药科学发展的认识、当前着重抓好的几项工作等内容。张茅肯定了近年中医药系统认真贯彻落实科学发展观，服从和服务于经济社会发展大局和卫生事业发展全局，推动中医药工作取得的新成就。

张茅指出，要在推动深化医药卫生体制改革中，充分发挥中医药作用。没有中医药事业的改革发展，就不可能实现医药卫生体制改革的总体目标。今年是深化医药卫生体制改革全面启动和整体推进的关键一年，促进和扶持中医药发展，充分发挥中医药的作用是深化医药卫生体制改革的重要内容。

卫生部门和中医药部门要相互支持、互相配合、加强协调，加强中医药特殊性问题的研究和探索，推动建立有利于充分发挥中医药作用的体制机制，在相关配套文件中充分体现中医药内容、发挥中医药的作用、体现中医药的特点。在建立国家基本药物制度中，体现中西药并重的原则，在健全基层医疗卫生服务体系工作中，在促进基本公共卫生服务均等化工作中，制定发挥中医药"治未病"的优势的政策措施。特别是要探索建立有利于中医药特色优势发挥的投入补偿机制和基本医疗保障支付政策，使中医药"简、便、验、廉"的特点真正成为为人民群众服务的优势。

要加快推动出台扶持中医药事业发展的政策文件。党的十七大报告提出"扶持中医药和民族医药事业发展"的要求后，中医药局党组积极协调相关部门研究起草了《关于扶持和促进中医药事业发展的若干意见（稿）》，并在去年2月份召开的国务院中医药工作部际协调小组第一次会议上原则通过，目前《若干意见》已列为医改的重要配套文件。卫生部、中医药局要按照部际协调小组第一次会议精神的要求，结合深化医改有关精神，加紧对《若干意见（稿）》修改完善并尽快上报国务院。

要加快推进中医药立法的进程。去年《中（传统）医药法》列入了本届全国人大常委会立法规划。卫生部有关司局要积极支持、关心中医药的立法工作，共同推进立法的进程。要加强中医药队伍自身建设，保持中医药特色，这是中医药事业发展的重要基础。

张茅说，中医药作为独具特色的卫生资源，是中国特色医药卫生事业的重要组成部分和显著优势，是维护民生的重要内容。中医药作为我国原创的医药科学，是我国最具自主创新潜力的领域之一。中医药作为我国优秀传统文化的瑰宝，是我国文化软实力的重要体现。虽然近年来社会上出现一些对中医药的不和谐声音，但党中央、国务院和人民群众对中医药是支持的。近年来，国家中医药管理局党组一班人，勇挑重担，攻坚克难，做了大量工作，推动了事业发展，最为突出地体现在四个方面：

一是着力理清发展思路。将维护人民群众身体健康、满足人民群众对中医药服务的需求作为工作的出发点和立足点。坚持把科学发展观与中医药工作实际紧密结合，提出了建立"整体思维、系统运行、三观互动、科学发展"的中医药工作系统及其运行机制的总体思路和推动中医药医疗、保健、教育、科研、产业、文化"六位一体"全面协调可持续发展的中医药工作总体布局，中医药发展的方向更加明确，思路更加清晰，工作机制更加完善。

二是着力加强沟通协调。将主动沟通、综合协调，争取支持，形成共识作为推动解决中医药改革发展重点难点问题的重要举措。推动建立了中医药工作部际协调机制，共同研究和制定了扶持和促进中医药事业发展的若干政策措施，并在解决一些多年来影响和制约中医药发展和群众反映比较强烈的重点、难点问题上取得重要突破。

三是着力加强自身建设。通过开展创建学习型组织、服务型机关、和谐团队"三项建设"活动，保持奋发向上的精神状态，树立求真务实、真抓实干的工作作风。在行业内努力凝聚力量，营造内部团结、外部和谐的良好工作氛围，调动了中医药人员的主观能动性和积极性。

四是着力推动工作落实。近年来中医药工作特别在强化城乡基层中医药服务能力建设、积极探索构建中医"治未病"服务体系、人才培养、中医临床研究基地建设、改革和完善中医医疗管理制度、中医药文化建设、深化中医药国际交流合作等方面都取得积极进展。

国家中医药管理局副局长于文明、马建中及各司局负责人参加了座谈会，卫生部有关司局负责人陪同张茅调研。

（《中国中医药报》2009 年 3 月 2 日）

国家发改委等三部门发布县中医院建设指导意见

彻底改变房屋不足设备短缺状况

本报讯 卫生部、国家中医药管理局、国家发展和改革委员会日前联合发布的《中央预算内专项资金项目县中医院建设指导意见》指出，县中医医院项目建设将彻底改变房屋不足与陈旧、基本医疗设备短缺的状况，中医药特色优势更加突出，成为当地急诊急救网络的重要成员单位。

《指导意见》是为加强中央预算内专项资金项目县级中医医院建设管理，发挥最大投资效益，依照《中医医院建设标准》制定的。项目建设完成后，县中医医院的基础设施条件要得到很大改善，彻底改变房屋不足与陈旧、基本医疗设备短缺的状况，在传染性疾病和地方病防治中能更好地发挥中医药的作用，急诊急救能力提高明显，成为当地急诊急救网络的重要成员单位。中医药特色优势更加突出，具有中医特色的临床科室达到 10 个以上，中医药治疗率或中西医结合治疗率在原有基础上分别提高 10%，每个项目单位建成不少于 1 个省级以上重点中医专科（专病）或 3 个以上市级重点中医专科（专病）。县中医医院床位数与区域内人口总数之比原则上宜按每千人口 0.22～0.27 张床测算，建设项目人口稀少地区可适当上浮。

《指导意见》指出，县中医医院是基层医疗卫生服务体系的重要组成部分，是当地农村中医药工作的龙头，是农村中医药（民族医药）医疗、预防、保健中心，承担农村中医药（民族医药）预防保健、基本医疗等任务，接受乡村两级卫生机构的转诊，承担中医药（民族医药）诊疗技术的挖掘整理和适宜技术推广、乡村中医药（民族医药）人员培训及业务指导等任务。

建设目标是通过不断加大投入，深化改革，加强管理，使建设单位成为适应群众需求，建设规模适度，设施设备齐全，服务功能完善，人员结构合理，中医特色突出，专科（专病）优势明显，疗效水平较高，服务质量优良，运行机制良好，费用控制严格，可稳步持续发展的综合性中医医院，为推进中医药继承与创新，弘扬中医药文化，满足人民群众健康需求提供良好保障。

　　健全基层医疗卫生服务体系是新医改五项重点工作之一，中央 3 年内重点支持 2000 所左右县级医院（含中医院）建设，和该指导意见同时下发的还有关于县医院、中心乡镇卫生院、村卫生室和社区卫生服务中心的建设指导意见。在中心乡镇卫生院和社区卫生服务中心的建设指导意见中，对中医科、中药房的建设也有明确要求和规定。

（《中国中医药报》2009 年 6 月 25 日）

要认真总结甲感防治经验

自四川出现首例甲型 H1N1 流感病例，中医药专家积极参与，全国各地有多个纯中药治愈的成功案例。王国强近日在广东表示，应建立中医药参与传染病防治的长效应急机制、建立中医药治疗传染病的文献信息平台，他强调——

卫生部副部长、国家中医药管理局局长王国强 7 月 1 日来到广东省中医院大学城医院，视察收治甲感病人的情况。他认为，广东经验证明单纯用中医药防治甲感有明显疗效，要积极建立中医药参与传染病防治的长效机制和应急机制，应认真总结、因地制宜制定调整治疗方案。

效果：体温下降平稳无反复

目前广东省中医院传染楼已独立收治了 14 例甲流病人，全部使用中医药治疗，没有使用任何西药。其中 5 例已治愈出院，另外 9 例正在康复中。

通过纯中药治疗，这些甲感患者平均 24 小时退热，2～4 天流感样症状完全消失，平均 5 天咽拭子转阴。中医药治疗甲感不仅疗效好，而且费用低。"内服中药每剂 6 元～20 元，漱口中药每剂 6.6 元，喷喉中成药每支 2 元，沐足中药每剂 2 元。平均算下来一天数十元。"这远低于西医的治疗成本。

王国强详细询问了中医与西医治疗甲感的异同。当了解到患者服中药后体温下降平稳，且无反复后，他说，"中医药治疗甲感的特点在于辨证论治，根据地域、个体和病情差异，采用清热解表祛湿等不同方法。"谈到中医药治疗优势时他指出，"中医强调'得正汗'，患者微微出汗，体温既徐徐下降，又不伤元气。病人没有大病初愈的虚弱感。"

特色：配合中药漱口和泡脚

邹旭副院长是省卫生厅中医药局防治甲感专家组成员，他介绍了广东省中医院防治甲感的经验。治疗本病以银翘散或桑菊饮为主方，针对岭南常挟湿的地域特点，可加薏米、扁豆，有腹痛呕吐的可加藿香和佩兰。咽痛是甲感的常见症状，宜用中药漱口，漱口方由岗梅根、土牛七、桔梗和甘草组成。对体温大于 38℃ 且没有出汗的患者给予中药泡脚，每次 30 分钟，泡脚方为麻黄粉 15 克、桂枝粉 15 克、防风粉 15 克。

看望了隔离区的医务人员、与甲感患者视频通话后，王国强说，本次防治甲感中医药积极参与，在第一时间进入病房，第一时间开药方。国家中医药局组织的专家组，自始至终跟踪整个防治工作，北京地坛医院、北京佑安医院等对全过程做了详细记录。我们应该很好地总结经验，根据历史文献记载及治疗经历来调整方案，可以和西医治疗作对照性研究。要建立中医药参与传染病防治的长效机制和应急机制，能够在最短的时间内及时启动，及时参与。建立一个中医治疗传染病的文献信息平台，对病例进行分析，使中医能对以后可能出现的重大卫生事件进行科学防治。

相关链接：广东省中医院纯中药治愈的 5 例甲感患者

第一例：6 月 12 日，27 岁的网络公司负责人徐某来院就诊，发热 38.7℃，咽充血（++），扁桃体 2～3 度肿大。采用纯中药治疗，24 小时体温恢复正常，4 天后咽拭子转阴，19 日出院。这是世界上首例通过纯中药治愈的甲感患者；

第二例：6 月 14 日，徐某的同事陈某入院，病情较重，发热达 39.1℃。采用清热祛湿法，同时配合沐足促使其发汗退热。服用中药 8 小时，体温降至 37.5℃，入院第三天体温完全恢复正常，22 日出院；

第三例：6 月 17 日，22 岁大学在校生廖某被收治入院，纯中药治疗疗效明显；

第四例：6 月 24 日，首位纯中药治愈的甲感外国患者、澳大利亚籍男子出院。这位患者服用中药治疗后的 39 小时，包括咽痛在内的所有临床症状全部消除，咽拭子转为阴性；

第五例：6 月 21 日，一位 42 岁的美籍华人入院，采用中药漱口、喷喉、沐足、内服中药等，24 日体温降至 37℃ 以下，25 日、26 日连续两次咽拭子阴性，27 日康复出院。

（马骏、胡延滨,《中国中医药报》2009 年 7 月 3 日）

坚持中医理论指导 促进自主创新 实现跨越式发展
首届中医诊疗设备展览会在沪举行

本报讯 10月8日，由国家中医药管理局主办、上海中医药大学和上海市卫生局承办的首届中医诊疗设备论坛暨展览会在上海举行，这是国家中医药管理局第一次就中医诊疗设备举办的主题活动。卫生部副部长、国家中医药管理局局长王国强在会上指出，发展中医诊疗设备有重大现实和历史意义，有利于推动中医药现代化进程，更好地为人民群众服务。发展中医诊疗设备应坚持以中医理论为指导，坚持为中医临床诊疗服务，加强研发、生产、应用的有机结合，以实现中医诊疗设备的跨越式发展，促进中医药事业又好又快发展。

王国强说，发展中医诊疗设备，有利于更好地为人民群众服务，更好体现和保护中医自主知识产权，推动中医药现代化进程，促进中医药更好地走向世界，为经济社会发展服务。他说，"这次会议十分重要，这项工作是国家中医药管理局今年的重点工作之一。"

"如果在研发、应用中不能以中医理论为指导，尤其是不能在中医诊疗活动中得到应用，那么这些设备就不能称其为'中医诊疗设备'。"王国强说，当前中医诊疗设备存在的问题主要是：中医诊疗设备的现代科技含量低、产品的升级换代缓慢、产品的同类化现象严重、设备的研发与中医理论和临床实践的结合不够紧密，主要原因在于：缺乏专门的研发机构，研发的人才队伍严重不足，医理设计没有重大突破，标准化建设滞后，相关政策还不完善等。

王国强提出发展中医诊疗设备应当把握的五个基本原则：坚持以人为本；坚持为中医临床诊疗服务，中医诊疗设备必须体现实用性；坚持以中医理论为指导；坚持继承与创新相结合，要在真正把握中医本质和精髓的基础上，积极借鉴和利用现代科学技术，实现自主创新；加强研发、生产、应用的有机结合。他要求，今后要着力提升中医诊疗设备的研发能力和水平，努力提高中医诊疗设备的生产质量，促进企业的规模化发展，不断优化中医诊疗设备的临床配置，提高设备的使用效率，积极开展中医诊疗设备的国际交流与合作，为发展中医诊疗设备创造良好的环境和条件。

"政府搭台，企业唱戏"，据了解，国家中医药管理局将加强组织协调工作，在本次会后研究制定"促进中医诊疗设备发展的意见"，组织实施"中医诊疗设备促进工程"。将加大中医诊疗设备研究的财政支持力度，引导企业增加研究开发的投入，形成多元化、多渠道的投入体系。建立与完善中医诊疗设备标准规范，制定并不断完善中医诊疗设备的临床配置标准。充分考虑中医诊疗设备的特殊性，制定适合中医诊疗设备的注册审批政策，修改中医诊疗设备使用的收费标准，将符合条件的中医诊疗设备服务项目纳入医保范围。

本次展览会集中展示了中医诊疗设备的最新发展成果，有59家中医诊疗设备生产研发企业、高等院校、科研机构、中医医院等单位参展，产品涉及四诊、健康评估、针刺、灸法、推拿、理疗、康复、熏蒸、中药煎煮等方面。27位中医临床、基础、医学工程等相关领域的专家学者在论坛做专题发言。

上海市副市长沈晓明以及科技部、国家食品药品监督管理局等有关部门领导出席会议，开幕式由国家中医药管理局副局长吴刚主持。来自全国各地的中医药管理部门和企事业单位的负责人及有关专家学者600余人参加。

（《中国中医药报》2009年10月9日）

凝聚行业力量办大事

　　1 月 24 日中华中医药学会在北京召开第五届常务理事会第一次会议，总结去年并审议今年工作。会长王国强强调，学会的生命力在于活动，学会的凝聚力在于服务，要充分发挥团结专家学者、凝聚行业力量、开展学术研究、引领学术进步、促进事业发展的独特作用——

　　中华中医药学会是党和政府联系全国中医药科技工作者的大型社会团体。1 月 24 日在京召开的第五届中华中医药学会常务理事会是新一届理事会的第一次会议，会议期间，卫生部副部长、国家中医药管理局局长、中华中医药学会会长王国强作了重要讲话。来自全国各地的几十名常务理事和会长、副会长们对学会去年各项工作、科技奖励评审结果、今年活动计划、《分会管理办法》等进行讨论和审议，踊跃发表意见和建议。国家中医药局副局长、中华中医药学会副会长马建中主持了会议。

引领中医药学术及风气进步

　　学会的首要任务是提高学术交流质量、繁荣中医药学术。学会秘书长李俊德介绍，2009 年学会共举办全国性学术活动 74 次，参会人员 8000 多人，论文数量与去年相比增加 28%。其中，中医学术流派研究、扶阳论坛等引起较大反响；学会成功申办中国科协年会的中医药分会场，是中医药在中国科协年会的首次"亮相"；学会被批准成为中医药行业唯一一家可以直接推荐国家科技奖的学术团体。

　　"学术活动是学会工作生命力的重要体现"，卫生部副部长、国家中医药管理局局长、中华中医药学会会长王国强说。他要求要充分发挥学会在中医药学术进步中的引领和促进作用，要高度重视学术活动的质量与水平，要高度重视端正学术风气，营造自由平等、求真务实的学术氛围。

　　学会今年的七项重点工作中，"加强职业道德建设，促进行业自律工作"是其中重要一项。副秘书长曹正逵表示，学会正筹备成立中华中医药学术道德专家委员会、制订学会《学术道德规范建设方案》，建立健全"学术不端行为黑名单警示制度"。

服好务，做"会员之家"

王国强分析了当前卫生和中医药事业发展形势、科学技术发展形势、社会组织发展形势，指出学会正面临着难得的机遇。但同时也要看到，中医药界社团林立、资源分割，不利于集中力量办大事；学会本身专科分会众多，个别自行其是，难于管理；学会对会员的凝聚力还不强，规范化建设还需要进一步加强。

王国强说，"学会工作的出发点和落脚点是服务。"要推进学会创新发展，就是要围绕中医药中心工作，服务学术进步，服务人才培养，服务科学普及，服务政府决策，服务会员发展。

副会长和常务理事们也在会上纷纷发言。张伯礼院士认为，学会除了开展好学术活动，还要为会员"维权"、反映县级中医院等基层存在的困难，成为真正的"会员之家"。

中国中医科学院院长曹洪欣说，去年一年间学会的工作量是巨大的，下一步要考虑如何从数量向质量跨越。"医改的主体是医务人员"，而我国中医师没有专门的协会，在这方面中华中医药学会要发挥作用，做些调研工作。

学会目前有 69 个专科分会，分会的设立成为会议的讨论热点。新的《分会管理办法》草案中，考虑在部分分会进行试点，设前任主任委员、主任委员、候选主任委员，前任、候任和副主任委员协助主任委员工作。无特殊情况，候选主任委员成为下一届主任委员。此外，草案对兼职也进行了限制，提出主任委员（秘书长）不得兼任本学会其他专业委员会的主任委员（秘书长）、副主任委员（副秘书长）职务。

此外，针对某些分会按学科或按病种等分类不够规范严谨的现状，与会代表建议对内容有重复的分会进行梳理。

在政府职能转变中发挥作用

学会是党和政府联系广大中医药工作者的桥梁纽带。王国强说，要把服务政府决策作为学会的重要任务。在政府职能逐渐转变、探索建立政府调控机制同社会协调机制互联、政府行政功能同社会自治功能互补、政府管理力量同社会调节力量互动的社会管理和公共服务网络的过程中，学会有很多承担政府委托工作的机遇。

王国强要求，在今年深化医改过程中，学会要紧紧围绕五项重点工作，针对公立中医医院改革试点、实施基本药物制度等难点问题，组织专家开展调查研究，为探索政策措施反映诉求、提出建议和辅助决策。

（《中国中医药报》2010 年 1 月 25 日）

我国中医药事业"十一五"成就辉煌
形成"六位一体"全面发展新格局

本报讯 时值"十一五"末期，记者从国家中医药管理局获悉，"十一五"期间我国中医药事业取得显著成就，形成了中医药医疗、保健、科研、教育、产业、文化"六位一体"全面发展的新格局。

党和国家对中医药事业高度重视，出台了一系列重要政策法规。党的十七大报告首次把中医药方针写入全国代表大会报告，国务院中医药工作部际协调小组成立，国务院 16 个部门联合发布《中医药创新发展规划纲要（2006—2020）》。尤其是《国务院关于扶持和促进中医药事业发展的若干意见》颁布实施，成为指导新时期中医药事业发展的纲领性文件。中医药法制化、标准化建设取得新成效。发布 27 个中医药法律法规，国家标准从 6 个增加到 33 个，《中（传统）医药法》列入十一届全国人大常委会立法规划，发布中医药地方性法规的省（区、市）达到 26 个，中医药监督工作得到加强，中医药标准体系框架初步建立。

国家对中医药投入力度不断加大。"十一五"期间政府中医药投入从 41 亿元升至 110 亿元，截至 2009 年底，中医药总费用达 1927 亿元。中医药全面参与深化医改，围绕五项重点工作推出一系列有利于发挥中医药作用的政策措施，在基本医疗卫生制度建设中发挥应有的作用，中医药发展的社会环境明显改善。

中医药医疗服务的覆盖面和可及性明显提高。中医院年诊疗人次达 3.3 亿，全国有中医院 3164 家，中医院床位数 43 万张，卫生机构的中医类别执业（助理）医师和中药师（士）分别为 27 万人、9 万人，中医院病床使用率从 65% 提高到 82%，中医院出院人数从年 612 万人次增加到年 1124 万人次。中医医院（含中西医结合医院和民族医院）基础设施条件明显改善，中医药特色优势进一步发挥，综合医院中医药工作进一步加强。民族医药和中西医结合工作稳步推进，印发实施《关于切实加强民族医药事业发展的指导意见》。

中医预防保健服务建设取得积极进展。中医药服务领域进一步拓展，中医"治未病"工程全面展开，现全国有"治未病"服务示范点 103 家。中医药应对突发公共卫生事件和防治重大疾病能力进一步提高，中医药治疗艾滋病等重大传染病取得较好效果，在汶川特大地震、北京奥运会、上海世博会等重大事件和手足口病、甲型 H1N1 流感等突发公共卫生事件中发挥出独特而重要的作用。农村和社区中医药工作基础进一步夯实，中医药适宜技术应用更加广泛，基层医疗卫生机构中医药服务能力不断提高。

中医药科技创新体系初步形成。中医药继承与创新能力明显增强，建设 16 家国家中医临床研究基地，建立一批重点研究室和三级实验室，《中华本草》编纂工作全面完成，对一批中医古籍进行整理研究，对一批老中医药专家学术思想和临证经验开展传承研究，中医药重点学科和重点专科建设成效显现，20 多项科研成果获得国家科学技术奖。国务院发布的《国家中长期科学和技术发展规划纲要（2006 — 2020 年）》将中医药传承与创新发展列为人口与发展的优先主题。中医药科研机构申请的专利有 118 个，中成药总产值和中药材总产值分别达 2054 亿元和 469 亿元，中药出口额突破 14 亿美元。中药产业水平进一步提升，中药资源保护、开发和可持续利用得到重视。

中医药院校教育教学改革取得初步成效。我国现有高等中医药类院校 34 所，在校生人数从 38 万人增至 53 万人，中医药人才队伍素质进一步提高，我国首次设立中医师承专业学位，首次在全国评选表彰 30 名德高望重、医术精湛的"国医大师"，中医药继续教育覆盖率进一步扩大，农村和社区中医药人才培养不断加强。

中医药文化建设新局面初步形成，已申报成功国家和世界非物质文化遗产 41 个，中医药传统文化教育基地 10 家。由国家中医药管理局联合中宣部、卫生部等共 23 个部委主办的"中医中药中国行"大型科普宣传活动走遍 31 个省（区、市）、新疆生产建设兵团和香港、澳门特别行政区，走进了军营，产生深刻社会影响，中医针灸成功列入世界非物质文化遗产代表作名录，《黄帝内经》和《本草纲目》被列入亚太地区记忆工程名录。

中医药对外交流与合作更加活跃，国际影响日益扩大，第 62 届"世界卫生大会"顺利通过了由中国倡议的世界传统医学决议，与 33 个国家和地区签订了 48 个专门的传统医药双边合作协议。（注：本文部分数据截至 2009 年底）

（马骏、刘群峰，《中国中医药报》2010 年 12 月 10 日）

全国中医药管理部门办公室工作会议举行
探索中医药行政管理新思路

本报讯 当前随着医改深入，管理体制机制方面的深层次矛盾逐渐显现，是对卫生和中医药行政管理部门行政能力的考验。5月24日，在甘肃兰州召开的全国中医药管理部门办公室工作会议提出，要积极探索新形势下中医药行政管理的新思路、新举措，提高管理服务的能力和水平。

卫生部副部长、国家中医药管理局局长王国强在致信中说，办公室是机关的重要枢纽部门，担负着参谋助手、综合协调、督查检查、信息交流、服务保障、事务处理等重要职能，本次会议必将对推进中医药事业科学发展和提高办公室工作水平产生重要影响。

国家中医药管理局副局长吴刚在讲话中说，上次全国中医药系统办公室会议是在2006年召开，本次会议选择在十二五开局之年有重要意义。当前加强政府改革与自身建设、深化医改与中医药事业发展的新形势，对办公室工作提出了新的更高的要求。只有不断推进工作的制度化、规范化和科学化建设，保证机关高效运转，才能完成中医药行政管理部门承担的各项改革与发展的任务。

办公室工作千头万绪，与全局中心工作密切相连。吴刚要求办公室工作人员内强素质，外树形象，加强理论学习，展现良好精神风貌。要埋头苦干，进一步提高服务水平。为领导服务，当好参谋助手；为部门和基层服务，讲求规范，高效有序；为群众服务，主动热情，换位思考。工作做到忙而有序，既要强化规范又要注重灵活，做到急事先办、大事稳办、难事细办。同时要注意处理好信息公开和保密工作的关系。

国家中医药管理局办公室主任王炼提出今后六项重点工作：一是加强中医药信息管理、信息报送工作，建立信息采集、分析、利用的机制，完善中医药管理部门政务信息网络；二是提升宣传质量，各地要主动向各级党政领导汇报中医药工作，和新闻界广泛联系，大力宣传报道中医药；三是深入推进中医中药中国行活动，采取文化科普宣传周、全国万名基层中医师读报等多种形式；四是推进文化建设，弘扬中医职业道德，加强文化宣传教育基地建设；五是做好中医药信访工作，为领导部门提供决策信息；六是切实转变作风，按照局党组开展机关"三项建设"互动要求，提高执行力和贯彻力。

甘肃省卫生厅厅长刘维忠在会上介绍了甘肃医改经验，北京、吉林、广东、四川、甘肃等省市中医药管理部门以及中国中医药出版社交流了工作经验。全国 31 个省、自治区、直辖市的中医药管理部门的负责人约 80 人参加会议。

（《中国中医药报》2011 年 05 月 25 日）

中央财政五十九亿元支持中医药

中央财政投入力度之大，覆盖范围之广，是国家中医药管理局成立 20 多年来前所未有的，充分体现了党中央、国务院高度重视和扶持中医药事业发展。

本报讯 2011 年，中央财政对中医药投入力度进一步加大，支持全国中医药事业发展专项资金达到 59.5 亿元，创新中国成立以来新高。

"十一五"以来，尤其是 2009 年深化医药卫生体制改革正式启动后，国家发展改革委、财政部等有关部门不断加大中医药投入力度，中央财政支持全国中医药事业发展专项资金从 2006 年的 5.8 亿元持续增长到 2011 年的近 60 亿元。中央财政投入力度之大，覆盖范围之广，是国家中医药管理局成立 20 多年来前所未有的，充分体现了党中央、国务院高度重视和扶持中医药事业发展。

2011 年中央财政用于支持全国中医药事业发展的专项资金，一是安排中央预算内专项资金 10.22 亿元，支持全国 70 所县级中医医院标准化建设，2009～2011 年，全国共计 380 余所县级中医医院得到标准化建设，深化医改第一阶段县级中医医院标准化建设任务顺利完成；二是安排深化医改专项资金 42.12 亿元，组织实施市县级中医院、民族医院能力建设，共支持县级中医医院 1814 所，包括中西部地区 22 个省（区、市）和新疆生产建设兵团 1663 所；东部地区 9 省（市）陆路边境县、少数民族县、扶贫县及福建省原中央苏区县、革命老区 151 所，另外还支持地市级中医医院 146 所；三是安排中医药部门公共卫生专项资金 7.12 亿元，支持全国名老中医传承工作室建设、基层常见病多发病中医药适宜技术推广能力建设、中医药人才能力培训、中医药知识宣传普及、国家基本药物所需中药原料资源调查和监测以及中医临床重点专科建设。

（马骏、刘群峰，《中国中医药报》2011 年 12 月 23 日）

陈竺：构筑融东西优势的医学体系
中国中西医结合学会第七次全代会召开

本报讯 "我们应该有信心，通过努力在我国建立一个融合东西方医学优势的现代医学体系。" 1 月 24 日，全国人大常委会副委员长陈竺在北京召开的中国中西医结合学会第七次全国会员代表大会上说。

会议选举产生第七届理事会成员。中国人民解放军总医院陈香美院士当选为新一届会长，中国中医科学院副院长范吉平当选为常务副会长，王文健、李显筑、吴以岭、郭姣、姚树坤、唐旭东、高思华、凌昌全、崔乃强、黄光英、蒋健任学会副会长，吕文良任秘书长。

2008 年，陈竺曾出席中国中西医结合学会第六次会员代表大会，时隔 7 年，他对中国中西医结合工作提出三点希望：

一是积极主动，为医药卫生事业改革发展做贡献。例如，如何通过中西医结合优势为医改强基层服务加一把推力，如何使中西医结合在全科医生培养和全科医学科室建设中发挥独特作用。

二是创新提高，构筑融合东西方医学的现代医学体系。要做好辨病与辨证结合，把通过高质量多中心随机对照研究进行疗效评价作为中西医结合成功与否的客观标准。要把握好中西医相互融合、传统医学与现代医学优势互补这一发展趋势，为中西医结合事业发展创造良好条件。

三是发挥优势，为应对人民群众主要健康威胁再立新功。面对慢性非传染性疾病和新发传染性疾病的威胁，中西医结合医学应发挥整体医学的特点，加快传统医学理论与技术的革新，充分发挥中国传统医学在生命观、健康观、医学模式等方面的优势，为现代西方医学提供更多的治疗思想和预防手段，进而为医药产业和健康服务业提供知识来源和发展思路。

国家卫生计生委副主任、国家中医药管理局局长王国强在会上重申 60 年前毛主席就中医药工作提出的一系列有远见卓识的指示。他肯定了中国中西医结合学会近年的工作成绩，并结合中医药五种资源优势及"一带一路"战略，对中西医结合工作提出四点新要求：一是以规划引领为目标，加强学会的发展统筹谋划；二是以提高群众健康水平为核心，发挥中西医结合特色优势，提高临床疗效；三是以制度创新为重点，培养中西医结合人才；四是以中医原创思维为指导，加强中西医结合科学研究。

中国科协书记处书记沈爱民、中国中医科学院院长张伯礼、解放军总后勤部副部长李书章出席并讲话。会上为获 2014 年度中国中西医结合学会科技奖的 6 项一等奖、10 项二等奖、20 项三等奖以及 1 项科普奖颁奖。

（《中国中医药报》2015 年 1 月 26 日）

年终回眸：波澜壮阔的 2007

岁末年终，人们总会不自觉地停下匆匆脚步，回看过去，盘点成败得失。

对中医药界而言，2007 年无疑是波澜壮阔、加速度前进的一年。这一年里，史无前例的"中医中药中国行"大型科普宣传活动顺利启航，先进模范人物不断涌现，新规范、新举措接连出台，不和谐的杂音日趋微弱……

过去的已成为历史，让我们一同铭记。盘点要事，见证风云，开拓进取，再展新篇。

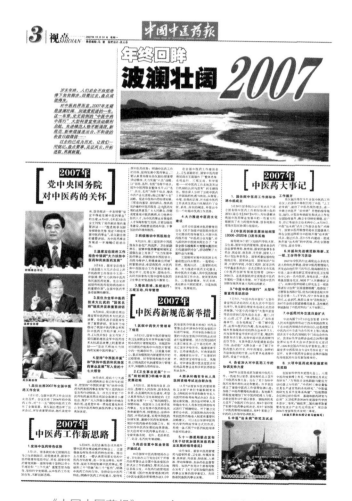

《中国中医药报》2007 年 12 月 31 日报道的版面

2007 年党中央国务院对中医药的关怀

1. 吴仪出席 2007 年全国中医药工作会议

1 月 11 日，全国中医药工作会议在北京召开，会议总结了 2006 年的中医药工作，对"十一五"期间中医药工作作了全面部署。吴仪副总理出席会议发表重要讲话。她代表党中央、国务院进一步表明要"坚定不移地发展中医药事业"的态度。6 月 4 日，《求是》杂志全文刊发了吴仪副总理的重要讲话——"推进继承创新发挥特色优势坚定不移地发展中医药事业"。吴仪副总理的重要讲话，为中医药事业发展进一步指明了前进方向。

2. 温家宝在政府工作报告中强调"大力扶持中医药和民族医药发展"

3 月 5 日，温家宝总理在十届全国人大五次会议上所作的政府工作报告中又进一步强调：要"大力扶持中医药和民族医药发展，充分发挥祖国传统医药在防病治病中的重要作用"。全国中医药界备受鼓舞和鞭策。

3. 吴仪为全军中医药技术大比武的"国医名师"颁奖并发表重要讲话

8 月 30 日，吴仪副总理出席全军中医药技术大比武总决赛，为获奖选手颁奖并发表了重要讲话，更加有力地推动了我国中医药事业和军队中医药工作的开展。9 月 4 日，《人民日报》全文刊发了吴仪副总理在全军中医药技术大比武总决赛上的重要讲话——"坚定不移地大力扶持和发展中医药事业"。

4. 坚持"中西医并重"和"扶持中医药和民族医药事业发展"写入党的十七大报告

10 月 15 日，党的十七大通过的胡锦涛总书记所作的报告，把坚持"中西医并重"和"扶持中医药和民族医药事业发展"写入党的政治宣言和行动纲领，又一次充分肯定了中医药和民族医药在我国全面建设小康社会、维护广大人民群众健康中的地位和作用，这是党中央一贯高度重视和关心支持中医药和民族医药事业发展的具体体现。

2007 年中医药工作新思路

1. 发扬中医药特色优势

3 月 1 日，国务院任命王国强同志为卫生部副部长、部党组成员，国家中医药管理局党组书记、局长。国家中医药管理局新一届领导班子坚持以邓小平理论和"三个代表"重要思想为指导，坚持科学发展观，从中医药工作实际出发，不断创新思路。

5 月 24 日，在纪念衡阳会议 25 周年暨中医药发展战略研究峰会上，王国强就如何发扬中医药特色优势，提出五点意见：一要认真贯彻落实党的中医药方针政策，进一步突出特色，发挥优势，坚定不移地发展中医药事业。要做到三个"明确"和三个"坚持"，明确中医药工作的方向，坚持突出中医药特色；明确中医药工作的重点，坚持发挥中医药优势；明确中医药工作的目标，坚持发展中医药事业。二要认真贯彻落实吴仪副总理重要讲话精神，大力实施"六名"战略。以"名院、名科、名医"为骨干结点，提升中医药服务整体水平；以"名厂、名店、名药"为骨干结点，推进中药产业化进程；通过实施"六名"战略，促进中医和中药协调发展。三要面向基层、面向群众，提供质优价廉的中医药服务，让中医药发展的成果惠及广大人民群众。四要高度重视中医药教育，大力培养中医药人才，为中医药事业发展提供人才保障和智力支持。五要加强自身建设，积极营造团结和谐、干事创业的环境和氛围。

2. 积极推动中西医结合

9 月 22 日，第三届世界中西医结合大会在广州召开。卫生部副部长、国家中医药管理局局长王国强在会上发表了"大力发展中医药事业，积极推进中西医结合，共同为维护人类健康做出贡献"的重要讲话。希望西医药、中医药和中西医结合工作者相互尊重、相互学习、优势互补、团结合作，共同为探索和实现中国特色医药卫生事业发展道路而不懈努力。

3. 整体思维、系统运行、三观互动、科学管理

在全国中医药工作座谈会上，卫生部副部长、国家中医药管理局局长王国强作了"整体思维、系统运行、三观互动、科学管理——对中医药工作系统及其运行机制的认识与思考"的主题报告。报告分析了当前中医药工作面临的机遇挑战，从微观、中观、宏观的层面进行全面、系统、深刻的阐述，提出今后一个时期中医药工作思路。

4. 大力推进中医药文化建设

12 月 12 日国家中医药管理局出台《关于加强中医医院中医药文化建设的指导意见》。中国中医药报开设"中医药文化专版"，并与深圳市中医院共同主办了"首届全国书画摄影大赛暨中医医院文化建设研讨会"，活动收到了大量作品与来稿。

2007 年中医药新规范新举措

1. 医院中药饮片管理有了规范

3 月 23 日，国家中医药管理局和卫生部联合发布并开始施行《医院中药饮片管理规范》。该规范针对目前医疗机构中中药饮片管理中的一些薄弱环节，以质量为核心，重点加强医院内部重要饮片的过程管理、环节管理和规范化管理，保障群众用药安全。

2.《卫生事业发展"十一五"规划纲要》明确中医药发展战略

5 月 21 日，国务院发出通知要求认真贯彻执行卫生部制定的《卫生事业发展"十一五"规划纲要》。纲要明确，我国将大力发展中医药事业，充分发挥中医药特色优势和重要作用。纲要提出：坚持中西医、中西药并重，实现中西医药协调发展。遵循中医药发展规律，做好中医药继承和创新工作。制定扶持中医药发展的政策措施，加大政府对中医药事业的投入，全面实施名院、名科、名医和名厂、名店、名药的发展战略。

3. 药店设置中医坐堂医开始试点

10 月国家中医药管理局办公室、卫生部办公厅发出《关于开展药品零售企业设置中医坐堂医诊所试点工作的通知》，要求试点地区县级卫生、中医药行政管理部门对药品零售企业申请举办中医坐堂医诊所进行审批，并对审批合格后设置的中医坐堂医诊所的执业活动进行监督管理。

4. 师承和确有专长人员医师资格考试出台新办法

11 月 7 日国家中医药管理局和卫生部举行新闻发布会,《传统医学师承和确有专长人员医师资格考核考试办法》在全国全面实施。该办法对师承人员和确有专长人员参加医师资格考试进行了明确规定，可充分发挥家传师授传承方式的作用，形成一条不同于中医药院校培养中医师的途径。

5. 十一部委局联合发布《关于切实加强民族医药事业发展的指导意见》

12 月 18 日，国家中医药管理局与国家民委、卫生部、发展改革委、教育部、科技部、财政部、人事部、劳动保障部、食品药品监督管理局、知识产权局 11 个部委局联合发布了《关于切实加强民族医药事业发展的指导意见》，共同推进民族医药事业发展。

2007 年中医药大事记

1. 国务院中医药工作部际协调小组成立

3 月 20 日国务院办公厅发出关于成立国务院中医药工作部际协调小组的通知，为协调解决我国中医药事业发展中的一些重大问题提供了有力的组织保障。国务院副总理吴仪担任协调小组组长。

2.《中医药创新发展规划纲要（2006—2020 年）》发布实施

国务院 16 个部门在北京联合发布实施《中医药创新发展规划纲要（2006—2020）》。这是我国政府全面推进中医药发展的一项重大举措，对于促进中医药创新发展具有重大而深远的意义。

3.“中医中药中国行”大型科普宣传活动启动

7 月 7 日，“中医中药中国行”大型科普宣传活动启动仪式在北京中华世纪坛举行，吴仪副总理宣布活动正式启动并授旗。“中医中药中国行”大型科普宣传活动目前已经先后在北京、厦门、河北、山西、辽宁、吉林、黑龙江、广东和香港举行，在各地掀起了一股了解中医药、运用中医药的热潮。

4. 各省加大对中医药工作的协调支持力度

2007 年全国各地更加重视中医药工作，一些地方以省委、省政府的名义召开了中医药发展大会，出台了关于加快中医药发展的相关决定和意见；许多省还成立了省级中医药工作领导协调小组；加强了中医药管理机构建设；各地都不同程度地增加了对中医药的投入力度。目前全国有 12 个省以省委、省政府的名义召开了中医药工作会议，有 6 个省印发了发展中医药事业的决定，有 5 个省加强了中医药管理体制建设，有 8 个省建立了中医药工作领导协调机制。

5. 中医“治未病”研究及试点工作展开

吴仪副总理在今年全国中医药工作会议上的讲话中特别引用了中医“上工治未病”，进一步确立中医学“治未病”思想的指导地位。随后中医治未病研究和试点工作在全国陆续展开，确立专项研究课题，在广东、浙江等地设立治未病中心。6 月 24 日，中医“治未病”试点工作座谈会在广州举行，通过试点在 3～5 年内建成一批成熟开展“治未病”的中医院。

6. 开展向先进模范陈海新、王一硕、王学诗学习活动

2007 年中医药行业涌现出众多的先进人物和先进事迹，国家中医药局几次发出向他们学习的号召。陈海新同志生前是上海市浦东新区周家渡社区卫生服务中心的一名中医师，身残志坚，一直扎根基层服务社区，被授予"人民健康好卫士"；河南中医学院硕士研究生王一硕获得诚实守信类"全国道德楷模"，他参加了志愿服务西部计划，成为河南省在校大学生还贷第一人；王学诗，四十多年来扎根农村，被群众誉为"百姓院长"，获得全国道德模范提名。这些模范事迹激励了中医药界的广大干部职工。

7. 中医药对外交流日益扩大

中法两国于 3 月 1 日在京签署《中华人民共和国政府和法兰西共和国政府关于在中医药领域合作的协议》，这是我国中医药对外交流与合作历史上签订的高层次关于中医药领域的专门双边合作协议。世界针灸学会联合会成立 20 周年暨世界针灸学术大会 10 月在北京召开，1300 多位国内外针灸学者参加。第三届世界中西医结合大会 9 月 22 日在广州召开。

8. 六项中医药成果获国家科技奖励

在国家科学技术奖励大会上，六项中医药成果榜上有名。"络病理论及其应用研究""方剂组分活性跟踪与配伍方法的建立与实践""中药材三维定量鉴定及生产适宜性的系统研究""中医瘟疫研究及其方法体系构建""经前期综合征病证结合临床、基础和新药研发与应用"五项成果获 2006 年度国家科学技术进步二等奖；"超临界二氧化碳萃取重要有效成分产业化应用技术"项目获 2006 年度国家技术发明二等奖。

（《中国中医药报》2007 年 12 月 31 日）

融入经济社会发展的大潮
——2008 年中医药工作回眸

2008 年，在中国的历史长河中，是值得浓墨重彩的一年，南方雨雪冰冻、汶川特大地震、北京奥运会、神七升空……一幕幕或悲壮或激昂的乐曲，编织成不平凡的 2008 年。然而跌宕起伏中，中医人始终坚守，积极参与。

这一年让中医人感动。罕见的冰冻、地震等灾害显示了大自然的无情，中医药人却以仁爱、果敢诠释了"医乃仁术"的光华。有一股力量，在感动中悄然凝聚。

这一年让中医人铭记。无论是百年奥运、神七飞天的梦圆，还是面向世界的传统医学大会和中医药展，都融入并见证了中医药文化与智慧。有一种信心，在展示中升腾。

这一年让中医人骄傲。中央和各地政府纷纷加大支持力度，中医药的社会影响力和关注度持续上升，困扰中医药发展的各方面难题正加快解决。自强和沟通赢得更多人心，在扬帆破浪的航程中，中医药正突破坚冰，加速前行。有一番愿景，在实干中廓清。

2008 年，中医人把握机遇，锐意改革创新，在经济社会建设中发挥了重要作用。多年以后再回首，2008 将以它的不屈、不凡和不可复制，成为中医药发展史上的难忘一页。

政府扶持　自强不息

35 亿元，是中央财政历年对中医药投入最多的一年，显示着国家支持中医药发展的坚定决心；各地党委政府更加重视中医药工作，纷纷制定扶持政策，加大投入。"中医中药中国行"如同播种机，所到之地，把中医药文化和医技医术进一步发扬光大；我国政府举办的首届世界卫生组织传统医学大会和中医药展，把中医药推到世界传统医学舞台的中央。

2008 年是新中国成立以来中央财政投入中医药最多的一年，国家发改委、财政部、科技部等有关部委共安排支持中医医疗、教育、科研、文化等领域的专项资金达 35 亿元，其中，安排资金 22 亿元，用于全国几百所中医医院（含中西医结合医院、民族医院）的业务用房建设和装备医疗仪器设备；安排资金 11 亿元，用于中医医院中药制剂能力建设、县级中医医院中药房建设、基层常见病多发病中医药适宜技术推广等；科技部投入中医药专项研究经费达 1.5 亿元。中央财政首次安排中医药文化建设资金 3100 万元，用于中医药知识的普及宣传。

为加强中医药防治重大疾病研究，国家中医临床研究基地建设重大项目计划总投资 40 亿元，其中中央财政投入 10 余亿元，去年完成了 16 家建设单位的遴选工作。

为创造中医药发展的良好环境，各地中医药管理部门主动争取各方面支持，地方党委政府更加重视中医药工作。去年，陕西、安徽、浙江、江苏、北京等地省（市）政府召开了发展中医药的大会，湖北、浙江、北京等地还以省（市）政府名义出台了扶持和促进中医药事业发展的文件。各地普遍加大对中医药事业的投入，目前除个别省（区、市）外，各地均设立了中医专项资金，2008 年达到 5.8 亿元，其中北京、江苏、四川、陕西等省市去年超过了 5000 万元。地方中医药管理机构建设更加受到重视，继近年广东、湖南等省加强了副厅级中医药管理部门建设，去年上海、新疆等地又成立了副厅级中医药管理机构。

"中医中药中国行"大型科普宣传活动赢得人民群众的欢迎和喜爱。去年主办单位新增了国家发改委、财政部、文化部等 5 个部门，达到了 22 个，走过了山东、浙江、湖北等 12 个省（区、市）和澳门特别行政区，受到当地政府和民众的高度重视和支持，增进了广大人民群众对中医药的了解和认同。

由世界卫生组织主办，我国卫生部、国家中医药管理局承办的首届"世界卫生组织传统医学大会"，于 2008 年 11 月在北京成功召开。大会发布了《北京宣言》，阐明世界各国发展传统医学的共同行动纲领，具有里程碑式的意义。会议期间的"中国中医药展"确立和巩固了我国在世界传统医学领域的重要地位。

发挥优势 展示风采

2008 年大事频频，中医药积极参与。为抗击四川汶川地震和南方低温雨雪冰冻等特大自然灾害，应对手足口病、三鹿奶粉事件等突发公共卫生事件，确保奥运会和残奥会成功举办和神七升空，中医药作出了积极贡献。

2008 年 5 月 12 日，是中国人民永远不会忘记的黑色时刻，突如其来的汶川大

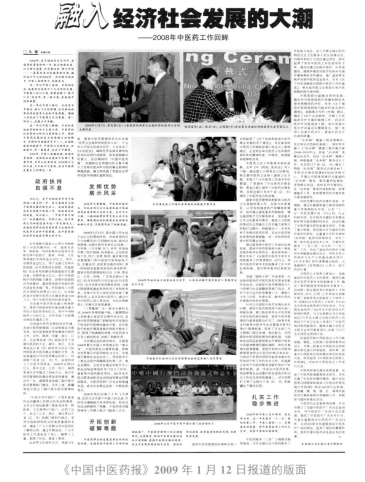

《中国中医药报》2009年1月12日报道的版面

地震夺去 7 万同胞的生命。面对这场国难，全国中医药系统反应迅速，一方有难、八方支援，有力、有序、有效地开展了医疗救援、伤员救治、卫生防疫等工作。四川、甘肃、陕西、重庆等中医药管理部门和中医医疗机构临危不乱，沉着应对，在抓紧自救的同时，第一时间担负起救死扶伤的神圣职责。国家中医药管理局和北京、天津、黑龙江、江苏、河南、广东等全国 16 个省（区、市）先后向四川灾区派出 172 支医疗队，充分发挥中医药特色优势，为最大限度降低重症伤员的死亡率和致残率，实现大灾无大疫的目标发挥了重要作用。心系灾区的中医药人，通过中华中医药心连心等活动，为灾区奉献爱心，支援灾区恢复重建。

　　"三聚氰胺"这一原本生僻的名词，2008 年变得家喻户晓。三鹿牌婴幼儿奶粉重大食品安全事件发生后，各地中医药管理部门积极组织专家制定个性化的中医辨证施治方案，在中医医疗机构开展筛查接诊和医疗救治工作，取得了较满意效果。

北京奥运会的成功举办，无疑是 2008 年最令中国人欢欣难忘的"重头戏"。中医药抓住这重要机遇，积极向世界展示中医药特色与文化，实现现代奥林匹克运动史上，传统医学介入奥运会医疗保障服务的第一次。奥运会期间，北京市在奥运村医疗中心和运动场馆等场所专门设立了针灸、推拿等中医药服务项目，260 多名中医志愿者活跃在运动场馆和奥运村提供服务。中医药受到广泛关注和普遍欢迎，成为北京奥运会的一大特色和亮点。

2008 年我们实现了千年飞天梦想，茫茫太空中留下中国人的足迹，中医药为增强航天员身体机能、防治空间运动病提供了保障，中成药首次随同神舟七号载人航天飞船进入太空。

开拓创新　破解难题

中医药事业的发展需要良好的政策环境，在国务院中医药工作部际协调机制下，中医药管理部门经过调查研究，反思探索，影响中医药发展的症结日渐明晰。遵循中医药发展的规律，成为中医药管理者制定政策、推进改革的原则。改革需要创新性思维，创新促进发展。

国家中医药管理局协调相关部门共同起草了《关于扶持和促进中医药事业发展的若干意见》，并在国务院中医药工作部际协调小组会议上原则通过，正在结合深化医药卫生体制改革的有关精神作进一步修改，报请国务院择机发布。

中医药立法工作取得突破性进展。去年《中（传统）医药法》列入了新一届全国人大常委会立法规划，标志着中医药立法纳入国家立法日程，实现了广大中医药工作者多年的愿望。目前全国已有 25 个省（区、市）颁布了中医药地方性法规。

国家中医药管理局积极参与医药卫生体制改革工作，提出了一系列有利于发挥中医药作用、突出中医药特色优势的政策措施，进一步扶持和促进中医药事业发展。通过国务院中医药工作部际协调机制，联合发布了《全国老中医药专家学术经验继承工作管理规定（试行）》，将老中医药专家学术经验继承工作与学位相衔接，是对师承教育的制度创新。

首届"国医大师"评选是第一次由政府组织的中医药高层次荣誉表彰评选活动，

由国家中医药管理局与人力资源与社会保障部等部门启动，有利于在行业内形成尊重人才、激励人才学习中医、热爱中医、献身中医的价值取向和良好氛围。

针对以往困扰中医药发展的诸多问题，国家中医药管理局与相关部门积极协调，建立修改更符合中医药特点和实际的相关制度。国家中医药管理局与教育部联合印发了《高等学校本科教育中医学专业设置基本要求》等 6 个管理标准，与国家食品药品监管局联合开展医疗机构中药制剂管理问题的调研，修改完善相关政策措施，与知识产权局共同研究起草加强中医药知识产权工作的有关文件，药品零售企业设置中医坐堂医诊所试点工作在总结经验基础上，试点范围扩大到了全国 31 个省（区、市）和新疆生产建设兵团。

扎实工作　稳步推进

2008 年的中医人是忙碌的、奋发有为的。这一年是落实"十一五"规划的第三年，中医人团结一心，发挥集体的智慧，将中医药各项工作扎扎实实、有条不紊地向前推进。

中医药服务"三进"工程建设继续推进。深入开展全国中医药特色社区卫生服务示范区创建活动，研究起草了农村中医药工作的指导性文件，推动乡镇卫生院中医科、中药房建设。继续开展农村医疗机构针灸理疗康复特色专科建设，发布《关于切实加强综合医院中医药工作的意见》。

中医医院内涵建设得到加强。发布《关于规范中医医院医院与临床科室名称的通知》，确定了 147 个主攻病种，开展了中医临床诊疗方案的梳理工作。启动中医诊疗设备促进工程，举办首届中医诊疗设备论坛暨展览会，推广使用小包装中药饮片，提高中药饮片的调剂质量。

"治未病"健康工程进展顺利。制定和实施了《"治未病"健康工程实施方案(2008—2010 年)》，首届"治未病"高峰论坛召开，启动"治未病"健康工程，先后在 17 个省（区、市）确定了两批"治未病"服务试点单位 46 个，多家试点单位组建 KY3H 治未病中心。

科技支撑中医药发展作用进一步增强。通过实施国家重大新药创制和重大传染病防治专项，以及"十一五"科技支撑计划、973 计划、行业科研专项，在中医药关键技术和理论研究等方面加强科技攻关。启动实施了中医药重点研究室建设项目，发布了第一批中医适宜技术公告，启动了道地药材保护与规范化种植基地建设试点、传统名优中药保护与生产示范基地建设项目。

中医药人才培养力度加大。加强高层次中医药人才的培养，确定了第四批指导老师和学术继承人，启动第二批全国优秀中医临床人才研修项目。与卫生部联合对中西部地区 3 万多名乡镇卫生院中医药人员和 45 万个村卫生室人员进行了中医药知识和技能培训。继续实施乡村医生中医专业学历教育项目。朝医、壮医纳入医师资格考试试点。

中医药标准化建设成果显著。完成了中医药标准框架体系研究。发布实施了针灸技术操作规范、腧穴定位图等 12 项国家标准和《中医内科常见病诊疗指南》等近 160 项行业标准。支持藏、蒙、维、傣、壮、朝等民族医药开展标准研究和编制工作。

中医药行业监管取得进展。开发并建立了全国中医医疗广告出证查询系统，对中医医疗广告进行动态管理，规范了中医医疗广告发布行为。共查处虚假违法中医医疗广告 2274 件，关闭 225 家发布虚假违法中医医疗广告的网站，组织开展中医药系统普法知识竞赛。

（《中国中医药报》2009 年 1 月 12 日）

第五辑

大江南北　根在基层

在充分发挥中医药特色优势、推动改革发展的历史进程中，各地涌现出大批行业典型，赴实地调研采访，接地气深入民生，可捕捉到更真实、更鲜活的新闻。基层，是新闻报道永不枯竭的源头活水。

异地合并经营 "一改"利"三家"
广东省中医院珠海医院改革焕发新活力

2002 年 4 月，珠海市政府与广东省中医院签订协议，把珠海市中医院并入广东省中医院，全权交给广东省中医院投资、建设和管理，这种跨地合并在全国中医系统尚属首例。事隔一年，记者再次走进广东省中医院珠海医院，感受到跨地经营模式给医院带来的蓬勃生命力。

两院合并后，广东省中医院把自身的管理经验、医院文化、人才技术等优势带到珠海，进行了大刀阔斧的改革。借助总院雄厚的力量支持，珠海医院斥资五千多万元全面装修改造和增置大量医疗设备，请来省中医院的大批专家定期坐诊、查房、手术，派出本院员工到广东省中医院本部进修学习。一年下来，珠海医院就医环境大为改观，技术水平和服务质量不断提高，医院业务取得较大的发展，尽管受装修、非典等客观因素的影响，2003 年上半年医院门诊量仍增长了 20% 多，收治病人数也大幅上升。

艰难的人事改革

尽管有强大的省中医院做后盾，但在原珠海市中医院底子上进行改革，从某种意义讲这比管理一个新医院更有难度，需要的不仅是能力和智慧，还要有足够的勇气和魄力。谈起一年来的工作，陈达灿院长说，感觉最难、阻力最大的就是进行人事制度改革。

有人说，在中国最复杂、最敏感的问题就是人的问题。但是如果不进行人事制度改革就无法充分调动人员的积极性，就无法建立起适应内外环境变化的运行机制，改革就是要大刀阔斧。人事改革中珠海医院共分流了 100 多人，医院现有技术人员 300 多名，但行政管理人员才不到 20 人，每个人都身兼数职，"比从前忙了，感觉更充实了，"这是医院职工的普遍感受。

一年前，珠海医院按照精简高效的原则，实行因事设岗、因岗择人，中层干部全部竞争上岗，各科室人员进行优化组合，对组合上岗人员全部实行全员聘用制，打破了铁饭碗。现在基本上建立了既有压力又有动力，岗位能上能下，人员能进能出的灵活的用人机制。把后勤服务交给专业公司负责，推行后勤社会化工作，对原有职工中的临聘人员和劳动合同制人员按照有关法规和政策进行处理。

更新服务观念

医院环境差，可以装修改造；设备不足，可以买进，但是医务人员思想观念的改变，却不是一朝一夕就能完成的。怎样才能在旧院树立起新的医院文化？

两院合并后，原珠海中医院的文化和广东省中医院不尽相同，一时难以统一。珠海医院就组织员工去省中医院参观、培训，潜移默化中改变他们的服务理念，建立一切以"病人为中心"的医院文化。有的医务人员对待病人的方式多年来已成习惯，想改进服务却不知怎么入手，在亲眼目睹省中医院优良服务后，他们深受启发，不用教就明白怎么做了。

医院文化具有无形的力量，能对全院职工产生巨大的号召力。珠海医院努力培养全院职工"病人至上"的价值观、"仁爱、敬业、务实、进取"的医院精神和"严、细、实、高"的医院作风，时刻灌输"病人可以没有广东省中医院，广东省中医院不能没有病人"的理念，强调服务技巧，提高职工的服务意识。门诊备雨伞、轮椅，大堂设立院长代表接待处，开展院长行政查房，发放患者及职工征求意见表，加强医患沟通和内部沟通，不断提高医院服务水平。骨一科还在病房开展"四心"服务：为每位住院患者送上一枝鲜花表示爱心、一杯热水表示热心、一条小毛巾表示细心、一张祝福卡表示关心。

医院对所有病房及原门诊楼进行装修，在装修的每一个细节上，都围绕着如何方便病人这个中心，如在门诊楼加装电梯和中央空调，修建园林式花园，降低病床高度，床单、枕头换成彩色格子图案，更换病房的灯光，充分体现对患者无微不至的人文关怀。

借助专家建专科

珠海医院在提升硬件设备的同时，不断提高医疗技术水平，加强与省中医院本部的技术交流，派人到省中医院进修学习，省中医院专家也来该院指导科室建设和医疗业务工作。一大批国内知名的专家如褟国伟、黄春林、梁冰等都先后来到珠海医院出诊，吸引了大批患者，同时也为珠海医院的专科建设提供了有力的支持。

比如广东省中医院妇科是国家部级重点学科，作为省院大妇科主任，司徒仪说一定要把珠海医院妇科业务带上一个新台阶，她把珠海医院妇科纳入省院的整体发展规划中。司徒仪专门安排珠海医院业务骨干到省中医院进修学习，省中医院妇科的三位主任则不辞辛苦的到珠海医院出诊。在专家的传、帮、带下，珠海医院妇科开展了多项新的治疗方法，服务质量大大提高。

在省中医院名中医的带动下，珠海医院的医疗技术水平得到不断提升，做到"院有专科、科有专家"，吸引了珠海周边甚至港澳地区的许多患者。在专家的帮助带动下，珠海医院将培养出自己的名中医，进一步充实专科力量。

跨地经营模式的思考

整合医疗资源、进行卫生体制改革是全国医院正面临的课题，常见的产权制度改革有股份制、股份合作制、兼并收购、租赁托管等多种形式。广东省中医院异地合并珠海中医院是中医系统改革的创举，这种模式能否为其他医院改革发展提供有益的借鉴呢？

众所周知，广东省中医院是全国病人最多的中医院之一，被卫生部副部长佘靖誉为"中医药行业的一面旗帜"。就在接管珠海市中医院不久，省中医院又被委托管理广州市慈善医院，总部29层的新大楼也刚刚启用，加上广州二沙岛分院，三个分门诊，一家药材加工厂，广东省中医院可谓是"集团化"的大型中医院。省中医院院长吕玉波说，我们将面对非常激烈和残酷的医疗市场竞争，为了省中医院的未来能够像今天这样蓬勃发展，我们必须有所准备。而其中一个发展策略，就是形成规模，因为要在竞争中站得住脚必须成规模，成了规模，船大了，就能比较好地承受风浪。

原珠海市中医院并入广东省中医院后短短一年间，医院面貌焕然一新，门诊和住院率都高于从前，医务人员成才环境改善，福利待遇提高，医院医疗水平、技术力量大大增强，在珠海市居于领先地位。目前珠海医院正在向五年内建成国内一流、国际知名的综合性中医院目标不断迈进。

事实证明，"不求所有，但为所用"，珠海市政府当初做出这样大气的决定无疑是正确的。珠海医院并入省中医院以后，珠海市政府不必再向医院投入一分钱，省下来的经费可发展贫困地区的医疗服务，提高卫生服务的社会公平性。广东省中医院珠海医院蓬勃发展，为珠海市民提供优质高效的医疗服务，竞争促使珠海市整体医疗水平提升，吸引了周边包括港澳地区的大批患者，也为繁荣珠海经济建设做出了贡献。

我国中医院大多底子薄、规模小、基础差，在医疗市场竞争中，缺乏应有的竞争能力，自身发展能量不足。如果能够优势互补，整合资源，向集团化方向发展，对提高中医院的竞争实力不失为一种有益尝试。

广东省中医院异地合并珠海市中医院，使省中医院具更大发展空间，珠海医院实力增强，同时提升了珠海当地的医疗水平。一项改革，三方获利。某些地区"养不活孩子，又舍不得送人"狭隘的旧观念，是不是也该改改了？

(《中国中医药报》2003 年 12 月 19 日)

一枝独秀报春潮
——"祈福"给中国医院改革发展带来的思考

这所民营医院，真正做到让薪酬体现个人贡献，任用贤才不拘一格；改变公立医院"医生－专家－院长"的成长模式，推行董事会领导下的总经理、院长负责制；机制灵活产权明晰，更容易提供人性化服务

就在 10 多年前，"民营医院"对于大多数中国人来讲还是一个陌生的词，即使10 多年后的今天，提起民营医院更多的人恐怕还是把它们和规模小、专科化联系在一起。然而广州中医药大学祈福医院作为新一代民营医院的代表，让我们看到了崭新的希望。

广州中医药大学祈福医院是经国家中医药管理局和广东省中医药管理局批准，由广州市番禺祈福新邨房地产有限公司与广州中医药大学合作兴办的，总投资 10亿元人民币，医院占地面积 130 亩，医疗建筑面积超过 85000 平方米，可接待 3000人同时就诊。雄厚的资金实力，使医院配备了国际上最先进的医疗仪器和设施，大部分设备来自美国通用和德国西门子公司。宾馆式的建筑、园林式的环境、星级化的服务和企业化的管理不仅吸引了不少周边省份的患者，还吸引了很多中国香港、中国澳门等地区和新加坡、加拿大等国家的患者前来就诊。"民营"的体制则使该院在用人制度、管理机制、服务水平方面彰显了非同一般的活力。这所 2002 年 9 月才投入使用的民营综合性中医院，如同一股强劲的南国之风，将崭新的经营观念、运行机制和管理模式带给我们，令我们深思。

星级化服务　平民化收费

进入祈福医院的大厅，满是橘黄色的柔和灯光，地板光可鉴人，四面墙上挂着大幅以绿色为基调的漂亮壁画，身着粉色衣裙的护士小姐在门诊各科咨询台前用粤语、英语流利地与患者交流，顽皮可爱的孩童在儿科独具特色的候诊大厅内嬉戏，好似步入公园和星级酒店一般，到医院就诊时的恐慌在这里荡然无存。走廊超宽 8米，步行梯拐角处处悬挂着色调明快的精美壁画，令人驻足浏览。电梯里、走廊

内、洗手间，处处流淌着旋律优美的轻音乐，任凭你走到哪个角落，遇到的医护人员都会报以亲切的笑容。

这里的注射室、针灸推拿室等在给患者进行治疗时，必须关门操作且只能有单独的患者接受诊治，以确保对方的隐私，当众解衣的尴尬不复存在。六楼是免费的健康俱乐部，一路走去，桌球室、健身房、阅览室、字画室、孕妇学校等装修精当，一应俱全，还有专供家属会面的聊天室，备特殊信仰病人使用的祈祷室，以播放喜剧为主的影剧院等，这些辅助设施只要医生开具住院证明，任何一个病人都可以免费使用。

祈福医院流传的一句话，"五星级的医院，大众化的收费"妇孺皆知。记者实地了解，祈福医院各项收费价格的确比较合理，与广州市番禺区同级医院基本持平甚至更低。这里的住院部设有两人标准病房，配备空调、彩电、宽带网线、独立的洗手间和直饮水，但住院费用一天只需59.8元。即使是3元的一个普通号，医院也规定医生最少要用10分钟来诊治，并要求医生要告诉病人有关疾病的基本病情、治疗经过、预后转归、生活宜忌和可能出现的一些情况等，"医者仁心，关爱生命"的办院宗旨切实融入了医院整个诊疗过程之中。

把规范变成习惯

实地采访祈福医院，记者发现很多医护人员都在利用业余时间认真地背诵一本小册子。原来，祈福医院12月15日至19日要接受国际联合委员会JCIA认证考核，医院每位员工都必须掌握JCIA中1035个衡量要素、368项标准的医院管理规范要求。总经理彭磷基先生"JCIA让我们把规范变成习惯"的号召，在医院人人皆知。

JCIA是一个专门为全世界医疗卫生行业进行标准评估认证的国际机构，目前亚洲只有泰国中央医院通过了该项认证。在美国医疗机构获得JCIA认证是医院管理制度化、标准化的一个标志，同时也是商业保险机构支付医疗保险费的基本条件。JCIA标准细致具体，可操作性强，它要求医院对所有的工作应该有书面的政策作为指引。每一个工作流程都要有书面的流程图，每一台设备要有维护保养记录、使用记录登记本和操作流程。每一个医师都要有授权，并在授权范围内工作。

在祈福医院，记者处处感受到部门之间有条不紊的默契配合，大家都非常自觉地在执行JCIA标准所要求的规程。医院的每个员工就像是整个流水线上的一个程序，既职责清晰，又岗位明确，什么时间应该做什么都有一套严格标准。就连记者参观医院，也被医院市场部纳入了"媒体接待流程"和"来宾接待流程"之中，从来访登记、会晤时间、资料准备、接待规格，到 A、B、C 三条不同的参观路线的接待等都让来访者有一种前所未有的新鲜感。

"不惜重金"聘人才

祈福医院的薪金比国内同行业中要高出 20%。据了解，在祈福医院年薪 20 万绝不是最高限，有些还不止这个数。彭磷基认为，薪酬不是吸引人才的主要手段，科学的管理、灵活的机制，为每一位员工提供施展个人才能的平台才是关键。

医院总经理彭磷基十分重视和爱惜人才，他不仅善于利用多种渠道发现人才，而且还十分真诚地对待每一位医务人员。医院医务人员对他重视人才的评价是：真挚的情意和三顾茅庐、广纳贤才的精神。正是如此，国内许多著名专家、教授被彭磷基先生所感动，毅然放弃了原来公立医院的地位、荣誉来这里开拓新的事业。现在，祈福医院专业医务人员已达 500 余人，其中高级职称的医技人员达 100 余人，享受国务院特殊津贴的专家和留学归国博士数十位。

中西医结合、自然疗法为特色

彭磷基创办、经营祈福医院坚持中西医结合的理念，他认为弃中医而就西医是片面的，中医和西医各有长短，他坚信中西医是可以相互结合的。

祈福医院自然疗法中心，作为医院的特色专科之一广为人知。该中心投资人民币 3 亿多元，设有针灸推拿部、康复理疗部、药膳治疗部等六大诊疗系统。自然疗法有药膳、按摩、推拿、针灸、耳压、拔罐、磁场、药浴、药敷、刮痧、心理、音乐疗法等多种，各有特色、简便实用。住院部六楼平台上有座独具特色的空中花园，园中小桥流水，鸟儿啼鸣，四周盛开的是杜仲、紫苏等名贵中草药。漫步空中花园，仿佛置身空中楼阁，踏在园中心八卦图案的地面上，闻着薄荷、紫苏的芳香气息，真是心旷神怡。

民营医院带给公立医院的冲击和思考

目前我国已有民营医院 1477 所，竞争实力在进一步加大，民营医院与公立医院形成逐鹿医疗市场的竞争态势，已是不争的事实。面对来势迅猛的民营医院，公立医院是仰仗着 7 万家公立医院的主流医疗地位，对其不屑一顾？还是认真面对民营医院带来的全新经营观念、运行机制和管理模式，把这种冲击作为自我完善的契机？

有人说公立医院的今天好似国有企业的昨天，存在内部管理缺乏效率、职工价值没法体现、人才管理僵化等问题，民营医院则以其灵活、富于竞争力和生命力的运行机制克服了以上弊端。虽然公立医院的改革未必都要走民营化的道路，但民营医院的某些制度经验的确可为公立医院改革发展提供思路。

民营医院真正做到让薪酬体现个人贡献，任用贤才不拘一格；改变了公立医院管理者"医生－专家－院长"的成长模式，如祈福医院推行董事会领导下的总经理、院长负责制，总经理负责医院的全盘管理工作，院长只负责医疗运作的指挥协调和医疗质量；民营医院没有沉重的历史负担，与公立医院臃肿的人事包袱相比，民营医院是轻装上阵，所有盈利都可用于医院发展和提高员工待遇；由于机制灵活、产权明晰，民营医院的员工更容易提供人性化服务，做到让病人无可挑剔，这一点恰恰是一些公立医院难以做到的。

咄咄逼人的民营医院，使公立医院也不得不居安思危，积极采取措施。虽然改革的难点最终可能还会聚焦到产权制度改革上来，但美化环境、完善服务这些较易转变的方面，已经是很多公立医院着手建设的项目。民营医院的迅速发展及其与公立医院之间形成的竞争，将使我国医疗市场更加完善，最终的受益者仍将是老百姓。

（《中国中医药报》2004 年 1 月 9 日）

为有源头活水来

——西苑医院西学中班不懈耕耘四十载

提起西学中班，可能很多人都知道 20 世纪 50 年代为响应毛主席号召全国各地开始兴办学习班，有人可能会把它和"政治任务""历史使命"紧密联系在一起。但时至今天，这种中国独有的医学教育形式在它的"源头"西苑医院得到持续发展，为中西医结合人才队伍源源不断地输送"生力军"。

西苑医院是西学中班的发祥地和培养中西医人才的摇篮。从 1956 年受卫生部委托创办全国高级西医学习中医班以来，已有 48 年的历史，1966 年至 1976 年间曾经一度停办，1984 年开始恢复举办两年制西学中班，先后举办 11 期，培养学员近 600 名，为中国中西医结合事业的发展奠定了人才基础，涌现出陈可冀、沈自尹、李连达等一批享誉国内外的专家。许多学员在中医和中西医结合工作中发挥了很好的作用，成为本单位的骨干和学科带头人，还有五十多名学员毕业后在国外从事中医药事业，形成一定影响。

什么人对西学中班情有独钟

从轰轰烈烈的历史时期直到今天，西苑医院的西学中班始终在默默坚持。真的有学员买他们的"账"吗？都是什么样的人抱着什么目的，为了得到这张非学历证明的西学中班合格毕业证书而不远千里地来到北京脱产学习二年中医呢？

西苑医院教育处处长于振宣，也是西学中班的历届班主任。他说，我们这个班在全国甚至国外都比较有知名度，在美国凭我们的毕业证书就可以考针灸师执照。学员的反响很好，收到学员的来信不计其数。为什么受他们认可？最重要的一点就是我们的师资好，老师水平高。

于振宣告诉记者，和中医药大学的本科教育不同，西学中班的学员大都是西医院校毕业，有一定临床工作经历，出于热爱中医或工作需要来学习，他们来自全国各地区各民族，还有从台湾过来并坚持学成毕业的。据统计，基本上主治医师占 1/3 强，副主任医师以上占 1/3 弱，另外 1/3 是住院医师。他们有的是因为从西医院校分配到中医院工作医院要求学习中医，比如西苑医院；有的是西医院转型为中西医结合医院，所以把职工送出来学习中医，如青岛第四人民医院。还有一部分人是真正热爱中医的，比如已经退休的同志，或是个体诊所的大夫；也有为了出国后更好发展，出国前来学习两年中医的；甚至还有一些中医专业的大、中专毕业生从事中医已经几年了，仍坚持要来这里重新系统学习中医理论和临床的。

老师请的都是"大腕"

西苑医院西学中班所以能够有这样好的社会影响和声誉，于振宣说，除了领导大力支持外，主要有三个原因，高水平的师资队伍，课程设置合理，良好的班风和学风。

办学的关键在教师。授课老师名单上，陈士奎、周霭祥、施奠邦、孟庆云、何绍奇这些"大腕"的名字历历在目。该班聘请的老师基本都是副主任医师以上，有多年临床经验同时有一定教学水平的。西苑医院已经形成了这样一种共识：能在西学中班讲课，说明受医院重用，有一定学术地位，是一种荣耀。于振宣说，我们不定期给学生发教学评估表，根据反馈意见进行调整，所以老师的聘任很严格。为了保证站在讲台上的都是受欢迎的高水平的老师，我们得罪了一些人，但读到学生的来信，说"感谢老师把我领进中医的大门，确定了今后的发展方向"等等，我们觉着值。

课程设置方面西学中班也有自己的特点。精简了一些课程，用两年时间专心学习15门功课，突出实用性。四部经典都安排近100个课时，四部经典的授课老师也很棒。就是想通过这些骨干课程特别是四部经典的学习，让学员了解中医学的源流和真谛，为未来奠定坚实基础。

学员虽然来自五湖四海，但大家目标一致，就是为学好中医，弘扬中医事业。班级学习风气很浓，上课时教室里摆满了录音机，下课学生围着老师问问题，平时大家一起讨论。也常一起爬山、采药，学员间结下深厚的友谊。

只要有需求，西学中班就会办下去

西学中班是培养中西医结合人才的有效办法，实践证明，当年从西学中班毕业的学员现在多已成为中西医结合事业的中坚。但是，今天中西医结合人才的培养还有多种途径：中西医结合研究生的培养；一些高等学院开设了中西医结合专业或系；还有些中医院校设置了西医学习中医双学士学位班。在多种培养方式并存的情况下，西学中班这种教育方式今后还能走多远？

"说实话，现在学中医不像从前那么热门了，学员素质比前些年有所下降。"于振宣说，以往单位报销学费的多，现在逐渐单位出钱的少了，需要个人自费，或者单位只报销一半。西学中班的毕业证书有的单位很重视，有的单位可能会不承认。因为虽然学的是本科课程，但毕竟不是教育部的学历教育，在国内起不到学历证明的作用。

他说，现在全国各地开设西学中班的已经不多了，我们办这个班基本上是不盈利的，有时也想是不是画个句号不要再办了。但是西学中班是西苑医院的一块牌子，看着这些学生满腔热情地停薪留职甚至自掏腰包来学习中医，老师们不计较薪酬多少给学生讲课的热忱，我们就决心只要有这个需求在，西学中班就会办下去。对那些在学校没受过中医或中西医结合教育的人，社会上给他们这样一个学习机会，而且总会有人认识到西医的局限性，想到中医队伍里发展，所以我们这个班还是有社会需求的。

西苑医院西学中班为中国中西医结合事业的发展奠定了人才基础。"问渠哪得清如许，为有源头活水来"。开卫生行业先河首获"国家科学技术进步一等奖"的陈可冀、李连达院士，他们就是从这里迈出中西医结合第一步的。我们愿这源头活水不断流淌，今后涌现出更多更闪亮的浪花。

（《中国中医药报》2004 年 3 月 10 日）

基层中医院的希望之路
——黄岩区中医院的启示

2002 年数字统计：全国二级和一级中医医院有 1207 家，是三级中医院的 9 倍，数目庞大的基层中医院是支撑中医医疗系统的中坚力量，他们的生存境况应该引起我们更多的关注。

今年 5 月，记者走访了浙江省台州市黄岩区中医院，医院蒸蒸日上的发展势头和职工朝气蓬勃的精神面貌令人难忘。作为规模不大的县级中医院，它也曾面临负债经营、人心涣散的境地，追溯当初"灵光一现"带来的转机，探索其成功决策的背后，也许能给众多处于困境中的基层中医院以启发。

独树一帜的中医产科康复中心

这是一所二级甲等中医院，医院面积不大，之所以地处偏僻仍被人所知，是因为在国内首创了独具特色的 2002 年被列为国家级重点专科的中医产科康复中心。该科在产后妇女的身心恢复和新生儿智力开发上做文章，开展了多项服务功能：中药药膳、产后形体操、7 种配方的足浴、治疗黄褐斑的面疗、新生儿抚触、新生儿游泳、配合针灸推拿的分娩镇痛、音乐胎教等，有人说，这里是中医理论在产科临床应用的典范。

走进产科病房，淡雅的花饰和火红的"喜"字相得益彰，新生儿的脸孔被护士的红色衣裙映衬得格外鲜嫩，清新的空气四处流荡。跟随护士的脚步，记者看到了产妇和新生儿在这里的生活：中医美容室的气氛安静优雅，一位产妇闭目享受着中药足疗，另一位在用该院研制的"三花美容露"喷雾治疗黄褐斑，同时一位专业美容师给她做着面部按摩；婴儿智力开发室里，一位出生 3 天的宝宝正在音乐声中接受专业抚触，护士阿姨不时地用轻柔的言语和他交流着；产妇们轻柔和缓的形体操吸引了众多家属的围观，据说这套操是该院专家根据中医经络理论结合五禽戏、太极拳创立的……不仅如此，医院还设立了产前病区，孕妇视听室、宣教室免费向社会开放。

产科康复中心没有花大钱做广告，但在当地可以说妇孺皆知，该院一辆装饰活泼、色彩艳丽、几乎每天下乡随访的"母婴健康快车"起了很大的作用。大夫们经常坐着这辆鲜艳夺目的面包车到老乡家看望产妇和婴儿，受到老百姓的热情欢迎。穿梭于青山绿水的随访途中，黄岩中医院产科康复中心的形象也深入到了人们心里。

"如今生小孩到黄岩中医院已经成为台州百姓的共识"，院长朱迪友自豪地说。据了解，2003 年中医产科康复中心出院 1737 人次，业务收入 776 万元，其中医疗收入占 80%。专科的成功带动了全院经济的发展，黄岩中医院这几年业务总收入稳步上升，2003 年突破了 4500 万。

据介绍，在产科康复中心住院的大部分是山区农民，这说明现在农民的观念在发生转变，更加重视妇女和新生儿的健康，舍得把钱花在"刀刃"上，黄岩中医院中医产科康复中心的成功，恰恰就是抓住了这个市场机遇。

开辟新服务领域的经验

其实，几年前黄岩中医院效益并不好，1998 年新领导上任后，决心为医院寻求"活路"。当时三位院长紧盯市场各种信息，到全国各地考察学习，偶然报纸上一则有关北京"月子医院"的报道引发了他们搞中医特色产科的想法。考虑到越来越注重妇女保健、科学育婴的社会环境，他们在细致分析了台州地区妇产科医疗市场以后，不顾大多数人的反对，坚持成立了产科康复中心。

重视专科建设使黄岩中医院尝到了甜头，该院的骨伤专科、中医康复、腰腿痛专科、甲亢、热疗都是近年陆续开创的特色专科。

在成功开辟新的服务领域方面，黄岩中医院有几条经验值得一提：首先是注重保健康复领域。采访中几位院长都强调疾病医学正在向健康医学转变的观念，要把服务对象从患者扩展到 80%～90% 的健康与亚健康人群。中医药在预防、保健、康复方面恰恰有着丰富的经验，如果能把握中医的精华并结合一些现代内容，在保健康复方面中医院大有可为。

其次要"量入为出"。对于底子薄的基层中医院，选择投入少、收益快的项目是非常务实的选择。黄岩中医院全省首家肿瘤热疗项目就是按照这一原则新近开展的，一年之内就收回了 28 万元的成本。

最后要时刻注意观察外部市场，寻找新的经济增长点。多看资料多考察，结合本地区经济状况和人群的需求开拓新的医疗领域。朱院长透露，医院近期打算成立

"睡眠中心"，通过治疗打鼾改善睡眠，提高人们生活质量。

敢想敢干的带头人

"唱着军歌，扛着军旗"是本院职工对朱迪友院长最初上任时形象的勾画。朱迪友并不是"专家型"院长，他当过兵，担任过厂长、副镇长，做事雷厉风行，为人一身正气。来院之初，医院里人心涣散，纪律松散，他下令对闲散人员减员转岗、辞退开除，绝不手软。医院劳动纪律严格，索取"红包""回扣"者严格给予待岗、降职等处理，交接班一律是站立式。因此有人称这里是"半军事化管理"。朱迪友深有体会地说："作为院长，一定要敢于把自己的想法付诸实施。"

朱院长是个急性子，他改变了原来中医院里慢吞吞的节奏，做事拖拉的风气。现在职工都知道，找院长谈话要开门见山，如果 2 分钟没进入正题那恐怕就再没有机会了。当院长，就要有大刀阔斧的魄力、不畏险阻的勇气。

要向管理要效益

尽管今年由于职工工资增加、药品差价收入减少等因素，总支出要增加 800 多万元，但该院仍提出了业务收入要达到 5000 万的年度目标，他们的"新式武器"就是"成本核算"。朱院长说："医院发展靠管理，要向管理要效益，管理主要抓成本核算。"由于实行了全成本核算，今年 1—4 月份，该院门诊量达到 907 人次 / 日的历史最高纪录，成本支出降低到历史最低点，医疗收入创历史最高，比去年同期上升 9%。

"过去落后的不要紧，但在新的信息技术上我们不能落后"，柯爱萍副院长对记者说。该院是黄岩首家接受医保划卡的单位，并建立了医院医疗质量监测网，及时和全国中医院进行信息交流，使医疗收费更趋合理，大大减少了成本浪费。医院后勤、职能科室绩效全部进入成本核算，对每个医生的诊断、用药，每个科室的效益指标以及成本分析都可以随时随地通过网络进行检查，从而提高了管理水平。

【记者手记】

黄岩中医院并不完美，在人才培养、科研等方面还有很多需要努力的地方，但几年时间创立了全国闻名的中医产科康复中心，达到人均业务收入 15 万元，这里有很多值得我们思考的地方。设备环境可以落后，但人的思想观念不能落后，要有市场观念，及时掌握医疗市场的信息变化，懂得宣传自己；中医院的优势就是中医特色，必须建设有中医特色的重点专科，有无自己的特色专科决定着中医院效益的好坏；"院长的思路就是医院的活路"，只有真正出于公心、办实事、有魄力、有思路的领导才能改变中医院积弊已深的局面。

　　与其怨天尤人地等待外界资金的投入，中医院院长们不如从自身想办法，转变经营理念，加强经济管理，挖掘自身资源，开拓新的服务领域。"自助者天助之"，我们相信众多的基层中医院"突出重围"为时不远。

　　　　　　　　　　　　　　　　　　　　（《中国中医药报》2004 年 5 月 27 日）

向"拼命三郎"们致敬

——"鹤城"中医儿科采风

"鹤城"齐齐哈尔，黑龙江省西部一座美丽的城市。吃"小面药"长大的当地百姓，对齐齐哈尔中医院儿科怀有一份特殊的感情。50年惠泽一方，而今中医院儿科更加强大，中医特色突出、首创中医院新生儿病房、超过300人次的专科门诊量让该市各家医院望尘莫及，令全国各地的同行们赞叹不已。

"逆水行舟，不进则退"，全国中医儿科的生存境况犹似。儿科临床，治疗上多以方便快捷的西药为主，各地中医院的儿科逐渐萎缩，甚至消亡的现象并不鲜见。然而齐齐哈尔中医院儿科却抓住机遇勇往直前，2002年由省级重点科室迈进全国重点专科的行列，门诊量、住院人次、经济收入等指标都在大幅度攀升，病房床位使用率始终在100%以上。

是什么原因促使齐齐哈尔中医院儿科如此之"火"？中医药"阵地"在这里能否固若金汤？终日面对哭闹患儿和心烦焦躁的家长，这份心理压力儿科医生能否承受？怀着好奇、关切和尊敬的心情，记者来到守护"鹤城"儿童健康的中医使者中间。

5月25日的齐齐哈尔中医院儿科门诊门庭若市，其中很多患者是被"小面药"——该院自制的中药散剂吸引过来的。自从中医儿科1953年创建，该院几代名老中医们在临床实践中不断探索，研制了70多种独特的中药浓缩散剂，并且将这些中药散剂按照临床实际灵活配伍，几种散剂组成一方。这样，既保证了疗效，又避免了患儿同时服用几种散剂比较困难的状况，吸引了内蒙古等许多周边省市患儿前来求医问药。

在儿科坐诊的是7位平均年龄50岁以上的老中医专家，他们丰富的临床经验、和蔼的态度赢得患者的充分信任。每位专家都有自己的专病特长，其中小儿肾病、心肌炎、紫癜、癫痫是重点研究方向，医院特别为此成立了四个专病研究室，专家牵头开展专病的科研工作。医院还通过报纸、电视、广播宣传使"专医专病"的形象深入人心，增加了齐齐哈尔中医院儿科的知名度。

运用中医药是儿科门诊的优势，中医治疗率达到92%。除了"拳头产品"效高价廉的热咳Ⅰ号、久咳Ⅱ号、舒心冲剂、紫癜消等中药散剂外，医院又开展了内病外治法，运用肺系膏、厌食膏、便秘膏等中药穴位敷贴治疗小儿肺炎、泄泻、腹痛等均收到理想效果，且患儿易于接受。另外，捏脊、针刺、灌肠、熏洗、雾化、拔罐等手法治疗也越来越赢得了患者的青睐。总之，祖国医学治疗小儿疾病的各种方法在这里有较完美的体现。

几十年来中医儿科都非常注重保持中医特色，据说在20世纪80年代，该院医生只能去中医院进修，去西医院进修学习不被允许。但近年来他们认识到了自己的不足，拓宽视野，改变了专病必须是纯中药治疗的观念，中西医结合的步子迈得更大。

去年4月份，他们打破了全国中医院没有新生儿病房的现状，率先在中医院内开设了第一家新生儿病房，并投入50万元购置了一系列急救设备，使新生儿科从起步就占领了该市儿科的前沿阵地。他们运用中西医结合的方法治疗新生儿黄疸、新生儿硬肿症等疗效上佳，全面带动了儿科整体急救水平的提高，为扩大中医医疗领域开拓了又一块领地。新生儿科还和妇科、外科密切合作，为新生儿分娩、小儿外科术后恢复等提供技术保障，促进了该院妇科、小儿外科的发展。

门诊中医特色鲜明，病区则西医技术较强，正是由于中、西医两方面力量密切配合，相互"补台"，才使得齐齐哈尔中医院儿科技术全面，优势凸显。儿科病房床位去年由16张增至30张，新生儿10张，普儿20张。病种数去年增至39种，急危重症比例占50%。依靠中西医结合的方法，中医儿科成功治愈急性喉梗阻、哮喘持续状态等多种疾患，危重病人抢救成功率达96%。

除了弘扬中医特色、走中西医结合道路以外，有口皆碑的服务也是使得齐齐哈尔中医院儿科名声在外的重要因素。

众所周知，儿科是医患矛盾较集中的科室。哭闹不休的患儿、烦乱心急的家长，稍有不满意，很容易发生争执。某些年轻家长对医生抱有偏见、缺乏医学常识、过分溺爱孩子，常常使得医护人员真心诚意的付出换来的却是责怪、反目成仇，甚至是不分青红皂白地辱骂，全国各医院因静脉点滴遭家长打骂的儿科护士并不少见。齐齐哈尔中医院儿科则把"患者不满意就是我们工作没做到位"当成服务准则，医生护士之间相互配合做好家长的工作，努力把矛盾化解到最小。即使病人再多再累，他们也不厌其烦地交代清楚患儿的饮食护理，耐心解答各种问题，让家长产生信任之情。

　　该院儿科的硬件设施也许并不是最好的，但正是这些医护人员勇做"拼技术、拼服务、拼体力"的"拼命三郎"，才使得患者满意率始终保持在 98% 以上。长期以来，齐齐哈尔中医院儿科没有节假日，值班轮流表就是她们的日历。科里大部分都是女同志，每天超负荷的体力付出使她们身体始终处于亚健康状态，失眠、神经衰弱已成为职业病。该科的杜医生说，"服务里包含着医护人员多少委屈和泪水，但我们把微笑留给了患者"。利益微薄、加倍的辛苦委屈，儿科成了最留不住年轻人才的科室，即便是脾气被磨炼柔韧的老医生，"如果可以重新选择，绝不当儿科大夫"仍是大多数人的真实想法。

　　"六一"儿童节即将到来，在全社会关注儿童成长的时刻，希望人们对辛苦护卫儿童健康的白衣天使能投以理解和尊重的一瞥，向把知识、感情、体力投入中医儿科事业的"拼命三郎"们，致敬！

（《中国中医药报》2004 年 5 月 31 日）

春华秋实五十载　中医整骨书传奇
——山东省文登整骨医院 50 年发展素描

　　文登，位于山东半岛东部，依山傍海。公元前 219 年，秦始皇东巡至此，召集文人吟诗作赋。从此这里文人辈出，崇尚文化，"文登学"的美誉在海内外广为流传。

　　这座风景秀美、古色韵香的千年小城里，一所气势恢宏的现代化中医骨伤科大楼崛地而起，作为中医骨伤领域的一面旗帜，每天摩肩接踵的求诊患者和参观学者，使其和昆嵛山并称为文登的标志。

　　这就是自强的文登整骨，一所县级医院，傲视群雄，强势崛起，凭借中医骨伤的深刻内涵，跻身全国四大骨伤专科医院之列。

　　这就是自立的文登整骨，偏居祖国一隅，交通闭塞，却勇于继承创新，超越自我，医疗范围辐射全国 20 多个省市及东南沿海周边国家。

　　这就是自爱的文登整骨，50 年来历经风雨，几代人同舟共济，现任院长谭远超带领文登整骨人，续写传奇，以一个崭新的历史高度，再跨越……

　　山东省文登整骨医院是山东省规模最大的一所中医骨伤专科医院，现占地面积 12 万平方米，职工 543 人，有万元以上医疗设备 300 余台件，固定资产 6000 余万元。医院设有四肢骨伤科、脊柱脊髓治疗科、骨手显微外科等 19 个专业科室，病床 800 张，先后被确定为全国中医骨伤专科医疗中心、全国重点专科建设单位、全国重点学科建设单位等。

　　50 年前，文登整骨医院在县机关门诊所的原址上宣告成立，时誉乡里的孙氏整骨第三代传人孙竹庭先生在此坐堂应诊，手法拔伸、烫酒、烧炕等是当时的主要治疗手段。

　　今天，时代变换，医院历经四次搬迁，不断发展壮大，"文登整骨"以其卓越的临床疗效已打造成响当当的品牌，名满神州。

　　文登整骨医院中医气息浓郁，整骨技法历经几代心手相传，手法复位、闭合穿针、院内特色制剂等效优价廉；发明创新蔚然成风，"正骨十二法"等新理论纷呈，科研成果迭现；医院兼容并蓄，广泛吸纳全国各地的传统特色，同时力保先进的现代医学水平，20多万人次的年门诊量、年收入1.5亿元，彰显其实力不凡。

中医特色
誉满神州大地

文登整骨医院名声大，大在他们的中医特色医疗独树一帜。医院始终坚持"能中不西、先中后西"的办院宗旨，切实做到把中医中药的参与，贯彻到临床治疗的每一个环节。

坚守中医药特色，不等于抱着传统故步自封。正如谭远超院长所说："我们要做的是'大中医'，不能做'小中医'。"2000年担任院长伊始，他就勇于吸纳各种先进技术，带领团队积极探索改良中医手法、创新中药的应用范围。

他们充分发挥了中医手法整复、闭式穿针的特色优势。在继承发扬老"正骨八法"及借鉴新"正骨八法"的基础上，结合现代解剖学和生物力学，创新出撬拨扩新、扣挤击打、牵抖屈伸等新的整骨手法，形成了一套科学、合理、系统的"正骨十二法"，使新鲜骨折脱位复位满意率达到90%～95%，减少了病人的痛苦，降低了医疗费用，充分发挥了中医"动静结合"治疗骨伤的优点。

医院制定了四肢闭合骨折手法复位经皮穿针内固定的治疗常规，克服了单纯外固定不牢靠、内固定创伤大的缺点，取得了良好的社会效益。

他们还积极总结老中医药专家的经验，挖掘民间秘方，开发出了不同剂型的中成药，自制骨伤系列药，包括消肿止痛丹、接骨药、军术膏、伸筋丹、活血通络擦剂等不同剂型30多个品种，深受患者欢迎。

在中医药应用上，他们不断扩大中医治疗项目，建立了中药浴室、体疗室、中药换药室及以中药治疗为主的骨内科、筋伤科、整复科门诊和病区，使中医药治疗在骨伤科各种疾病中都能充分体现。

他们采用中药湿敷开放污染创面，有效解决炎症反应。血管吻合术后采用中药参与抗凝，提高了手术的成功率。在中药的帮助下，几年来进行断指（肢）再植手术700余例，组织移植手术380余例，成功率都在95%以上。开展了中药改善、重建微循环的实验研究，并以此为基础将CPC中药缓释体应用于股骨头缺血性坏死的治疗，开辟了中药参与治疗成人中早期股骨头缺血性坏死的新途径，其有效率达96%。将中药提取物脉络宁注射液用于脊髓型颈椎病的非手术和围手术期治疗，应用中药提取物东莨菪碱治疗急性颈脊髓损伤等等。

中医骨伤科是中医药学中最具特色的学科之一，中医药特色已成为文登整骨医院一个重要而光荣的标志，是医院的精魂所在。

自主创新
引领骨伤未来

走进文登整骨医院的院史展览室，一面面科研奖状、一张张发明证书令人目不暇接，这远远超越了一所县级医院应有的科研水准，完全可谓中医骨伤领域的科研国家队之一。在这片历史文化积淀丰厚的土地上，勤劳智慧的文登人，一如既往地在新时代谱写出精彩乐章。

从 20 世纪建院初期，文登整骨医院就为提高疗效而自发试验，他们选择两组病人对照，用鸡爪接骨药代替了虎骨配合发汗的方法，从而把住院病人费用人均 84 元降至 26 元，将医护人员从烧炕发汗的劳动中解脱出来。初次试验的成功，提高了全院士气，掀起技术革新高潮。

改革开放以来，历任院领导更是清醒地认识到，要想跨上新台阶，必须在孙氏整骨的基础上，把眼睛盯在国内外先进整骨技术上，树立"科技兴院"的办院思路。多年来，医院加大投资力度，搭建创新平台，学术空气活跃，1986 年以来，特别是 2000 年至今，医院领导坚持自主创新，走中医骨伤科学现代化道路，使医院进入科研成果高产期，成绩显著。

课题来源于临床，科研促进临床。在全院浓郁的科研氛围中，他们认真探讨中医典籍，结合解剖学、生物力学，广泛开展骨伤治疗新技术，坚持走"临床和科研相结合"的道路。如脊柱脊髓科成功研制的"充气式弹性脊柱固定牵引器"治疗胸腰段脊柱骨折、"单钉—沟槽柱翼钢板"治疗腰椎滑脱症等，较好地解决了临床疑难病症，形成文登特色。

医院自行研制的脊柱系列产品中，价格均为进口同类产品的 1/10 至 1/20，而临床应用效果大大优于进口同类产品，为病人节约了大量的医疗费用支出，仅此一项，每年至少在 800 万元以上。

为鼓励全院医务人员科研积极性，医院每年用于智力投资的经费达 60～100 万元，制定了一系列科技奖励办法，如科研立项课题的一切启动经费由医院支付，公开发表学术论文的版面费医院全部报销，科研成果获奖者医院给予奖励，医院每年都拿出业务收入结余的 6% 作为科研经费等。近年来，医院先后投资 300 余万元新建了智能化共享系统。

卓越的科研成果，筑起文登整骨医院的高楼大厦。目前共取得省级以上科研成果 37 项次，其中国家科技发明三等奖、国家科技进步二等奖、三等奖各 1 项。

薪火传承
领军人才辈出

文登整骨医院多年来始终坚持兼容并蓄、博采众长的态度，常年派人外出学习先进技术。同时毫不保守、悉心育人，不仅医院内部的学术梯队团结、有凝聚力，还经常举办学习培训班，接收福建、广东、黑龙江、安徽等全国各地的专业人士前来进修学习，和其他单位联合培养中医骨伤科硕士、博士研究生。

医院各届领导非常重视临床教学工作，先后被山东省中医药大学、北京针灸骨伤学院、安徽中医学院等确定为教学医院，同时被安徽中医学院、泰安医学院确定为硕士研究生联合培养基地，谭远超等 5 位专家被聘为硕士研究生导师，2005 年又被福建中医学院确定为博士研究生临床培养基地。近年医院举办骨伤学习班 8 期，每年接收进修实习人员上百人次。

"育人、引人、用人"是培养高素质人才的三大环节。医院根据学科发展需要，广泛在院内开展了"传、帮、带"活动，他们还积极营造良好的氛围，靠人文环境、靠事业、靠真情来吸引各类人才。文登整骨医院不搞论资排辈，先后选拔出 11 名有突出成就的人才作为学科带头人。临床、科研、教学的共同发展，使文登整骨医院拔尖人才辈出。

科学管理
走中医骨伤科现代化之路

走进文登整骨，给人的第一感觉就是春天般的温暖。深入每一个角落，无不感觉到科学管理给医院带来的新形象。自 2001 年 4 月份以来，医院先后出台了行之有效的管理规章文件 80 余份。这些规章制度，科学而具体，已经渗透到每一个科室，变成每一个职工的自觉行动。2002 年 9 月通过 ISO9001 国际质量管理体系认证，使医院管理更具体更科学。

在管理中，对所有员工谭远超都能一碗水端平。他常说"无私才能无畏"，做副院长 6 年，2000 年担任院长至今，谭远超以他踏实、公正的人格魅力，无声滋润着整个医院，全院营造出讲学习、讲奉献的良好氛围。

为了把"以病人为中心"的理念落到实处，谭远超狠抓单病种管理：能用手法的，不动手术；即使手术，也千方百计将费用降至最低。他常强调："来医院的 80% 都是农民或农民工，要让他们少花钱。"全院每年有近 3000 例可以手术然而采用了手法整复的病人，虽然这样医院每年少收入 3000 余万元，但谭远超看重的是给病人实实在在的优惠。

随着医院业务的不断发展，2001 年谭远超果断提出新建一幢现代化的病房大楼，经过反复考察、论证，在政府的大力支持下，2002 年大楼破土动工。施工过程中资金一度出现缺口，谭远超顶住巨大压力，组织医院职工多方筹集资金。他就像培育自己的孩子一样，对工程抓得很细，每个项目都进行了招投标，每天早上都要到工地巡视，经过紧张的日日夜夜，不知熬白了多少根头发，大楼终于如期完工。

这座 45000 平方米的数字化、智能化的现代化病房大楼在设计上，始终把病人放在第一位，首先考虑如何方便病人。针对骨科医院担架车流动多的特殊性，谭远超提出医院走廊从常规的 2.6 米扩为 4 米宽。病房大楼设置有国内一流的层流手术室 14 间，其中一间为数字化手术室。医院目前又投入 3000 余万元，对门急诊大楼进行装修改造，使就医流程更优化，环境更舒适。

50 年开拓，50 年巨变，文登整骨医院用心血和汗水迎来了全新的发展时期。党和国家领导、卫生部、国家中医药管理局以及省市领导前来视察，给予高度评价。2004 年医院被授予"全国卫生系统先进集体"、首批"全国百姓放心示范医院"。2001 年，谭远超在国家中医药管理局召开的全国厅局长工作会议上作典型发言，先后被授予全国先进工作者、国家有突出贡献的中青年专家、全国中医医院优秀院长、山东省"泰山学者"特聘专家等称号。

在成绩和荣誉面前，谭远超依然保持谦虚、务实的低调姿态。他表示，成绩已成为过去，文登整骨人将以建院 50 周年为新起点，充分发挥中医专科优势，坚持走中医骨伤科学现代化道路，造福文登、山东乃至全国和世界人民。

（《中国中医药报》2008 年 9 月 26 日）

勇担社会道义的中医高校

甘肃中医学院坚持科技创新为西部经济服务

"虽然是欠发达地区，但我们不能放弃科学研究，因为教学、科研、服务社会是一所大学的社会责任。"

甘肃是古老醇美的，敦煌飞天、马踏飞燕、月牙泉冷，美得令人沉醉；甘肃的现代经济却是落后的，2007年中国省域竞争力蓝皮书指出，甘肃产业经济指标排名全国之末。甘肃省中医药状况同样如此，虽是"千年药乡"，但投入、环境、人才等多方面因素的限制，给甘肃中医药发展设置了一道道天然屏障。

如何把丰富的中药资源转化成现实的经济实力，对缺乏雄厚经济基础的甘肃省而言是道难题。甘肃中医学院义不容辞地扛起中医药科研产业的大旗，进行了持之以恒的探索和实践。

全力打造一流科研平台

校党委书记叶小平常说，"能撑起屋脊者皆为栋梁"，他的内心始终涌动着一股强烈的社会责任感。"虽然是欠发达地区，但我们不能放弃科学研究，因为教学、科研、服务社会是一所大学的社会责任。"

他们不等不靠，集中有限的财力物力，在校内建成全省一流的科研实验中心。学院中药生药学逐步培育发展成为国家中医药管理局西部重点学科，为全省中药产业化发展提供源源不断的人才和技术支持。

不怕弱小，因为可以联合。在没有投入运行经费的前提下，2005年他们集中全院力量，通过项目和企业化运行，成功创建了科研实验中心，如今在某些领域，科研中心的社会知名度已超过了学院本身。

科研实验中心拥有全省唯一通过SPF认证的实验动物室，几年来为省内外科研课题提供大小鼠近4万只。他们走校企合作之路，为甘肃奇正藏药、佛慈等企业的新药研发、药品质量控制等提供技术支持。中心拥有90余台大型仪器设备，为兰州大学、西北师范大学、青海医学院等省内外科研院所提供技术服务。

李应东副院长介绍说，1999 年全院科研经费在账 5 万元，2007 年则达到 600 多万元。虽然和其他中医院校相比仍有很大差距，但其增长速度令人振奋。

令他深以为荣的是："其他中医院校的科研力量也许更强，但也可能更分散。我校在集中整合科研资源方面，肯定走在了全国中医院校前列。"

研究成果直接服务地方经济

借助这样一个平台，全校教师和研究生也有了自己的科研基地。中药生药学科力争将资源优势转化为经济优势，将研究重点放在甘肃道地药材的品种和质量研究、甘肃道地药材的规范化种植研究、甘肃道地药材的生物鉴定和开发研究等方面。学科建成了甘肃省地方药材标准数据资料库等 3 个数据库、中药病虫害等 2 个标本室以及 2 个药用植物和中药栽培基地。

甘肃岷县、渭源、陇西分别是中国农学会命名的"中国当归之乡"、"中国党参之乡"、"中国黄芪之乡"，道地药材的产量占全国总量的 70% 以上。为促进产学研更好结合，中药生药学科的带头人李成义同时担任定西地区的科技局副局长，在他的带领下，已开展了当归、黄芪等的指纹图谱、资源学、提取流程、质量标准等研究，并取得显著成效，甘肃的中药资源优势正一步步切实转化为经济优势。

有为才有位，多年来培养了大批的中药资源学研究人才，承担了国家及省级重大中医药科研项目的甘肃中医学院，如今更是得到了当地政府的认可和支持，在全省的中药产业经济中处于不可替代的重要位置。

为地方经济出力、为中医事业争地位，甘肃中医学院对高水平科研的不懈追求、绝不放弃，为我们探索了一条在经济相对落后的地区，如何集中优势资源、突出特色、由弱变强的"双赢路"。

（《中国中医药报》2008 年 10 月 16 日）

中医大篷车：一路艰辛一路歌

两年来，这支大篷车已走过中国 20 多个省，把脚印留在几百个村寨。哪怕是再颠簸崎岖的路面，遭遇倾盆大雨，或半路坏车，他们仍坚定前行。他们辛苦而快乐地奔跑在大江南北，给最基层百姓送去中医药的呵护和关怀。

印度电影《大篷车》曾在 20 世纪 80 年代风靡全国，片中吉普赛人快乐的流浪生活，许多人还记忆犹新。时光流转 20 年，当今中国大地上，真有这么一支大篷车，辛苦而快乐地奔跑在大江南北，风雨无阻，给最基层百姓送去中医药的呵护和关怀，播撒爱的种子。

这支队伍就是"中医中药中国行"的大篷车车队。两年来，他们已走过中国 20 多个省，把脚印留在几百个村寨。哪怕是再颠簸崎岖的路面，遭遇倾盆大雨，或半路坏车，他们仍始终坚定地前行。自从那天在中华世纪坛上，从原国务院副总理吴仪手中接过那杆旗开始，他们每个人的心头都牢记着光荣和使命。三年的时间，要把中医中药扎实地传播开来，让百姓得到实惠。

近几天，本报记者随同"中医中药中国行"的大篷车，在湖北省多个市县乡镇间流动穿梭。和车队相伴的日日夜夜，看到基层中医药的现状，感触颇多。

润物细无声

11 月 15 日，湖北省活动宣布启动的当天下午，四辆带有统一的中医中药中国行标识的银灰色越野车，载着装备和物资，一行十几人，向大篷车的第一站武汉市黄陂区开去。几天前，他们刚从浙江省舟山群岛的海上村落归来。

来到黄陂区已是下午 3 时。活动现场正播放着"好日子"欢快的旋律，已有很多市民在等候。几位工作人员从车顶拆卸布料，5 分钟不到，整齐划一的绿色义诊亭，魔术般地搭建好了。风很大，群众的热情不减，中成药、养生手册、《中国中医药报》等很快分发一空。

在义诊广场附近的一座旧礼堂，随大篷车而来的中国中医科学院望京医院骨伤科吴夏勃教授正给 160 名乡医传授诊治腰腿痛的经验。当天是星期六，乡医们都非常珍惜这次机会，从 20 个乡镇骑着自行车或摩托车，或乘公共汽车赶过来。

台上展示的是首都成熟的诊疗经验，台下上百名乡医专注地瞪大了眼睛。望京医院是全国四大中医骨伤科中心之一，其先进的骨伤科诊治经验和理念，就这样"润物细无声"地传递给基层医生。

活动结束，天色已晚。茫茫夜色中，大篷车队又开往下一站——时珍故里蕲春县，到达时间是晚上 11 时。

走夜路，对于大篷车队已是家常便饭。再累再乏，司机们从不抱怨，而且坚持滴酒不沾。严格的纪律，让大篷车队平安行驶至今，几万公里的路程，从未发生一起交通事故。

星星之火燎原

11 月 16 日清晨，大篷车从蕲春县城开往横车镇的九棵松村。

道路两旁，水塘和南方民居相映成趣。经过一夜休息，大家兴致很高，在车里高声合唱"毕业歌"。

义诊、培训、赠药都在九棵松村的老年病糖尿病专科医院举行。九棵松有300 多户人口，村医院是横车镇卫生院的分院，全部职工 6 个人。病房条件不

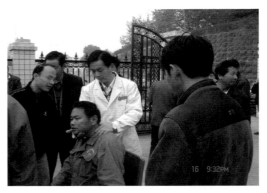

北京骨科专家吴夏勃给九棵树村民现场手法治疗

错，是 3 年前政府出资兴建的，但住院病人不多，业务还没有开展起来。

村医院负责人姓徐，46 岁，在横车镇行医 30 多年，他笑称自己是"清凉油医生"。乡亲们都知道他的手机号码，有事他就骑着摩托车过去，有时对方给 2 元油钱，诊费是没有的。

在看病的人群中，有位衣服破烂的老人格外显眼。他弯腰挂拐，发红的上下眼睑粘连在一起，只剩下中间黄豆大的缝隙。打听到他有几十年腿痛的毛病，记者扶他到北京骨科专家吴夏勃的诊桌，破例在长长队伍前"加了塞儿"。老人没有子女，是五保户，听不大懂普通话，不断叮嘱着身边的本地小伙子，要记下专家的话。他的病是"骨痹"。

这个村腰腿痛的病人很多，虽然也有镇上派来的中医师，但北京专家诊桌前格外

地拥挤，队伍很长。专家看得仔细，每个病人都要捏、按、询问，到了离开的时间，没排到的病人，仍执拗着不肯走。时间一拖再拖，但还是不能看完所有的病人。最后离开的一刹那，几位村民还站在原地，他们眼中的沮丧和不舍，令人心酸。

也许，这一生他们都不能走出这个乡镇。和北京专家的擦肩而过，对于他们而言，深深引为憾事。但愿我们走后，还会有这样的义诊，关怀他们的健康。

"星星之火，可以燎原"。如同大篷车队队长王春鸣所说，"中医中药中国行"只是开了个头。要在地方深入地宣传弘扬中医，多给老百姓实惠，还得当地政府和医院多支持，经常搞些这样的义诊活动。

11 月 17 日，中医中药中国行大篷车来到湖北省大冶市。大冶是全国闻名的青铜文化发祥地、矿藏荟萃之乡。19 世纪末，清朝湖广总督张之洞在大冶境内开办铁矿和铜厂，成为中国近代工业的重要标志。

上午，市中医院举行完紧凑而隆重的中医中药中国行启动仪式后，大篷车随即开往几十公里外的保安镇进行义诊和赠药。保安是个千年小镇，今年镇政府把当地的石雕艺术成功申报为国家级非物质文化遗产。

到达保安镇的三元阁广场时，天空下起小雨，蓝色、粉色各色雨伞在广场像花一样盛开。初冬季节，户外格外湿冷，义诊亭里挤满了闻讯赶来的群众。有头戴斗笠、脚穿雨靴的妇女，有衣袖磨得破烂的中年男子，还有一群福利院的老人，每人胸前戴着福利院的院徽。义诊医生主要来自大冶中医院，骨科、妇科、内科的大夫比较多。大夫们对病人很耐心，虽然天气冷，但他们不急不慌，询问病情非常仔细。"平时怕不怕冷啊？"大夫和善地问。担心病人说不清楚，大夫还要亲自捻捻袖口，看看穿了几层衣服，捏捏裤子的薄厚。估计有医生这样的关心，没等吃药，病就先好了一半吧。

当晚，大篷车赶往鄂州，和中医中药中国行的另一组队伍恰好会合。据介绍，除了大篷车以外，另有 5 个中医中药中国行的小组在全省分头工作，主要负责地市级城市的启动，以求短时间内全省各地同时掀起中医药热潮。

朋友们相会，大家感到格外开心。凑巧的是，当天还是一位同事的 28 岁生日。于是，十几人一同燃起生日蜡烛，为他唱歌祝福。因为常年在外面跑，大篷车成员很少有在家里过生日的机会，反倒是这样的生日比较多。

18 日上午，鄂州凤凰台广场的启动仪式分外大气隆重，接近省会城市的水准。中医院准备的十几个节目尤其精彩，有李派太极拳、湖北大鼓等，演员大多四五十岁的年纪，个个精神抖擞，充满朝气和活力。场内有很多兄弟医院前来助威。

下午，大篷车队来到燕矶镇中心医院宣传义诊。经了解，这里的中医人才状况不容乐观。

镇医院一共60多人，但中医大夫只有占春华一人。占大夫说，"其他老中医都退休了，年轻人又不愿意来，我今年也55岁了，后继无人啊。"占大夫是家传四代的老中医，可是到他这一辈，儿女们都不愿意搞中医了。他本人因为职称考试外语受限制，所以至今只是一名主治医师。中医中药中国行大篷车来到这里，他特别高兴，连声说"长志气啊！"

中药房也存在同样的问题，唯一的中药师是退休返聘的。这位老药师从药铺学徒开始，干了40多年，对中药的药性配伍很了解。他随手抄起桌上一张处方，"年轻人，谁懂这些配伍禁忌啊？年轻人，谁爱来这儿啊？"他不停地用方言重复着"后继无人"。

19日下午，来到湖北省大篷车的最后一站——荆州市公安县埠河镇卫生院。听说公安县的中医药适宜技术推广工作搞得不错，记者又前往埠河镇金台村卫生室。

卫生室里有位患者正在输液，走进中药房，马大夫正戴着老花镜蹲在地上查看一箱竹叶。一缕阳光从窗户斜射进来，房间弥漫着一股好闻的中药味道。随手拉开药匣，蜈蚣、蝉蜕等中药保存得很完整。这个药房有饮片近300种，一些珍珠粉等贵重药材装在青白色瓷坛里，高高摆放在药柜上头。

马大夫是这个镇上小有名气的中医，附近的村民也常到这里找他看病。金台卫生室一共三人，前几个月公安县卫生局推广农村中医适宜技术，培训后发给卫生室一个中医技术盒，里面有针灸针、火罐、针灸挂图等，全县有400名村医参加了该项适宜技术培训。该县卫生局魏局长表示，公安县和镇的中医工作都不错，村卫生室有中药房的大约占1/3，现在正大力在农村层面上推广中医药。

埠河镇的义诊培训结束后，暮色已深，大篷车队连夜赶往长沙。5个小时的夜路，为了消除彼此的困倦，大篷车的师傅们互相用对讲机讲笑话，在车内放声高歌。

20日凌晨1时，车队安全抵达长沙。短暂休息后，22日开始，大篷车又将辛苦而快乐地在湖南省的乡间穿行，把中医中药送到老百姓的心头。

（《中国中医药报》2008年11月20日、21日）

中医院的特色发展之路

——山东省日照市中医医院 10 年快速发展的启示

2月21日，是山东省日照市中医医院庆祝建院10周年的日子，该院在这一天举行了"全国重点中医院建设项目"新建内科病房楼奠基仪式，同时签订了与北京中医药大学东直门医院的合作协议。国家中医药管理局副局长吴刚在出席上述活动时，对该院10年间在同行中后来居上的发展成就给予了高度肯定。

这是一家年轻的地市级公立中医医院，然而年轻就是优势，日照市中医医院不拘泥于老想法、老路子，以独到、超前的眼光创造了令人惊奇的发展速度，从默默无闻发展到山东省的品牌中医医院、国家重点中医院建设单位，吸引了越来越多的知名专家、医疗精英汇聚于此，国内外的学术交流活动日益频繁。

目前该院拥有国家级和省级重点专科，住院和门诊人次占到整个日照市376个医疗机构服务总量的1/10。他们走的是一条与众不同的道路。探寻日照市中医医院的发展轨迹和经验，对众多市县级中医院的改革发展应当有所启发。

中西医相结合　手术培植"特色"

1999年在日照市中医医院落成建院之初，首任院领导果断突破传统中医医院的发展模式，按照"加快启动、配套到位、全面发展、突出特色"的建院思路，在充分调研日照市医疗需求之后，果断地把手术确定为医院发展的特色和"火车头"，而手术成功率的保证，就是全国乃至国际范围内中西医最高水平的协作和融合。

在开诊当日，中医院就成功进行了胆囊摘除和胆总管探查术。此后一年间，陆续开展了包括脑外伤慢性硬膜下血肿开颅术、患儿外耳道再造术、前列腺摘除术、肾切除术、开胸手术等52项手术，实现了正式开诊当年医疗手术的"52个第一"。其中，半清醒状态下保留自主呼吸气管内记忆合金支架植入术也是日照市的首例手术。

其后，日照市中医医院坚持"中医为立院之本，特色为发展之路"，强化了中西医结合，形成了融中医、西医、中西医结合三支骨干技术力量于一体的医疗服务队伍。先后和山东省立医院、山东省千佛山医院、滨州医学院、山东省肿瘤医院、天津中医药大学、中国中医科学院、卫生部心血管病防治研究中心、以色列布耐金医学中心等国内外著名单位建立起医疗、科研和教学协作关系，打造自己的优势品牌。

去年一年，日照市中医医院成功完成大中型手术 6200 台。这些手术，基本都是在省内大医院的协作指导下开展起来的。

科研专科学术　铸就中医"精品"

大医院如同大学，其实力的体现不是因为拥有大楼，而是因为有名医大师。日照市中医医院院长杨淑光认为，医院核心竞争力来自高质量的医疗服务，而高水平的人才队伍则是兴院之本。加强科研和专科建设是日照市中医医院培育名医、提高疗效的重要途径。

虽然日照地处山东一隅，但和全国多家单位的技术协作，给中医院的学术发展和科学研究带来良好机遇。日照市中医医院设立院级课题，选题都要经过调研论证，立项确保公平竞争，实施全程质量控制、能上能下的创新机制，大大提高了科学研究的效率。

从 2005 年到 2008 年，每年都有多项科研成果通过省级专家组织的鉴定；日照市中医医院也成为天津中医药大学张伯礼院士牵头的"十五"国家科技攻关计划课题"参芪益气滴丸对心肌梗死二级预防的临床试验研究"和中国中医科学院牵头的"十一五"国家科技支撑计划课题"中医治疗常见病——股骨头坏死研究"的协作参研单位。

如果把医院比作一支军队，"重点专科"就是他的特种兵。10 年来，日照市中医医院坚持"突出中医特色、中西医结合，突出重点、全面发展"的方针，把学科带头人的培育作为学科建设的关键，把特色技术作为专科建设的基础，实行经费优先投入、科研优先立项、设备优先购置、人员优先进修的政策，为重点专科的发展提供了良好的环境。

以山东省 50 名名中医、日照市"十大名医"之一李莉主任医师为中医带头人的该院脑病科，2007 年被批准为国家特色专科建设项目，今年又被批准为国家中医药管理局"十一五"重点专科建设项目。作为日照市唯一的国家级重点专科，脑病科拥有全市最先进的多功能监护仪，他们采用中西医结合的方法，先后成功抢救近百名心脏骤停患者、十余名急性脊髓炎引发的呼吸衰竭患者，已成为区域脑病的医疗中心。

医院还积极开展新项目、新技术，打造医院发展的新的经济增长点。在脑病科开展了醒脑开窍针刺疗法，用于中风急性期的救治；骨外科开展中草药加带锁骨髓内钉、多功能外固定支架及闭合穿针术，治疗四肢骨折；心血管内科自制干姜胶囊主治冠心病血瘀症，参附强心合剂治疗心衰，系列养心汤治疗心律失常；针灸理疗科微创治疗颈腰椎间盘突出症等。围绕中医药传统疗法，还开展药浴、水疗、足疗、中药雾化等项目，使中医医疗服务呈现多元化趋势。

规范人文服务　共享家庭"温暖"

日照市中医医院的每个病区，都醒目地提示了就医流程，张贴着所有医护人员的电话号码，保持患者 24 小时能够和医护人员联系畅通；儿科注射室则变成由模型、玩具、卡通画等布置而成的"儿童乐园"；与住院病区高质量的医疗服务配套的是一个微笑、一声问候、一杯热水、一束鲜花、一张贺卡、一块毛巾的"六个一"服务；检验科对空腹采血的患者提供免费早餐；急诊病人随到随查，20 分钟出报告……

这些，也许很多医院都做到过，但十年如一日地坚持如初，却非易事。为了不在任何一个服务环节上出差错，日照市中医医院先后制订并完善了"首诊负责制""关于按专业收治病人的规定""医师行为规范"和"医疗纠纷预警方案"等 56 套医疗制度和操作规范。

2007 年 11 月，医院接诊一位因车祸受重伤的女性流浪者，当医院为这位年过半百的"三无"病人完成手术后，因轻微精神错乱，患者根本说不出家庭住址和联系方式。医护人员千方百计从点滴的信息中寻找蛛丝马迹，通过网络检索出 300 多条信息，逐一排除后最终确定住址，赶到潍坊市昌乐县乔官镇，当在公安局的协助下找到患者亲属的时候，才知道其家人已寻找患者 13 年。看到医院送来的依然健在的母亲，患者的儿子"扑通"一声跪倒在医生面前。

在日照市中医医院党委书记张永文眼中，这样的感恩，这样的善举，才真正诠释了日照市中医医院营造医护人员和患者共享家庭温暖的文化精髓。

【后记】

10 年，对于一家医院的成长来说，也许历史积淀显得短暂。然而日照市中医医院积极开展技术协作，强化人性化规范服务，树立医院专科品牌，夯实科研力量促进创新，实现了从无到有、快速科学发展的历程。他们的经验，对于诸多挣扎在温饱线上的中医医院如何适应新形势下的医疗体制改革，进一步提高对民众的服务贡献率，值得借鉴。

（《中国中医药报》2009 年 3 月 5 日）

中医高职好就业

——连云港中医药高等职业技术学校就业率连年超过 95%

今年我国高校就业形势呈现滑坡，很多中医药院校也为学生就业发愁，然而，当记者致电连云港中医药高等职业技术学校校长宋利华时，他微笑作答："就业率仍在 90% 以上！"透出的自信好似春风扑面而来。

25 日有消息称，山东省对连续 3 年就业率不足 50% 的专业将暂停或撤销，连云港中医药高等职业技术学校则表示，今年要进一步扩大生源规模。招生计划在网站挂出不到 7 天，点击数已超过了 4000 人次。花果山的新校区内，土建工程刚刚开工。

虽然这只是一所面向江苏省内的中医高职学校，但"船小好调头"，务实、灵活、人性化是其特色和优势，在众多中医药中等学校纷纷被大学合并的当下，该校一枝独秀，愈做愈强，和几十家医院企业的合作关系使该校就业率多年在 95% 以上，受到用人单位、学生、家长的一致信任和好评。

探索就业新渠道

学校前身是连云港市卫生学校，始建于 1958 年，1988 年更名为江苏省连云港中药学校，2004 年升格为连云港中医药高等职业技术学校，同时成为江苏联合职业技术学院连云港中医药分院。

近年来，学校创新的"工学交替"合作办学模式广受好评，学生毕业后 100% 在合作单位就业。比如该校与连云港市第一人民医院东方医院合作开办的东方医院班，前 2 年在校学习基础课，第 3、4 学年在合作医院半工半读，第 5 年顶岗实习，课程与就业岗位紧密结合，如德育课调整为医院文化、职业生涯规划；语文课调整为护理文书、护理病历的书写；体育课调整为医院特色运动；信息技术增加了医院电子档案等。这种模式培养的学生符合行业和社会要求，受到江苏省教育厅、省中医药局的一致好评。

学校还根据需求积极创建特色专业，开办"制药设备与工艺""中药材栽培""药物分析技术"等培训班，创办"公共营养师""育婴师""保健按摩师"等培训班。相继与南京医科大学、苏州大学、南京中医药大学、北京中医药大学网络学院联合开设了护理、预防医学、临床医学、药剂等专业成人专科、本科班。

针对目前城区医院人员日趋饱和的情况，学校还及时转变策略，鼓励和引导毕业生到基层、到民营企业就业，积极拓展民营医疗机构、连锁药店、制药企业等就业渠道。

为学生和用人单位服务

"亲爱的毕业生，你们好……"每年3月份，学校学生处会给没有签约的毕业生发信，告诉这些二十岁左右的年轻人，"面对激烈的就业竞争，有信心的人不一定都能赢，但没信心的人则肯定会输"，告诉他们"不要只把目光紧盯着本地就业，也要关注'长三角'地区"，告诉他们"择业要果断"。

学校多年来坚持以就业指导课、专题讲座、报纸为载体，宣传就业形势、政策和技巧，宣传毕业生成才典型，使毕业生的就业选择更加符合个人和社会实际。

近年来，一些中医药高等院校刚刚开展在校招聘会，而连云港中医高职已经连续多年，每年都举办10多场毕业生供需洽谈会，吸引几十家用人单位来校招聘，使毕业生足不出校便和招聘单位近距离交流，有的还现场签约。

就业后的服务和反馈同样必不可少。学生就业后，校方帮助学生解决实际工作中遇到的难题，通过走访或电话回访，了解用人单位对毕业生的反馈，为教学改革提供建议。

办校思路决定学生出路

宋利华校长说，多年来学校一直把提高就业率当作"生命线"，发动全校教职员工人人关心、人人参与就业工作，出实招，办实事，不断拓宽毕业生就业渠道。发展思路上，他提出中医高职专业建设要实现三个融合：

专业与职业融合。确立"双证书"教育目标，使学历证书和职业资格证书成为学生必备能力的评价要素。去年高职毕业生的就业率达到97%，其中拥有外语水平和计算机水平的"双证书"率达到100%，在可考证的工种中获得高级工证书的达到98%以上。去年全国护士执业资格考试中，高职护理毕业生通过率为96%。

专业与产业融合。中药专业附设有中药饮片厂、中医药研究所，对这些可以生产经营的实训基地，积极开展技术服务与生产经营。

专业与创业融合。积极开展学生创业工作，该校开发的"元之源"养生系列产品，为同学们提供一个从原料采购、加工、包装、营销的创业体验过程。同时中药专业学生自己组织模拟公司，开发中药标本工艺品，在校内销售，实现专业与创业的融合。

（马骏、王宏、刘洪，《中国中医药报》2009 年 3 月 27 日）

省局成立党组，全部市州、近一半县市区成立中医药管理局

吉林健全中医药管理体制引关注

　　本报讯　吉林省中医药管理局坚持"在职能上做加法而不做减法"，破解该省中医药管理系统不健全的难题。不仅增设了局党组，与该省 20 多个部门成立中医药工作厅际协调小组，而且在省内 9 个市州和 29 个县市区成立中医药管理局，并力争 2010 年底前在全部县市设立。

　　在目前中医药管理体制尚存"高位截瘫"现象的背景下，此举在中医药行业引发广泛关注。专家认为，《国务院关于扶持和促进中医药事业发展的若干意见》提出"加强地方中医药管理机构建设，强化管理职能，提高管理水平"，吉林的经验可给各地中医药管理部门以借鉴。

　　近日在吉林省政府机构改革中，吉林省中医药管理局职能加强，增设局党组，增加 1 个工作机构和 6 名人员编制，拥有相对独立的组织地位。吉林省、市、县中医药行政管理体系建设取得显著成效。目前，全省 9 个市州已全部成立中医药管理局，59 个县市区也有 29 个成立了中医药管理局；部分市州和县市区还进一步理顺了分散的中医药管理职能，成立了专门的职能处科，明确了领导和管理干部。其中白城市、乾安县比照省中医药管理局确定管理职责和机构的做法，在全省起到了示范和带动作用。白山、辽源、松原还比照省里的做法，成立了市中医药工作局际协调小组。局党组书记、局长邱德亮表示，其他没有成立中医药管理局的 30 个县市区，将争取在 2010 年底前全部成立。

　　吉林是第一个在全国成立省级中医药工作领导协调机构的省份。2007 年省政府成立了由分管副省长为组长，21 个相关部门为成员单位的中医药工作厅际协调小组，厅际协调小组在申报国家中医临床研究基地建设项目、全国朝医考试试点、"中国中医药展"筹展参展、省第二批名中医评选等工作中解决诸多问题，发挥了重要的协调作用。

　　吉林省中医药管理局于 2004 年经省委、省政府批准组建，内设 4 个职能处室。

2005 年，该省出台《关于加快全省中医药事业发展的意见》。2006 年，全省 9 个市州已有 6 个在卫生局内部设置了中医药职能科。2007 年，省政府决定成立中医药工作厅际协调小组，省编办专门下发文件，要求各市州、县市区卫生局加挂中医药管理局的牌子，着手建立自上而下完善的中医药行政管理体系。

（《中国中医药报》2009 年 7 月 23 日）

珠穆朗玛峰上明珠：藏医药文化

中医药学有河图洛书、五运六气，藏医药有天文历算，二者在基本理念、预测天象和疾病、指导治疗等方面有相通之处。随着中藏医学的相互理解和沟通，不知是否有更多融通的可能与空间？

天下名山，自成风流。登过五岳之首的泰山，吟诵过"一览众山小"的诗句，再仰望珠穆朗玛，会有别样的感受。

当带着中西医为中心的惯常思维，来到青藏高原深处，看到藏医药是怎样在漫长岁月里保障人们的生命健康，在斑斓多彩的藏医药文化之中徜徉，惊叹其疗效神奇、理论深邃的同时，更有别样的触动和震撼，进而心生敬畏。

"一花一世界，一树一菩提。"正因为文化的多元，文明的多样，世界才更有意义。不必比较谁更优秀，相信所有的民族医药，都是本民族文化的瑰宝，是本民族的选择和心爱。我们要做的，唯有更多的了解和尊重。

曼唐

唐卡是藏族文化中最有特色和代表性的艺术形式之一，而表现藏医学内容的唐卡，藏语称为曼唐，它是医学和艺术的完美结合。

在西藏藏医学院图书馆，我见到闻名已久的全套 80 幅曼唐。馆长介绍，这里每幅曼唐都需要 3 名工匠一起描画 1 个月。曼唐是大有讲究的，用纱或亚麻织物涂上胶水或白土，放在石灰水中反复浸泡，随后用贝壳或其他器具摩擦，直至光滑。用于作画的颜料大多很贵重，如黄金、朱砂和银粉等。正是这些上等颜料的使用，保证了曼唐永不褪色。

经常有老师带着学生来这里观察和学习，曼唐是藏医先知为后世描绘的"多媒体教具"，是一本本形象的教科书。每幅曼唐由几个或几十个甚至上百个小图案组成，合在一起，完整地反映了藏医学的起源、理论及实践，甚至医生的修养品德等内容。据说，曼唐的收藏遍及世界各地，如印度的藏医学中心、瑞典的斯德哥尔摩、英国的威尔康医史博物馆等，许多藏学家都以拥有一幅古老的曼唐而感到荣幸。

如今在西藏，眼见这种完美的艺术形式宏大而集中地反映整个藏医药学，而且代代传承，我不禁艳羡这些藏医药学，拥有得天独厚的福分。

尤其值得重视的，是一幅反映藏医药胚胎学的曼唐。它形象地展示了人体受孕、妊娠反应和胎儿发育过程中的"鱼期、龟期、猪期"顺序，与脊椎动物、鱼纲、爬行纲、哺乳纲和人类的进化顺序一致。藏医药学者占堆评价："这些观点比英国生物学家达尔文的生物进化论还要早1000多年。"

此外，图书馆特藏部存放着近5000卷用黄绸布包裹的长条形古装藏文书，大多用的是韧性极强、印色不褪的藏纸，所以时隔百年而字迹清晰。但有人推测，就是这种用高原上特有的狼毒草做成的剧毒藏纸，可能导致长期接触藏医经典的人中毒。

天文历算

西藏发行量最大的图书，是天文历算研究所每年编制的《天文气象历书》，发行量达30多万份，不论城市还是农村，每家每户都要购买，有的甚至把它供奉起来。

在2008年11月出版的历书中，已推算出今年7月22日日食精确时间为9时到11时，并用4幅图画勾画了日食过程。历书内容涉及气象预报、地震预报、各地农耕牧作时间、各种藏药的采集时间等，对生活生产有很大指导意义。天文历算研究所和南京紫金山天文台、西藏气象局等有长期合作关系。

藏医药和历算之间联系紧密，历史上学识修炼极高的藏医或僧侣，大多通晓天文历算。但天文历算研究涉及多个学科，难于深入理解和运用。一名研究员笑着说，"钻研了30年，但只掌握了天文历算学的1/10。"8月5日，在藏医院研究所，67岁的贡嘎仁增研究员亲自为我演示沙盘推算，可惜外行的我看不出什么门道。

贡嘎仁增说，天文历算的中心是宇宙大环境，藏医药围绕着人体小环境，二者紧密结合。正常人体的生理变化、脉搏心率等，都和天文历算有关。治疗病人，藏医要根据时令和季节对症下药，采挖和炮制药品，也有严格的时间讲究。

中医药学有河图洛书、五运六气，藏医药有天文历算，二者在基本理念、预测天象和疾病、指导治疗等方面有相通之处。随着中藏医学的相互理解和沟通，不知是否有更多融通的可能与空间？

（《中国中医药报》2009年8月12日）

永远的老八路作风
——记北京百万中医门诊部

> 曲曲折折经营到今天，20多年了，门诊部还在顽强地生存着，在"你方唱罢我登场"的民营医疗市场中，这未尝不是个奇迹。

走在北京的百万庄大街上，仔细看会发现街边有块不起眼的牌匾——"北京百万中医门诊部"，拐进胡同，就可见到这家安置在挂着白布门帘的简陋平房里的民营中医门诊部。

曲曲折折经营到今天，20多年了，门诊部还在顽强地生存着，在"你方唱罢我登场"的民营医疗市场中，这未尝不是个奇迹。它的创始人张藻南今年已经86岁，周一到周五每天都由司机接送，一定要亲自过来打理，因为门诊部是她一生最感荣耀也放心不下的事业。她说在这里觉得充实，能跟得上时代。

1985年，张藻南从积水潭医院党委书记的职务上退休，闲不住的她总想找点事做。因为对医疗系统情况比较熟悉，就决定和两位老姐妹一起，把一批退下来的老专家组织起来，办个高水平的专家门诊部。

当时，市场化改革在国内其他领域搞得如火如荼，医疗卫生领域却是坚冰未动。办民营门诊部，国家政策是支持的，但她们三人两手空空，怎么能筹借到需要的资金和房子呢？

于是张藻南找到自己昔日的老上级——卫生部部长崔月犁，崔部长很支持她的想法，帮她们借了6万元钱和一辆接送专家的汽车。开门诊需要的办公用品，几个老姐妹就凭着各自的"老面子"，向所在医院求助，要来一些旧的诊床、桌椅、白大褂等。

1987年，这家中医专家门诊部正式开业，崔月犁部长欣然担任门诊部的名誉主任。他说："像这样的离退休人员创办、离退休专家参加的专家门诊部在全国是第一家，你们一定要办好，办出特色来。"

这在当时引起较大的社会轰动，中央电视台"全国新闻联播"栏目给予播出，北京晚报、北京日报等几十家媒体都有相应报道，门诊部可以说是"一炮打响"。全国各地的患者以及一些海外华侨，都奔着门诊部的十几位京城中医名家前来看病。

20多年了，从当初门诊部的轰轰烈烈，到今日的艰难生存，70年党龄的张藻南一直坚持"为人民做好事"的承诺，保护这里不受到商业气息的侵蚀。即使在今天，门诊部依然遵循着当年崔部长定下的服务宗旨："全心全意为广大人民群众提供低廉优质的医疗服务。"

开办初期，不少人从郊区凌晨四点赶来排队挂号，唯恐看不上病。为方便群众看病，门诊部抽调专家深入到北京木材厂、顺义、大兴，五个月诊治了一万多病人，还时常免费为基层单位讲课、培训。

近年，虽然市场压力日益增大，门诊部仍然把价位定在工薪阶层，面向平民百姓，不开大处方，不开贵重药，平均每服药比外面药房便宜一到两元钱。一些老病人感慨地说："这儿永远是'老八路'作风。"

对于民营医院而言，做广告常常是其扩大社会影响的法宝，但百万中医门诊部从来不做广告。他们认为有真才实学的专家不需要这样的营销手段，做广告反而有损专家声誉。来就诊的病人除了附近单位职工和居民，很大一部分来自远郊区县和外省市，这些人都是听别的病人介绍而慕名前来的。这里的专家基本都有自己的"追星族"，很多病人都是"回头客"。张藻南说，"病人就是我们的活广告。"

张藻南并非中医出身，但她十分尊重中医专家，每逢年节都去专家家中并很重视保持诊所的中医药传统特色。也正因为有中医特色，这个简陋的诊所在治疗鼻炎、不孕不育、按摩正骨等方面名声在外。

近年来，社会基本医疗保险逐渐铺开，百万中医门诊部由于规模所限，没能进入医疗保险定点机构。患者在这里看病报不了销，张藻南就让患者拿着门诊部的方子到外面拿药。

不高的收入，使百万门诊部的外部环境始终"朴素"得一如当初的80年代，没有上档次的装修，没有任何现代化仪器设备。张藻南说："我知道有些歪门邪道可以做，但我不能去做。"

她总是以老八路、老党员的身份要求自己，尽管这是个营利性的门诊部，她的身份也不过是"个体户"。2003年，张藻南被评为北京市宣传卫生系统老干部先进个人，2007年被评为全国民营中医医疗机构先进负责人，今年又被北京市评为扶贫济困春风行动使者。

老人有3个女儿，四代同堂，生活条件优越。亲身经历了新中国成立前后的各个年代，她认为自己是个幸运儿。对于生活她说没什么要求，诊所也不以挣钱为目的，只希望能在有生之年，找到最合适的继承人，把自己创办的事业继续下去。

（《中国中医药报》2009 年 1 月 7 日）

中国医药第一城的起飞

江苏泰州医药高新区是我国唯一的国家级医药高新区，2010 年 2 月，科技部、卫生部、国家食品药品监督管理局、国家中医药管理局和江苏省人民政府共建"中国医药城"机制正式启动，这里将举两部、两局和江苏全省之合力促进——

漫步在中国医药城，扑面而来的是现代化的国际气息。阿斯利康、葛兰素史克、扬子江等 500 家企业落户其中，洁净时尚的别墅式园区，疾步行走的年轻人，人们难以想象 6 年前这里还是一片荒芜。

2006 年 11 月，初冬时节，中国医药城按照江苏省委、省政府的战略决策正式启建。如今，400 多项医药创新成果落地申报，一大批中医药高端企业和人才在这里汇聚，中医药产业呈现加速发展的良好势头。

规划总面积 30 平方公里的土地兴建十之有三，研发、生产、会展、医疗、教学、综合配套六大功能区已然成型。南京中医药大学 3000 多名师生进驻，白领公寓、星巴克等商业配套投入使用，人、产业、健康，在这座城市完美相融。

面向"中国第一、世界有名"的目标定位，中国医药城当前正处于重要加速期，力争"十二五"期末实现"五个 1000"的目标，即：集聚 1000 名高端人才，其中 100 个国际集成创新团队；落户 1000 个世界级、国家级医药创新成果；引进 1000 家企业；创造 1000 亿元专有技术市值；实现 1000 亿元销售。建成引领中国生物医药产业发展的重要平台，建成体制机制创新、战略性新兴产业发展的示范区。

集聚战略：政府引导优势资源

泰州中国医药城自诞生之日起，得到领导和社会各界的关心，全国人大常委会副委员长路甬祥、韩启德，科技部部长万钢，省委书记罗志军等多次调研，谋划指导医药城建设。国家发改委、商务部、科技部、卫生部、农业部、食品药品监督管理局、中医药管理局、中国生物技术发展中心等国家部委和部门充分发挥部门职能，在政策创新试点、优化服务方式、共建专业平台、申报项目品牌等方面给予全力支持。

中国医药城立足全球视野，产业集聚水平显著提升。一是高端企业加速落户。阿斯利康、葛兰素史克、武田制药等 5 家国际知名跨国医药企业先后落户，石药集团、康缘药业、海王药业等 40 多家国内知名医药企业全面加快建设，80 多家企业全面建成。二是高端产品加速涌现。医药创新成果转化速度明显加快，在已落地申报的 400 多项高端成果、产品中，涌现出有独立自主知识产权、代表国际水平、填补国际市场空白的重大新产品。三是中小企业加速崛起，一批"小巨人"企业加速发展。

产业离不开金融资本。中国医药城专门组建了金融服务中心，指导企业做好上市前期工作，鼓励成长型企业加速进军资本市场，去年区内企业泰凌医药在香港主板正式上市；中国医药城集团公司下属华联公司近期将在香港上市。在 2011 年 7 月举行的中国医药城（美国）高层峰会上，由 6 家世界知名投行与基金机构发起与中国医药城共同成立的华尔街国际金融资本与中国医药城战略合作联盟正式揭牌，标志着世界金融中心与中国医药城产业对接的全面启动。

平台战略：专业化服务创新人才

机制灵活，是泰州中国医药城的一大特色。"这里的实验设备和厂房，都可以提供租赁服务。不论经济实力大小，只要有研究项目成果，都可以拎包入住。"泰州市副市长苏钢强介绍，"希望国内外任何一个科学家，都能在园区，以最小的成本谋划最大的产业和最佳的经济效益。"

正是源于"政府买相机、企业买胶卷"的平台运营管理新模式，政府资源效益得到最大化，政府公共服务实现最优化。一大批留学归国人员、博士研究生带着创新"种子"来园区孵化创业。

结合泰州实际，有关领导提出在项目选择上，侧重进入临床即将产业化的项目，其成果在泰州孵化、转化和产业化，把构建功能更优、时效更快的创新创业平台作为提升竞争力的关键，提供覆盖医药产业发展全过程的公共服务平台。目前，医药大小分子筛选、中试放大、分子诊断以及疫苗工程中心等平台相继投入使用，建成投入使用的 16 个公共服务平台，已成为集聚人才、吸纳成果、发展产业的重要支撑载体，先后建成了世界规模最大的基因库、蛋白库和组织样本库，以及亚洲规模最大的干细胞库。

中国医药城聘请了一批顶级科学顾问，先后聘请 3 名生物医药类诺贝尔奖获得者、6 名美国科学院院士、22 名中国科学院和工程院院士、5 名世界著名制药集团 CEO 担任发展顾问，帮助中国医药城在目标定位、产业构建、功能配置、阶段重点等方面把好方向、准确决策。目前，园区已引进创新创业团队 100 多个，集聚高层次人才 1500 多名。

为项目落户提供全程跟踪服务，"确保不让高端的人才做低端的事"，中国医药城按照"身份零以下、服务零距离、阶段性目标零起步"的"三零"服务理念，让他们把更多的时间和精力专注于科研开发和项目建设。

特色战略：构建中医药产业平台

中国医药城作为全国唯一的国家级医药高新区，规划之初就把传承和振兴中医药产业作为神圣使命。近期加快完善优化中医药产业发展规划，集聚中医药高端人才，推动中医药优秀创新成果落地申报，构建中医药产业发展平台，中医药产业呈现出加速发展的良好势头。

一是加紧优化完善中医药产业发展规划。科学规划，是实现中医药产业健康持续发展的根本保证。二是落户了一批中医药企业。康缘药业、苏中药业、红瑞药业等一批中药生产企业先后落户，桂枝茯苓胶囊、参脉注射液等产品落地申报注册。三是共建了一批研发机构和大学。先后联合中国中医研究院成立了泰州天然药物研究所；联合沈阳药科大学成立了中国医药城—沈阳药科大学中医药研究院；与南京中医药大学共建了南京中医药大学翰林学院，已有 3000 名师生在中国医药城工作、学习。四是汇聚了一批高层次人才。

城市战略：产业人文和谐共荣

"全国其他医药园区还没有一家能够把研发、生产、交易、医疗四大板块进行整合，并贯穿医药产业发展的全过程。中国医药城提出了整合四大板块，建设国际一流水平的医药卫星城。这在国内是唯一一家。"九三学社中央副主席、中科院院士王志珍说。

突破一般开发区的传统发展模式，建设"产城一体、产城共荣"的生物医药健康产业新城是中国医药城的追求。世界化、专业化、现代化是中国医药城未来发展牢牢把握的方向定位。围绕医和药两大主题，将医药研发、生产制造、会展交易、康健医疗、医学教育等功能融为一体，集合多元素，整合上下游，充分体现中国医药城层次和水准。以城市功能的不断完善，提升生物医药产业现代化，引领要素资源的集聚，实现生物医药产业功能和现代化城市功能的相融共生，打造一座产业和城市功能相互促进、互为补充的大健康产业现代化城市。

传统和现代交相辉映，产业和人文和谐共荣。虽然未来的路尚远，一些聚集资源还需进一步整合转化为竞争优势，一些可持续发展的深层次机制仍待变革，一些优秀团队在区域共荣协同创新也需恒久动力，但可以看到，具有2000多年历史文化的古城泰州，正强势崛起新兴医药战略产业，以产兴城，以城促产，追求健康生活的人们，将在这座医药新城获得美好生活。

（《中国中医药报》2012 年 11 月 23 日）

仲景文化打造南阳城市品牌

"仲景健康"将成为南阳最亮丽的名片。11年来，河南省南阳市高举中医药文化旗帜，每年举办"张仲景医药文化节"。之所以这样坚持，组织方表示，一座城市的发展根脉在于文化——

张仲景品牌是一个文化符号，只有与经济产生共振协调，才能释放出它的文化能量，才能提升它在现代社会中的经济地位、政治地位，提升整个社会的健康水平。

提起南阳，张仲景"医圣祠"、河南宛西制药"仲景"品牌、担任五届全国人大代表的唐祖宣、仲景医药文化节等，为中医人所熟知。2013年10月22日，这里又将迎来一次盛会——第十一届张仲景医药文化节，首届医圣仲景南阳论坛同时举办。为什么南阳市这样坚持不懈地举办仲景医药文化节？本次节会有哪些值得期待的亮点？就此，本报记者日前采访了该市有关领导。

打响"仲景品牌"，建设"健康之都"

作为国家历史文化名城，南阳面对全国城市文化形象的竞争压力，在城市品牌形象方面做出了重大选择。市委有关领导说，南阳作为医圣故里，张仲景医药文化为南阳所独有，具有不可复制的唯一性，建设"美丽南阳、健康之都"，是对南阳城市名片的再塑造。

选择仲景文化作为南阳的城市品牌，不仅因为这里有深厚的传承基础，也是未来打造国家名片基础的考虑。新中国成立60多年来，南阳在医圣祠的维修保护、仲景学术研究利用、学术出版等方面都有积极建树，保持了张仲景文化遗产原生地的基础形象和独有影响力。从国际文化传播的角度看，仲景健康文化品牌更容易为不同族群、不同文化、不同信仰、不同政治的人群所接受，具备担当国家特色名片、民族文化形象所需要的要件。

打造"仲景品牌"，建设"美丽南阳、健康之都"，是南阳未来的城市定位和战略选择。南阳提升城市品牌形象的核心思路是：文化先导，开发张仲景文化遗产以及传承成果；生态先行，建伏牛山中药材和农产品种植、养生度假基地，形成景点建设与种植产业并行；旅游拉动，融医药养生、文化休闲旅游为一体，打造"体验医圣、养生度假、身心两修"的健康祥瑞之地和中医药传播、学术交流的中心地。

务实高效办会，文化经济共振

回眸前十届节会，可谓年年有特色，届届各不同。2002 年第一届节会上，国字号企业中联集团和全国 500 强企业之一的内蒙古伊化集团相继落户南阳；第三届节会上，总投资 1.4 亿元的南阳教育城域网项目建成；第九届节会上，镇平县政府与江苏中利科技集团公司合作的张仲景国际养生城综合开发项目，总投资 25 亿元；第十届节会上，广药集团组织旗下 30 多家企业参会，海王集团组织旗下 100 多家企业参会。

如今，张仲景医药文化节不仅成为国内外具有较大影响的一个节会品牌，而且推动了一批大项目、好项目签约落地，成为南阳对外开放的载体、招商引资的平台和提升城市形象的窗口。

本次节会的主办单位实现了从"政府"到"协会"的转型，从政府主办变为中华中医药学会和中国中药协会主办，并在此基础上创办了国家级的综合性学术论坛——"医圣仲景南阳论坛"。节会筹备过程中，南阳严格贯彻落实中央"八项规定"和狠刹"四风"等有关要求，遵循内容丰富、形式简化的原则，节俭办会、务实办节，压缩节会时间，减少政府资金投入，力求实效。

本届节会将从小处着眼，多办实事，注重推出看得见、摸得着的成果。发布医圣张仲景像、中华中医药学会仲景学说分会招牌落户南阳医圣祠、中国工程院院士杨士莪向南阳张仲景博物馆赠送民国时期南阳首任知府杨鹤汀亲自编撰并手书的《伤寒论浅歌》手稿、张仲景经方碑林奠基、名老中医现场义诊及中医特色诊疗体验等，诸多内容涵盖了各界人士特别是人民群众的迫切需求，丰富的节会内容值得期待。

张仲景品牌是一个文化符号，只有与经济产生共振协调，才能释放出它的文化能量，才能提升它在现代社会中的经济地位、政治地位，提升整个社会的健康水平。

（《中国中医药报》2013 年 10 月 21 日）

病痛不能磨灭医者的本色情怀

湖北武汉市新洲区中医医院针灸科主任蔡春林，因直肠腺瘤历经 7 次手术，但生病 10 年，个人门诊和住院病人位列全省二级医院前三，用医德、医术在病人心中树起一座丰碑——

蔡春林的难："小医院的医生不好当"

虽然不是个听话的病人，不够爱惜身体，但蔡春林确是位专业上有追求的好医生，一位优秀的学科带头人。

作为新洲区第一个针灸专业的本科生，他不断探索，在科里推出了脊柱微创、小针刀、液体松懈术等新疗法，2007 年承担的治疗颈椎病和腰椎间盘突出的科研课题获得新洲区科技进步三等奖。

蔡春林有个"一针绝活"，远近闻名，对腰椎间盘突出引起的腿前神经痛效果极佳。他解释说，这是自己的摸索，传统针灸对腿前疼痛很难起效，这一针扎的穴位也是西医神经节，针感很强，效果很好。对颈肩腰腿痛、风湿骨痛、卒中后遗症，他都总结了一套行之有效的治疗方法。

"大医院的医生其实好当，开个 CT 检查明明白白，我们小医院的医生不好当。"话不多的蔡春林对记者感慨。

他有个习惯：能不检查的从不开检查，该做的检查一定会千方百计说服病人做。他说："农村患者经济条件差，医生一定要学会为病人精打细算。"

湖北武穴有位病人，手脚关节严重变形，慕名来求诊。蔡春林详细询问了原来做过的检查，诊断后因为风湿病不是一朝一夕能治愈的，两地医保又不能通用，最后他给患者做了次全面治疗，提出治疗方案，开了不到 10 元钱的药，让患者回家乡去治疗，后来据说效果也很不错。

生病 10 年，蔡春林接诊病人 25 万人次，个人门诊和住院病人位列全省二级医院前三，病人药占比不到 11%，远低于国家 45% 的要求，是医院药占比最低、检查单开得最少的医生。

"感同才能身受"，蔡春林是一个病人，因此更明白病人的需求，病人的不容易。他给针灸科设了两个不能踩的"雷区"：一是不准用回扣药，所有用药必须医保用药；二是不能跟病人发生矛盾。"一旦违规，立马走人。"

这个规矩太严了，于是有人偷偷叫他"蔡六点"。"六"在当地方言中，有点傻、不讲情面的意思；另一个含义，是指蔡春林从1995年开始，为方便患者提早治疗不耽误上班，每天6点上班。对这个绰号蔡医生倒毫不在乎，于是"蔡六点"就这么传开了。

琢磨着，热爱着，苦乐参半的25年过去，这个当初的小小针灸科，已经发展到70张病房，年收入700万元，规模和业务量在全省同级医院名列前茅，是湖北省重点专科建设单位，也是国家中医药管理局批准的全国农村医疗机构针灸理疗康复特色专科建设单位。

蔡春林的乐："病人需要我，我也需要病人。"

蔡春林很瘦，少言寡语，但他的眼神却特别友善。聊到针法、针具时，话会突然变多，难得地笑笑。

他亲切而平凡，看起来好像我们身边的某个普通大学同学，来自农村，对中医专业痴迷。然而蔡春林却是人生多舛，在自己遭受病痛折磨的同时，仍然矢志不移，能够忍受、忘却并战胜疾病的折磨，坚守对治病救人的热爱，坚守了对病家生命的尊重。

有个细节总是难忘。蔡春林的大学室友刘成汉回忆，毕业不久一次聚会，酒后蔡春林拍着大腿、红着眼睛大喊，"人活着咋这么难"。"那正是我们踌躇满志的时候。那一刻，我突然了解：他可能一直都生活得很艰辛。因为要强，从未在我们面前流露过。"

正是骨子里的要强，为医从业的信念，让瘦弱的蔡春林面对打击，如同巨人，战而弥坚。这个忍饥受渴，口袋里藏着卫生巾的医生，用自己的医术、医德，在病人心中树起一座丰碑。如今，蔡春林的事迹在当地传开，越来越多的人关心他的身体，劝他注意休息。他总是说，"病人需要我，我也需要病人。"或许，正是在病痛的多年磨炼中，这位病人医生比常人更加深刻地体味和创造了生命的意义。

不想打苦情牌，更无意将之塑造成楷模。在自己遭受不幸经受苦难的时候，仍然苦人之苦、救人之苦，蔡春林甘做这样的苦行僧，是因为"病人需要是我的价值"，治病救人给了蔡春林巨大的价值感，是他生活的动力和乐趣所在，这也是每一个医生真正的大医精诚。

　　在医患关系紧张的今天，坚持相信"病人需要是我的价值"，仍是千千万万医疗工作者的最真的职业体味。愿所有医生保重身体，"不忘初心，方得始终"，更加珍惜医者这份职业尊严。

　　"我流浪儿般的赤着双脚走来，深感到途程上顽石棱角的坚硬……虽是屡经挫败，我决不轻从，我顽强地活着，活到现在，就在于：相信未来，热爱生命。"

　　愿蔡春林生命更加顽强，早日恢复健康。

（《中国中医药报》2013 年 12 月 4 日）

医改实践让中医药在基层落地

2013 年是医药卫生体制改革向纵深推进的攻坚之年，一年来中医药系统不畏艰难，锐意创新，全面参与深化医改各项工作，用智慧和心血编织了一份闪光的成绩单。近期，本报记者分赴内蒙古、甘肃、湖北、北京、浙江、云南等地深入采访，撷取各地中医药医改成果之精华，希望在新年之初，这一系列报道能坚定全行业 2014 年推进医改愈难弥坚的勇气与信心。

"前 3 年医改，我们中医药跟上了队伍，尤其服务能力提升方面亮点很多，但不能自满。完成十二五规划的基层中医药服务目标还是个硬任务，不能松懈啊。" 2013 年 10 月，国家中医药管理局副局长马建中对全国各地的中医药医改联系人发表上述讲话。

基层，牵制着中国医改的神经，广大城乡居民的基本医疗服务问题解决不好，看病难、看病贵就无法破题。中医药在基层具有价廉、便利、有效等诸多优势，在降低医保费用、构建"小病在社区，大病去医院，康复在社区"的医疗服务新格局中可充分发挥作用。

2012 年 9 月，国家五部委共同启动"基层中医药服务能力提升工程"，明确提出 2015 年底 95% 以上的社区卫生服务中心、90% 以上的乡镇卫生院能够提供中医药服务的目标。国家卫生和计划生育委员会副主任、国家中医药管理局局长王国强在 2013 年全国中医药工作会议上强调，基层能力提升工程，是全年工作的重中之重。

"中医基层化，基层中医化。"医改启动实施 4 年来，广大社区、农村的中医药局面发生可喜变化，曾经较为严重的人才匮乏、基础薄弱等问题有所好转。

基层中医药"有内涵"
做保健、实网底，中医服务样样强

"做医院我们最小最小"，湖北武汉红钢城社区卫生服务中心院长老姚掐了掐自己的小手指尖比画着，"但是做社区，我们最好最好。"说完骄傲地竖起大拇指。

2013 年 11 月，老姚满面春风地向记者介绍这家由二级医院转型而来的社区卫生服务中心。几年前老姚看准了"中医特色是基层的核心竞争力"，果断地"砍掉了"外科、皮肤科等，集中力量发展社区中医。如今单"国医堂"一项收入就超过原来医院的总和。

"咱接地气、有人缘！"正如老姚所说，这家社区中心 817 平方米的国医堂，6 个专家诊室、7 个中医治疗室人头攒动，丰富多样的中医技术各显神通——在养生堂、康复科，市民们不像在做治疗，愉快的表情倒像是来串门的。

原来，提供基本公卫的中医药服务也是这家社区中心的重要职能。在"健康小屋"，几位阿姨刚做完免费的中医体质辨识，每人手里捏着注明自己体质、饮食调养的处方互相讨论。"健康厨房"里，专业人员正介绍当下果蔬的养生功效，七八位大妈把要提去买菜的篮筐放在脚下围坐一圈，时不时地举手提问。那边楼上，十几位年轻妈妈给自己孩子做着摩腹、捏脊按摩，湖北中医药大学毕业的陶胜利主治医师在一旁做动作示范和指导。

距离武汉市中心近百公里的姚家集卫生院，记者同样看到了热热火火的基层中医药发展图景。诊疗室里拔罐、外敷、热疗、针灸一样不少，小朋友乖乖地靠在妈妈怀里做中药吸入雾化治疗，专家给患者开着秋冬膏方……小到艾盒、神灯，大到熏蒸治疗仪、理疗床，各种中医诊疗设备崭新大气，再不是早年间，某些基层中医科空荡荡的模样。

基层中医药"有人气"

国医堂、养生堂，中医服务增总量

早在国家中医药管理局启动"基层中医药服务能力提升工程"的动作之前，湖北即提出在全省建设中医药"三堂一室"的标准。要求用 3 年在全省社区卫生服务中心和乡镇卫生院建设"国医堂"、县级以上中医医院建立"名医堂"、"中医养生堂"和"知名中医工作室"。建设标准中，"国医堂"中药饮片不少于 300 种，要配备 2～3 名中医类别执业医师，设置中药熏蒸室、中医微创手术室，配备中药蒸汽治疗床、中药离子导入仪等至少 5 种中医诊疗设备。

截至目前，全省已建立并公布命名 313 个国医堂，37 个中医养生堂，48 个名医堂和 81 个知名中医工作室。

为加强基层中医药服务体系建设，湖北省除了以"三堂一室"为抓手，更把县级中医医院的龙头建设作为工作重点。中央和地方共投入 17 亿元，加强全省 51 家县级中医医院建设，各级政府在土地划拨、规费减免方面大力支持。

"如果你现在到县级中医院看看，一半都在搞建设，国医堂大多占一层，甚至是整幢楼。"湖北省卫生计生委中医处处长刘学安自豪地说，"湖北是全国安排县级中医院项目比例最高的省份。今年国家发改委下达湖北省 10 个县级医院建设项目，有 9 家安排在中医院。"

天津市"国医堂"建设也全国闻名，启建于 2011 年，目前全市 70 个社区卫生服务中心、158 个现有乡镇卫生院全建有"国医堂"。中医药处方占总处方 51%，患者均次费用降低，居民中医药知晓率、满意率在 90% 以上。

看到基层中医药的火热场景，记者想起几年前，一些基层卫生机构发展中医苦于没人、没钱、没房，几名针灸患者背上扎满银针，趴在一张破木桌上接受治疗的场景，很多地方的中药饮片和中成药的数量也远远不够。有的农村虽腾出房子建起中医诊疗中心，也只是空荡荡的空屋白墙，一块牌匾，没什么设备。

如今借着医改东风，陕西、安徽、北京、甘肃等地政府都普遍重视加强提升基层中医药能力，几年来建起大批有一定场所、中医师坐诊、中药和诊疗技术跟得上的国医堂、名中医工作室等，使城乡居民看中医更方便、更有效、更便宜，受到群众好评。

目前我国约 70% 以上的社区服务中心和乡镇卫生院已能提供中医药服务。相信在各地政府和群众支持下，完成国家"十二五"规划提出的"到 2015 年力争 95%以上社区卫生服务中心和 90% 乡镇卫生院等能够提供中医药服务"的目标，指日可待。

基层中医药"有难题"
人才缺、水平低，配套政策需扶持

和数年前相比，在社区卫生服务中心和卫生院的采访中，记者看到了更多中医院校毕业生的青春面庞，新生力量正在不断充实到基层。然而据专家估算，要完成十二五规划中提出的医改基层中医药服务目标，目前仍存在数十万的人才缺口。

需要的中医药人才从哪里来？除了引进、培训、西学中等手段，大量的"新鲜血液"还是要从毕业生中来。我国每年中医药院校毕业生约十万人，为吸引更多的中医药大学毕业生留在基层服务，很多省市都出台办法积极探索。

如陕西省、北京市采取面向农村山区的订单免费定向培养的办法；安徽进行农村中医药工作县、乡、村一体化管理试点，中医药技术人员在乡镇卫生院服务满5年后，经考核合格可返回县中医医院工作。

然而，也有业内人士评价，"编制、岗位始终是大难题，奖金待遇、职称等也必须配套解决。"再者，即使吸引大学生留下来，"这些学生也还不能独当一面。"

这位人士指出，"现在基层医生中，真正懂理法方药、能开中医处方的有多少？很多基层医生只能做简单的康复、推拿、拔罐。坐诊看病，还得靠大医院中医生支援。"

此外，基层医改涉及方方面面，要真正发挥中医药的特色优势，除了资金、设备和人才，还需医保加大对中医药服务报销比例的倾向性政策，需要基本药物制度的落实完善，需要公共卫生增加中医药服务内容、公立医院改革相关措施支持等。

未来医改的重要方向是分级诊疗，为把民众的小病、预防、康复都解决在基层，必须充分发挥中医药在治病、防病、保健中的特色优势——唯其如此，才能建立维护公益性、调动积极性、保障可持续的基层医疗运行新机制，政府得民心、群众得实惠的中国式医改才会取得成功。

【短评】

基层医疗服务和群众利益血脉相连，只有基层服务能力真正提高，群众才不会"小病拖、大病扛"，才能落实好分级诊疗制度，破解"看病难"。

国务院去年提出的26项深化医改工作安排，明确对中医药基层服务能力提升工程提出各项指标要求，对此，中医药系统积极行动，短期内使基层中医药机构面貌焕然一新，使中医药特色服务牢牢扎根在基层，成为中医药医改一盘棋的制胜点。

尤为欣喜的是，各地中医药管理机构不止在基层硬件建设上迎难而上，对人才素质、服务水平、配套政策等深层次问题，也不断创新思考、探索破解之道，相信随着基层中医药的实力和贡献力不断提升，这条深具中国特色的新医改之路必将畅通未来。

（《中国中医药报》2014年1月6日）

县城好中医"颜阿姨"

除夕一早，贴好春联，踩着吱吱作响的积雪，记者来到黑龙江省佳木斯市富锦中医院，拜访一位闻名十里八乡的"好中医"颜淑娥。

在一间十几平方米的简陋诊室里，60出头的颜大夫正给一对患面瘫的母子做针灸治疗，并约好正月初三再来。"咱东北，正月里尽量不吃药，但针灸不要停。"

立竿见影医术好

她正规科班出身，早年毕业于黑龙江中医学院，擅长开汤药处方。喜爱钻研临床，不时发些学术文章，是县级中医院少有的正高级职称。

在中医私人诊所遍地、鱼龙混杂的县城，临床摸爬滚打40多年，颜大夫"针灸、刮痧、土验方，什么本事都得有，哪个科都得会看"，凭着立竿见影的"真功夫"，吸引了本县以及临近宝清县、抚远县的患者络绎不绝过来就诊。

"只要中医疗效好，大伙儿就都来找你"，朴实的道理在哪儿都适用。

乡里乡亲心眼好

从不开贵药，总热心帮助患者。"现在中药太贵了。三七都涨到800元一公斤了，穿山甲、阿胶这些，我都不敢开。"颜大夫总是心疼患者的钱包，处方用药味数很少，更不会像有些江湖医生用忽悠、吹嘘或夸大病情的伎俩。"我这样的人，给私人诊所带不来啥经济效益，还是得给公家干"，她自嘲似的说。

"义务劳动"也是颜大夫的常态，虽然挂号费才6元，但因为很多都是熟人，来了就直奔诊室排队看病。

"这种事总能遇到，但咱中医就是做善事嘛"，简简单单的医者父母心。

保一方平安人缘好

从当年20出头的年轻"小颜"，到现在鬓角染霜的"颜阿姨"，40个春秋寒暑，她始终安心在中医院工作，总是笑意盈盈，人们已经习惯了有病就找"颜阿姨"，她的手机号，也成了大家免费的"健康热线"，全天候随时接听，这里已离不开她。

一些孩子从小吃她的汤药，长大成人，又带着自己孩子来找"颜阿姨"。

大年三十，快到 12 点了，仍有患者不时进来开药，打算把药备好，正月里尽量不来医院了。就是这样，每年除夕，颜大夫都是最后一个走出门诊。

"我的马年愿望嘛，就是希望儿子做个好大夫，能和我一样快乐！"是呵，正是千百万个"颜阿姨"，筑牢了中医药的根基，维护四方百姓的健康。

(《中国中医药报》2014 年 2 月 14 日，【新春走基层】)

第六辑

走向国际　传承创新

如今中医药在国际上的"朋友圈"越来越大，"遵循中医药发展规律，传承精华、守正创新"已成共识，中医药发展进入新阶段。回望过去 20 年，是中医人的共同努力，涓涓细流，汇成江海。

制定中医药国际标准刻不容缓

世界各地中医药学会代表认为，必须有可供国际社会理解的共同语言，准确客观地解释翻译中医药术语的科学内涵，才能在国际上完整准确地传播中医药理论文化。

近日世界中医药学会联合会成立大会期间，召开了中医药国际标准化学术研讨会。世界各地中医药学会代表一致认为，中医药国际标准化建设刻不容缓。世中联的成立，为制定和推广中医药国际标准提供了良好机遇。代表们就中医药名词术语标准化、中药国际标准化、中医立法及教育等焦点问题，结合自己的经验体会，纷纷为国际标准的制定建言献策。

据国家标准化管理委员会有关人士介绍，我国在国际标准化活动中，总体上只是跟踪追赶和被动适应，由我国起草的标准被采纳批准为国际标准的数量不足2‰。但在中医、中药领域，与上述情况就截然不同。中国是中医药的发祥地，有丰富的中医药资源和人才资源，具有得天独厚的条件。可以将国家标准成熟运用后，转化为世中联这个国际专业组织的标准，以这种形式把国家标准推向世界，这也是一种国际惯例。正如李振吉教授所说："中医药学是中国少数拥有自主知识产权的学科领域之一，中国在制定中医药国际标准化上占据着毋庸置疑的优势，也担负着不容推卸的责任。"

名词术语标准化最为迫切

代表反映最迫切的问题是中医药名词术语标准化。名词术语的不规范，影响了中医药的国际传播，规范中医药术语是中医药现代化和国际化过程中急需解决的问题。

全欧洲中医药学会联合会主席董志林说，在中药配方实践中，因各地的发音不同，经常碰到中药的拼音名不同而造成的混乱，如党参写成"Tang Shen"、丹参写成"Dang Shen"，很容易导致配方错误。董志林认为，中药名称的规范化和标准化是整个中医药标准化的基础和前提，必须给以足够的重视。首先中医药书刊杂志出版单位应统一中药名称的拼音方法，大小写格式等，并与各国际医学杂志合作以统一国际医学杂志在出版有关中医药研究文章时引用统一规范的中药名称，进而考虑建立中药和中成药的国际统一编码系统。

中国医学科学院药用植物研究所刘新民教授强调中医药术语的译释标准应该规范，如"中医药""中医"和"中药"三个术语的英文翻译，就没有统一的标准。必须有可供国际社会理解的共同语言，准确客观地用现代语言解释和翻译中医药术语的科学内涵，这样才能在国际上完整、准确地传播中医药理论和文化。他建议，世界中医药学会联合会可通过世界各地的协会，在全球范围内组织中医药学、计算机、信息科学等多学科的专家，在专业翻译人员的协助下，以国内现有的中医药术语标准为基础，破译中医药术语中所富含的信息密码，对中医药术语的内涵进行科学准确地阐释和翻译，制定和发布规范的中医药术语译释标准。

据了解，中医基础理论术语的国家标准，今年 8 月份已基本完稿，进入审定阶段。经专家讨论修改后，将把定稿上报国家标准化管理委员会，待批准后发表。"国标"的建立，必将为中医药名词术语国际标准化奠定基础。

中药国际标准化面临最好时机

在国外留学 5 年刚刚归来的刘新民教授指出，中药已引起世界各国政府和民众的广泛关注和重视。美国 FDA 已批准中药作为药品进行临床实验，中药在古巴、越南、阿联酋等国家以药品形式成功注册；许多国际大型制药公司投入巨资，从事包括中药在内的天然药物的研究和开发，中药类产品近几年在北美和欧盟市场上以保健食品、营养补充剂和药品的形式占据了一定的市场份额，并开始进入海湾和非洲市场，中药产品已遍及世界 130 多个国家和地区。可以说，中药正面临着进入国际市场的最好时机。

刘新民说，应抓住空前的良好机遇，迅速建立起符合中医药特点，可为国际接受的中药国际标准，并力争成为世界传统药物的标准。他建议，以最新版《中华人民共和国药典》的中药标准为基础，组织相关研究机构、高校和企业，利用现代生物学、计算机和信息技术与中医药交叉渗透，完善和提高现有中药材、中药饮片和中成药的质量标准，尤其是要用疗效可靠、科学准确的实验结果，制定中药饮片炮制、"有毒中药材"配伍应用后减毒增效等具中医药特色的质量控制、临床应用标准，用事实向国际社会宣传合理配伍使用"有毒中药材"的科学性和有效性。同时，要制定中药提取物这一新兴并正占据相当国际市场份额的产品的国际标准。

董志林对中药国际标准化提出建议，中药制品的生产必须符合 GMP 的标准；要建立国家级中草药种子库，确保中药材的有效性和同一性；对中草药和中药饮片要实施批准文号管理，全面研究和推广色谱指纹图谱技术来鉴定中药品种的质量；设立中药产品国际推广机构，帮助中国中药制药企业收集世界市场的信息要求，不断调整产品的结构和包装，解决交流过程中的技术问题；要成立重金属、马兜铃酸的研究机构，确定有关选题，严格控制农残量、微生物和抗生素等，保证产品的安全性、有效性和可控性。

教育有助立法，立法才能推行标准

"中医药国际标准化，首先必须要立法承认，保护和监督中医师的执业，发展世界各国通行的中医药高等教育"，澳洲全国中医药针灸学会联合会会长林子强认为，若没有立法承认这个先决条件，再好的标准也没法推行。

据了解，澳大利亚维州政府 2000 年 5 月通过中医法案，承认中医师是合法的医生，享有与西医师平等的法律地位。立法得以成功，除了一批有识之士不懈努力的推动以外，中医课程在澳大利亚墨尔本皇家理工大学（RMIT UNIVERSITY）的成功开办也是重要因素。林子强说，要想使中医立法成功实现，在正规大学设立中医本科和硕士课程是至关重要的，因为如果没有可持续发展的必要，没有对下一代的培养，任何一个国家的决策者都不会随便对任何一个医学领域给予法律上的承认，中医也不例外。在正规大学开设中医本科专业，为中医在澳洲的立法成功奠定了基石。

董志林认为，教学质量的高低会影响到中医药国际发展速度。目前要尽快规划中国以外中医药教学的总体计划，投入一定精力财力编写适应西方国家的统一教学大纲和统一教材。鼓励在国内受过正规系统教育的专业人才到世界各国从事中医药教学工作。

（《中国中医药报》2003 年 10 月 17 日）

风雨兼程路　拳拳赤子心
——海外中医药学会负责人访谈录

前不久世界中医药学会联合会成立大会召开，来自世界五大洲、40 多个国家和地区 118 个学术团体的代表汇聚北京。3 天会议期间，记者得以采访了美国和法国的一些中医药学会负责人，他们大多是从国内去海外发展的华人。面对记者，他们对自己当年创业艰辛，如今事业成就很少谈及，更多讲述的，是海外中医药现况以及各中医学术团体的所为，在国外保护、发展中医的悲悲喜喜。以下是记者对其中 4 位海外华人的访谈录。

屠英：聚集华裔的声音

屠英，是位拥有 11 个孙儿的女士，漂亮爽快，1980 年到达美国，任全美针灸医师资格鉴定会委员，现任全美华裔中医组织联合会会长。她说自己虽然已经是美国籍，但总是喜欢向着"娘家人"说话。

屠英介绍，长期以来，美国有五大全国性中医组织，但这些组织大多是美国代表，他们主宰着在美国中医针灸的前途。而华裔的中医组织是多足鼎立的局面，如中医师不足五千人的加州竟有十多个大小不等的执业团体。她回忆说，"2000 年美国曾组织讨论过'东方医学'的定义，当时美国中医五大团体各派 2 人，座谈会上一个中国人都没有，他们不认为中医是完整系统的医学科学体系，而是传统艺术。我知道后很气愤，就和他们辩驳"。这件事以后，屠英积极筹备，经过两年多的酝酿，2002 年 4 月全美华裔中医组织联合会宣告成立，这是美国第一个全国性的华人中医组织。关于成立的目的，屠英说，"就是希望能够把全美东、西两岸华人的声音聚集在一起，保证华人说话的权利，介入有关美国针灸的事业，影响美国的中医教育、中医政策，并力争成为主角。"

屠英本人是针灸医师资格鉴定会委员，主抓考试工作。出考题时，她坚持保证受过正式中医教育的华人要占小组人数的 2/3，来把握出题的方向。曾有人想把日本的腹诊等内容加入考试范围，她不同意，9 年来一直坚持考题必须是纯正的中医内容。她说："这个工作很难，不能让人觉得是中国人在把持着考试，但又必须有所掌握，美国是个‘大染缸’，什么途径学中医的都有，不把握方向很容易就变成‘外国人的中医’了。"

屠英反复强调，她最担心的，就是现在中国的针灸医师在美国针灸队伍中已经成为"少数民族"，她最怕中国传统医学被篡改、抹杀，将日本人的"按腹"、法国人的"八卦辨证"、韩国的"手针"等也称为传统中医，或是和印度医、印尼医、藏医等混同称为"东方医学"。

马雪：不能让中医药这块"大饼"被瓜分

马雪是加州中医师联合总会创会 8 年来第一位女性会长，今年初刚刚宣誓就职。加州在美国是中医针灸发展比较快的州，早在 1975 年，布朗州长就签署了第一个有关针灸之法案，使针灸治疗在加州合法化。

她说，自从针灸职业合法化以来，很多医疗职业者都企图侵犯中医专业的基本权限。5 年前注册护士曾要求合法从事针灸，去年自然疗法博士也宣称他们有资格进行针灸治疗，前不久整脊医师要求修改整脊医学的行医规范，将针灸列入其中，保证他们可以无须针灸执照而有资格对病人进行针灸治疗。更有甚者，有人要求将中医中药改称为"东方医学"。这就是目前中医中药在世界各地不断生根、开花之时，也面临着被瓜分的危险，它甚至已经不再被认为是"中国"的文化瑰宝。

针对其他医疗职业者纷纷试图合法从事针灸活动的要求，她分析原因有三：首先是由于中医针灸疗效显著，广受群众欢迎，于是其他医者也想参与；其次是由于中医界自身现行教育水准不够高，常被人有意贬低成技术员的资格，可以轻易被任何一种医疗职业所"包容"；第三，美国中医界目前派系林立，政治上弱不禁风，所以一定要团结。

对于记者提出要怎样维护中医合法地位的问题，她举了个韩国泡菜的例子来回答。据说韩日两国前不久就泡菜的专利权问题打了场国际官司，韩国泡菜传到日本后大受青睐，于是日本人也建厂生产，并使用韩国泡菜的名称，韩国为此将日本告上法庭，最后日本被判侵权只好放弃。马雪表示，我们在美国传播中医，要让所有人明白，中医和中国文化是不能分开的。要维护中医的合法地位，凡是执业中医药者，必须经过中医药理论的学习和考试，否则应被视为"侵权"。目前中医的名称被分化得十分紊乱，针灸、推拿、中药等等原本是一个整体，属于传统中医范围之内，任何企图将它们分开来另立门派的做法，是非常有害的。因此，正本清源，还中医师正统名称，维护中医学的完整体系，是我们这一代人奋斗的方向和当尽的义务。

田小明：列入"补充替代医学"的中医药

田小明是位高大潇洒开朗的绅士。他是"美国白宫补充替代医学医政委员会"中唯一一位中西医结合的中国医师，任全美中医学会会长，为推动中国传统医学进入美国主流医学并在美国联邦政府立法做出重要贡献。

关于"美国白宫补充替代医学医政委员会委员"的职务，田小明解释，补充替代医学的由来，是因为近年来越来越多的美国人深刻了解西医的局限性和副作用，想探求既有效又少副作用的新疗法，来"辅助"或"替代"西医疗法。据可靠数据表明，1998 年占全美国人口的 48% 的民众接受过至少一种以上的补充替代医学的治疗。2000 年美国总统应公众要求，决定成立"白宫补充和替代医学政策委员会"，20 名委员都由总统直接任命，以深入讨论补充替代医学的政策方针，发掘潜在价值。

了解中医药目前在美国医界的地位，可以先看看 2002 年美国白宫补充替代医学医政委员会向总统、国会和卫生部递交的正式医政报告。该报告指明了列入补充替代医学中的主要医学体系和疗法，其中列入补充替代医学中的主要医学体系有：①中国传统医学（包括针灸、中医药）；②印度传统医学；③美国传统整脊医学；④欧洲传统顺势医学；⑤美国印第安传统医学。列入补充替代医学中的主要疗法有：①身心平衡疗法（冥想、催眠术、舞蹈疗法等）；②植物型药物疗法（草药疗法、维生素疗法等）；③医疗按摩，形体锻炼和肢体运动疗法（推拿、治疗性按摩、亚历山大疗法等）；④体能疗法（气功、瑞气疗法、点穴）；⑤生物电磁疗法。

田小明解释说，报告首次把"中国传统医学"明确地列入补充替代医学系统，其中包括中医中药和针灸，另外推拿和气功也列入其疗法。不再沿用含混的"东方医学"概念，起到了正本清源的积极作用。从此，中国传统医学则不再"仅仅是一种疗法或技术"，可以说，中国针灸已经堂堂正正地进入了美国保健系统。

据了解，近 10 年来，以针灸为先导的中国传统医学在美国得到空前的发展。1991 年正式批准开设针灸门诊，1997 美国第一次正式肯定了中国针灸的医学疗效和安全性。

田小明说，目前在美国进行着大量的针灸临床研究，在三五年内可能会出成果，这将进一步扩大针灸的适应证，要求针灸治疗的病人也会越来越多。今年美国联邦补充替代医学顾问委员会的预算是一亿一千四百一十万元，明年将是一亿一千六百二十万元。可见，美国在用大量经费研究补充替代医学疗法，来评估这些疗法的医疗价值和局限性。这将有助于公众选择适合他们的疗法，中国传统医学也是被研究的重要一项。

朱勉生：保护"中医文化精品"

朱勉生，全欧洲中医药专家联合会会长，是北京中医药大学的第一届硕士，取得法国医学院的博士，在巴黎国立综合第十三大学医学院里创立中医部。中医部对已经取得行医资格的西医学博士进行 3 年中医训练，发放中医文凭，使中医教育在法国高等医学教育占有了一席之地。

"我们这些长期从事中医药专业，在国内受过严格中医技能训练的人，始终认为中医是国粹，是中国文化中'活着的精品'，能体现从古到今的传承，造福人类。中国文化的很多东西传到海外后因为没有很好的保护被滥造，从精品沦落到一个泛滥的东西，如丝绸、瓷器等。现在欧洲从事中医药工作的人很多，卖药材和保健品的，从事针灸、按摩的，五花八门。"朱勉生说："组成全欧洲中医药专家联合会的初衷，就是舍不得中医文化精品遭沦落，希望能把中医作为中国文化精品，从高水平、高水准上来推广介绍。"

朱勉生对记者说，"不知你注意了没有，我们的学会叫'专家'联合会。之所以敢这么说，是因为我们 5 位发起人，可以说都是高水平的中医专家，如江扬清是中国第一代中医博士，在荷兰阿姆斯特丹设立的中华医药堂堪称全欧洲中医诊所中最好的典范；何嘉琅是浙江中医药大学硕士，以出色医术治愈了意大利总理的顽疾，赢得了意大利上层社会和医学界的尊重。我们对会员的选择也是宁缺毋滥，至少大学本科以上，绝大多数是博士、硕士，或主任、副主任医师，另外居留身份必须合法。"

和其他学会有所不同，这是一个学术性强、团结平等的专家联合会，5 位发起人共同组成轮值主席团，每年召开学会研讨会，选择中医确有疗效的、欧洲的疑难病症为研讨主题。去年的学术报告会中央电视台、凤凰卫视等当天进行了现场报道，主题是针灸 / 中药治疗过敏反应性疾病，今年则以痛症、忧郁症和失眠为主题。

朱勉生拥有法国人文科学博士学位，在巴黎合法开设了自己的中医诊所。她说，诊所的设计思想是搞精品，使之充满中国文化的氛围。诊费虽然比较高，但病人依然是每天看不完。她说："在国外，我们要吸纳所在国文化，打入主流社会，合法传播中医文化。"

采访即将结束时，朱勉生女士又特意让记者观看了学会的会标，红色背景下，繁体的"医"被捧在手心里。朱女士说："手是连接、团结之意，含义就是我们将中医作为'珍品'奉献出来，心手相连，在欧洲大地耕耘。"

（《中国中医药报》2003 年 11 月 20 日）

合作研究　优势互补　实现共赢
中奥中医药合作中心成立

　　本报讯　9月16日，经过两年多的筹备，由中国中医科学院和奥地利欧亚太平洋学术网共同组建的中奥中医药合作中心正式成立。国家中医药管理局副局长李大宁、奥地利卫生家庭青年部副部长施罗格、奥地利驻华公使舒适先生、欧亚太平洋学术网络主席温克琳娜教授、中国中医科学院院长曹洪欣在揭牌仪式上致辞，中国中医科学院党委书记李怀荣主持仪式。

　　中奥中医药合作中心作为中奥科学家开展中医药科研的基地，为双方更有效地开展实质性的中医药学术交流与合作奠定了基础，中心挂靠在中国中医科学院医学实验中心，是公益性非营利机构，将在管理委员会和科学委员会的指导和监督下开展工作。自2005年中国中医科学院加入欧亚太平洋学术网络以来，先后在奥地利萨尔茨堡和维也纳举办两次中奥中医药专家大会，2006年9月又在北京举办了中奥中医药合作中心建设研讨会。三次研讨会，100余名专家进行了广泛交流，就中医药研究领域的合作进行了深入研讨。

　　李大宁对合作中心的成立表示祝贺。他说，当前促进中医药国际化发展的主要任务有建立符合中医药特点的标准规范并争取成为传统医药的国际标准，积极推进中医药医疗、教学、科研、生产合作与学术、技术交流，通过联合办医、办学、办研究机构等，使中医药发展得到更有效的传播。"中奥中医药合作中心"就是对促进中医药国际化发展的有益探索和良好形式。他希望两国专家学者积极探索中奥合作的有效途径，广泛开展双边高水平的实质性合作，实现合作共赢。

　　奥地利卫生家庭青年部副部长施罗格发表了"中医药在奥地利卫生体系的作用"的主题演讲，对中奥两国在中医药领域的下一步合作提出期望。

　　曹洪欣对远道而来的奥地利卫生部领导及专家表示欢迎。他介绍，欧亚太平洋学术网络由奥地利萨尔茨堡大学布里吉特·温克琳娜教授于2000年创办，该网络目前已有90多个成员机构，旨在加强奥地利各所大学与中国、蒙古、俄罗斯等亚太地区国家的科学合作。中国中医科学院50年来为几十个国家的首脑政要提供了卓有成效的医疗服务，设立了三个WHO的传统医学中心，与世界一流的科研机构、高等院校如 NIH、哈佛大学以及一流企业可口可乐公司等开展了实质合作。

他透露，鉴于欧亚太平洋学术网络主席温克琳娜教授为中奥双方合作做出的贡献，温克琳娜将获得中国中医科学院推荐、国家批准的"2007 年度友谊奖"，"十一"前在人民大会堂由国家领导人授奖，这是历史上中医药国际友人获得的最高奖项。

另悉，中奥两国专家还将进行为期两天的学术交流，从中寻找具体可行的中医药合作项目。

（《中国中医药报》2007 年 9 月 17 日）

世卫组织通过《北京宣言》
呼吁各国政府将传统医学纳入国家卫生体系

本报讯 11 月 8 日晚，世界卫生组织传统医学大会的国际政府间论坛闭幕，经过讨论和审议，缅甸卫生部长 Professor Kyaw Myint 宣读了《北京宣言》。宣言认为发展传统医学有助实现"人人享有卫生保健"的目标，呼吁各国政府将传统医学纳入国家卫生体系。

宣言对"传统医学"给予了明确定义，认为传统医学是在维护健康以及预防、诊断、改善或治疗身心疾病方面使用的以不同文化固有的、可解释的或不可解释的理论、信仰和经验为基础的知识、技能和实践总和，有些国家将其称为"补充医学"或"替代医学"。

世界卫生组织认识到传统医学是建立在初级卫生保健基础上公平的、可及的卫生系统的组成部分。国际社会、各国政府以及卫生专业人员和工作者需要采取行动促进传统医药，将其作为推动实现人人享有卫生保健目标的一项重要内容。

宣言指出，必须维持和保护关于传统医学、治疗和实践的知识以及对其可持续应用不可或缺的自然资源，保障传统医学实践的安全性、有效性和可及性。各国政府有责任保障本国人民的健康，应作为国家综合卫生体系的一部分，制定国家政策、规章和标准，确保传统医药的安全、有效使用。

世界卫生组织认识到许多政府在将传统医学纳入国家卫生系统方面迄今取得的进展，并呼吁尚未这样做的政府采取行动。

根据 2008 年第 61 届世界卫生大会通过的"公共卫生、创新和知识产权全球战略和行动计划"的决议，宣言提出应在研究和创新的基础上进一步发展传统医学。

宣言称，各国政府应为传统医药从业人员建立资格认证体系，对传统医药从业者施行资格认证或执业许可。传统医药执业者应提高知识水平和执业技能，以适应国家需求。应该加强传统医药提供者之间的交流，应为传统医药从业者、医学学生和相关研究人员建立培训机制。

（《中国中医药报》2008 年 11 月 10 日）

中医药海外发展开启 3.0 时代

首届世界中医药大会夏季峰会召开，研讨发挥世界中联国际学术组织作用，助力中国"一带一路"合作倡议

6 月 13 日，首届世界中医药大会夏季峰会暨"一带一路"中医药发展国际研讨会在江苏扬州召开，会议就发挥世界中联的国际学术组织作用，助力中国"一带一路"合作倡议的优势、思路和计划研讨，提出"一带一路"建设将为中医药海外发展开启的崭新的 3.0 时代。

与会者认为，中医药走向世界经历了 1978 年改革开放的发展机遇 1.0 时代、中国加入世界贸易组织的 2.0 时代，如今"一带一路"战略合作倡议则开启了 3.0 时代。中医药界要全面整合原有的市场思维、学术思维和规制思维，将中医药服务产品商品化，制作服务包、项目单元化等，是开展中医药服务贸易的核心要素。

2014 年我国对"一带一路"国家和地区中药类产品出口 19.39 亿美元，同比增长 22.79%；进口 6.13 亿美元，同比下滑 8.63%。世界中联参与"一带一路"建设具有良好基础和条件，在"一带一路"近 50 个国家中，拥有 97 个会员团体，4 万名会员。

"我是一名中医药的粉丝，任部长期间，每次会见国外科技部长或卫生部长时，都会介绍中医药，以期得到世界各国在推广中医药方面的理解支持。"科技部原部长徐冠华在致辞中强调，要充分利用全球科技资源推动中医药发展，多途径推进中医药国际化进程。

世界中联主席余靖介绍，经过 12 年的努力，世界中联已发展成拥有 65 个国家和地区 239 个国际团体会员、74 个专业 / 工作委员会的中医药国际学术组织。本次夏季峰会是拓展三级学术会议交流平台的新尝试。会议期间召开的世界中联第三届第七次理事会和第六次监事会会议，将集中讨论《世界中联支撑"一带一路"国际标准化发展规划》等规划。世界中联将以中医药文化传播和学术交流为切入点，健康旅游、服务贸易、产品贸易和会议会展有机结合，扩大国际交流合作。

此次会议由世界中医药学会联合会主办，海内外 1000 多名代表参会，世界中

联副主席兼秘书长李振吉主持开幕式。中国工程院院士石学敏、江苏省卫生计生委陈亦江副主任、世界中联监事会主席拉蒙（西班牙）等出席。

中医药服务贸易、中药饮片质量标准、肾病、中医外治操作安全研究、小儿推拿、道地药材多维评价等 10 个世界中联分支机构同期开展学术活动。

（《中国中医药报》2015 年 6 月 15 日）

凝三代学者心血　历四十余载寒暑

中医十部经典被"重新组装"

本报讯　由北京中医药大学严季澜教授领衔撰著的《十部医经类编》，首次对《素问》、《灵枢》、《难经》、《甲乙经》、《伤寒论》、《金匮要略》、《脉经》、《中藏经》、《诸病源候论》、《神农本草经》10 部医经按现代中医学术体系进行了大规模分类整理。日前，此项研究获得了 2003 年教育部自然科学奖、中华中医药学会科技进步奖。

经典医籍的整理研究历来是医家十分重视的课题，但以往的研究工作大多侧重于对某部医经进行校勘注释，或对某一部医经作分类整理。该书将 10 部中医经典的篇章结构重新组合，在分类设立上创新性地以现代中医学科体系为框架，按 10 部医经中的基本理论和概念设置类目，使各类内容条贯有序，各医籍间的源流承继关系也显得格外分明。另外，经典医籍的许多内容在现行的中医教科书及专著中没有涉及，尚属空白。该研究提示中医学者可以此作为研究的切入点，汲取中医经典医著中的精华，来补充和丰富中医理论体系。

据了解，《十部医经类编》编写工程浩大，历尽艰辛，参编人员 200 余人，前后历时 40 余年。20 世纪 50 年代末，著名中医学家任应秋教授开始领衔编写《十部医经类编》，当时有数十位中医专家共同参与，历时 5 年并初具规模，可惜原稿已经散失。80 年代初，北京中医学院（现北京中医药大学）文献教研室曾对此书进行整理补佚，但未完成。1996 年，在严季澜教授的主持以及数十位学者的共同参与下，该书终告完成。

（《中国中医药报》2004 年 3 月 26 日）

国产青蒿素面临新机遇

最近传统奎宁类抗疟药物在非洲的失利，让世界再次把目光锁定在由我国发明传播开的"青蒿素"类药品。面对新的机遇和挑战，中国能否在国际市场中夺回应有的一席之地？

青蒿素是在我国政府组织的大规模联合攻关下于 1972 年研制成功的，可以说这是抗疟药史上的重大突破。但之后由于各种原因青蒿素并没有被世界普遍用来抗疟。直到 20 世纪 90 年代，国际上才开始对这种抗疟疗法产生兴趣。现在，世界卫生组织已承认了青蒿素的疗效。

WHO 使用联合疗法进行新的抗疟活动

世界每年有 3 亿～5 亿的疟疾病例，其中 90% 发生在非洲，非洲每年有 100 万人死于疟疾，其中绝大多数是不足 5 岁的儿童。非洲对氯喹和磺胺多辛—乙嘧啶这种廉价治疗药品的耐药性已经很严重，贫困的免疫力低下的人群不断增加，长期处在潮湿的雨季也促成了疟疾肆虐非洲的严酷形势，死亡率仍在上升。

鉴于此，WHO 当前推荐一组青蒿素衍生物的新药：蒿甲醚、青蒿琥酯、双氢青蒿素，疟原虫对此种药物不具抗药性，单独使用 7 天见效，加入奎宁类药物联合使用 3 天就可见效。

这种以青蒿素为基础的联合用药称为 ACTs 方案。WHO 介绍几种疗法：蒿甲醚—苯芴醇疗法、青蒿琥酯和阿莫地喹联合用药、青蒿琥酯和周效磺胺—乙嘧啶联合用药、青蒿琥酯和甲氟喹联合用药、阿莫地喹和磺胺多辛—乙嘧啶联合用药疗法。南非、赞比亚、肯尼亚、喀麦隆等十几个非洲国家已经开始使用 ACTs。

全球需青蒿素 1 亿多剂

据 WHO 和联合国儿童基金会的保守预测，2004 年全球以青蒿素为基础的联合用药的成人疗程有 3000 万个，到 2005 年底将达到 1.3 亿，而全球现有制剂仅有所需数量的 1/3。全球防治艾滋病、结核病及疟疾基金会预计在 5 年内将花费 5 亿美元购买青蒿素。

我国的单复方青蒿制剂药品年出口额在 700 万美元左右，市场潜力巨大。

青蒿种植正在加紧进行

中国中医研究院叶祖光教授介绍，中药"青蒿"名下有不同的种，只有植物名为"黄花蒿"的才含有青蒿素。种植黄花蒿至少需要 6 个月的时间，经过提取、加工和生产成为终产品至少需要 2～3 个月，也就是说从种植到成品需要近一年时间。青蒿虽然属于世界广布种，很多国家都报道有青蒿生长，但其中青蒿素的含量却因地域位置不同而有很大差别。

为削减运输成本，美国国际开发署决定在非洲本地种植青蒿，2004 年对坦桑尼亚和肯尼亚投资 50 多万美元，用于选地、人才培训等。2005 年将投资 70 万美元，首先建立实验基地，在非洲东部种植大约 2000 公顷的艾蒿。到 2006 年建立一个当地的提取工厂，把东非的青蒿素运到市场上，可提供 5 千多万个青蒿素疗程的药物。

WHO 推荐名录上中国仅有两家药厂

2002 年，WHO 和世界贸易组织等根据国际标准对生产青蒿素及其组合物的厂家和药品质量进行评估和检验，结果令人尴尬：中国药厂的角色仅仅是原料生产基地，而且合格的"原料生产基地"也只有两家：广西桂林制药有限公司（法国赛诺非公司供应的青蒿琥酯生产基地）、北京诺华公司（瑞士诺华供应的蒿甲醚—苯芴醇的生产基地）。

中国面临的挑战和机遇

中国专家首次发现了青蒿素，在种植黄花蒿方面已经积累了许多专业知识，但中国没有对这项发现取得专利权。因为国内缺乏青蒿素的消费市场，中国制药公司生产青蒿素担心没有出路，以至于专利快到期限，而药品生产方案依然躺在抽屉里，有人指出这是一种短见行为。目前全球对青蒿素需求量很大，面临越来越激烈的竞争，中国如能抓住机会，青蒿素有可能成为中药走向国际的切入点。

7 月 21 日，国家中医药管理局联合科技部、知识产权局、外交部、药监局、卫生部等各大部委会同有关专家，商讨政府各部门和生产企业、科研单位的联合对策，讨论新形势下我国青蒿素制剂药品的生产研发销售战略。

青蒿素相关科研充满机会

有识之士指出，针对 ACTs 的联合用药，可以考虑把青蒿素类和奎宁类合成一种片剂，方便服用，其中配制比例、有效性等方面需做临床研究；非洲没有蚊香类产品，能否考虑帮助非洲利用当地植物资源开发防止蚊虫叮咬的药物研究等。

国家中医药管理局科教司副司长苏钢强说，国家中医药管理局多年来始终不渝地支持青蒿素研究，今后在此基础上可以做黄花蒿种子的优选优育工作。国家知识产权局专利局张处长说，青蒿素的儿童用药、剂型等方面还可以申请专利。叶祖光说，青蒿的方形结晶体、青蒿素的抗炎作用、利用挥发油制作香料等，都还有研究空间。国家中医药管理局副局长李振吉表示，可以根据市场需要继续提供相关科技支持。

为何难以打进国际市场

从事青蒿素的药理及毒理研究多年的叶祖光教授说，目前主要问题是我们难以打开国际市场。1966 年至 1976 年间青蒿素属国家免费提供药品，企业不愿介入。20 世纪 90 年代开始，国家资助减少，企业缺乏兴趣，使青蒿素的研究难以开展。中研院中药所本应是青蒿素研究核心，但后来因为种种原因，青蒿素研究渐渐全部萎缩。很多老同志很着急，以个人行为联系非洲市场，均未成功。

据了解，原国家药监局 2002 年批准注册的某知名青蒿素类制剂，将在某国重新做 3000 多例的临床开发实验，之后被认为是新开发的抗疟药。对此国家食品药品监督管理局国际合作司副司长赵黎力疾呼，我国注册的药品到外国销售需要得到对方国家的注册，这是正常的，但没必要再做 3000 例临床实验，中国药品的临床实验是可以算数的，中国药政管理当局已通过世界评估，我们有这个水平。

为什么中国已经批准的药物得不到世界认可，还要重新再做数千例的临床实验？多位专家提出，我国对青蒿素的保密制度，使国外无法检验我们的药厂，影响了国际合作。因此有专家建议，应该对青蒿素保密还是解密的利弊进行论证。

从专利中跌倒再站起

我国成功研制了青蒿素，但它的实际利益并没有落在国内，一直是国外大药厂的摇钱树。这是因为当时我国既没有专利法，也缺乏保护知识产权意识，多次详尽地公布了青蒿素的化学结构等资料。虽然生产工艺是保密的，但产品并不受保护，对于国外同行而言，看到分子结构就能分析出工艺，所以没几年，外国同类产品陆续问世并申请了专利。

国家知识产权局张处长说，利用专利保护可以更好为我国产业服务。现在国内有些厂商依然存在这个问题，以为国内申请专利就可以了。但专利是国际法，与哪国企业申请合作就要到该国注册专利。据他统计，天然药物申请的专利中我国占世界的70%，但在国外申请的专利仅占0.3%，而日、韩在国外申请的专利则占70%～80%。申请专利虽然需要费用，但专利也可以出售开发权、申请权，当地的金融机构也可以提供支持。

"任何专利都不是一次申请就万事大吉了，因为市场在变动，科研技术在发展，专利产品是要延续的。青蒿素就是很好的反面教材，当时青蒿素没有申请专利，但后续产品我们应该跟上。目前儿童青蒿素用药、剂型我们还有机会申请专利。"张处长说。

企业作为不应忽视

近年华立控股基本上整合了国内青蒿素行业的优势企业，现在旗下的两家制药厂生产的青蒿素占我国总产量的80%以上。2004年6月，青蒿素种植基地通过国家GAP认证，在世界尚属首家。

华立旗下的昆明制药除了供给诺华原料外，本厂生产的青蒿素制剂在非洲、东南亚等40多个国家销售，去年销售额达5000多万人民币。华立某负责人说，预计今年底青蒿素复方将在非洲10～15个国家完成注册。

这位负责人分析国际市场做不好的原因时说，中国青蒿素的研发、生产都没问题，关键就在于市场开发，没有像外企在中国那样做实市场，只是以代理制或简单贸易为主。因此华立今年在非洲坦桑尼亚和肯尼亚建立了两家公司，尝试以中国企业的身份把非洲的销售市场做实。

李振吉说，要尽快促成以企业为龙头、以市场为导向、积极参加WHO新的抗疟活动体制的机制。政府协调后要统一认识，为企业服务，作他们的后盾，通过双边、多边渠道为企业在国际市场的发展创造良好的外部环境。

建议成立协调小组

建立专门机构协调各部门，整合力量解决有关问题是与会人员的共识。中国中医研究院副院长刘保延说，青蒿素的发明是政府主导下联合研究攻关的成果，这个经验要很好地总结，政府部门的引导和主导作用越来越重要。

李振吉说，建议政府和各部门之间建立信息沟通协调机构，如现有的国家新药领导小组比较成熟，可以考虑让小组分设决策层面和工作层面，这样工作将更加灵活。他还建议将这些活动纳入国家大框架，特别是和援外结合起来。

我国具有成功大规模防治疟疾的经验，拥有一批参与"5.23"的专家及高素质科研队伍，好好把握住植物资源和原产地的优势，加上政府部门的帮助指导，相信我国青蒿素产业不久的将来在国际市场上可以独占鳌头。

（《中国中医药报》2004 年 7 月 23 日）

中医药创新能力的一次大检阅
——盘点 2008 年度中华中医药学会科技一等奖获奖项目

2008 年度中华中医药学会科学技术奖日前在京揭晓，这是一次对中医药创新能力的"大检阅"。前 5 届学会评出的获奖项目中，已有 14 项成功进入国家科技进步奖、国家技术发明奖的最高行列。今年的奖项究竟"花落谁家"，成为人们关注的焦点。

据了解，本届评选经过多项审查，最终有 72 项成果脱颖而出，其中一等奖 8 项，二等奖 26 项，三等奖 38 项。摘得桂冠的大多是国家计划项目，有雄厚的资金支持，并拥有以中青年业务骨干为主的高水平科研队伍。

在一等奖项的金色舞台上，汇集了中医人多年来为人们创造健康生活的智慧和心血。对颈椎病、流感、更年期综合征这些人们普遍受其困扰的常见病，他们拿出有理有据、中医特色十足的治疗办法；对肿瘤、中风这些危害极大的疑难病，研究评价得出的治疗方案安全有效；在基础理论研究领域，中医阴阳平衡理论、方证对应关系研究、中药的化学成分研究等取得长足进步。

基础研究是提高诊疗水平的支撑

阿尔茨海默病（简称 AD）是一种神经系统退行性疾病，严重威胁老年人的记忆和认知能力。一般认为，中药复方有一定临床疗效，然而疗效不稳定，难以准确解释其作用机理。

北京中医药大学田金洲主持的"以 Aβ 级联损伤为靶向的中药防治阿尔茨海默病研究"课题组，近 10 年来一直围绕"Aβ 级联损伤假说"，以中医阴阳平衡理论为指导，在具有平衡阴阳中药复方金思维显著改善 AD 症状基础上，从器官、组织、蛋白、分子和基因水平层次，研究其对抗 Aβ 的血管、神经毒性的作用和神经保护作用，揭示了"平衡阴阳"理论在 AD 防治中的作用及其机理。该研究在国际上有一定影响，中药金思维复方已申请国家发明专利。

临床研究瞄准重大疑难疾病和常见病

手法治颈椎病有规范。颈椎病是常见多发病，手术费用一般 3 万～5 万元，中医手法治疗的费用每次 25 元，一个疗程 175 元，是临床应用广泛、特色突出的治法之一，但由于手法操作缺乏规范，影响了疗效发挥。中国中医科学院朱立国主持的"旋转（提）手法治疗神经根型颈椎病的临床与机理研究"课题组采用多中心、随机对照方法研究，对原有传统手法加以改进创新，形成了颈椎旋提手法，在中医骨伤科学领域首次采用量化方法，创立了手法治疗神经根型颈椎病临床操作规范。

中药治疗更年期综合征优于雌激素。重庆市中医院陈大蓉主持的"坤泰胶囊替代雌激素治疗更年期综合征作用机理研究与临床研究"，结合临床用药经验，经过动物药效学反复试验筛选出处方，研制出新药坤泰胶囊。该药对更年期综合征疗效确切，安全性好，弥补西药雌激素缺点，填补情绪调节失控药物治疗空白。此外，还创建了将提出这种中药复方有效物质的适合工业化大生产的现代制备工艺。

中药抗肺癌有科学依据。中西医结合是我国肿瘤治疗的特色和优势，但目前由于缺乏系统研究资料，其有效性、安全性及作用特点缺乏循证医学的证据，至今得不到国际社会的广泛认可。中国中医科学院林洪生主持的"非小细胞肺癌中医综合治疗方案的循证医学研究"在现代循证医学及 GCP 的思想指导下，采用多中心、大样本、随机、双盲、平行对照的方法，初步证明中医药在肿瘤治疗中全程应用确实能够起到治疗和辅助作用，明确了中药在改善临床症状、提高生存质量等方面的整体疗效趋势，且经安全性分析，无严重的不良反应，为今后临床肿瘤用药和开展进一步临床研究提供了科学依据和典范。

新中成药治疗流感。吴以岭主持的"连花清瘟胶囊治疗流行性感冒研究"，在国内首先运用络病理论"三维立体网络系统"的络脉空间位置概念，探讨外感温热病及瘟疫病邪由阳络传至经脉这一病程阶段的病机特点及易于传入脏腑阴络的传变规律，提出卫气同治，表里双解；先证用药，截断病势；整体调节，多靶治疗，制定"清瘟解毒，宣肺泄热"治法，研制出"非典"期间第一个通过国家绿色通道进入药审、治疗流行性感冒初期阶段又抗 SARS 病毒的国家专利新药连花清瘟胶囊。

缺血中风治疗渐成规范。作为卒中的主要类型，缺血中风以高死亡率、高致残率著称，广东省中医院黄燕主持的"缺血中风急性期阴阳类证辨治体系构建及应用研究"将急性中风分为阳类和阴类辨证施治，提出规范简洁、应用性强的中风病中医辨证和综合治疗方案。该辨治体系已在全国 32 家全国三级甲等医院和广东省内

33 家二级医院应用，促进了中风病进而整个中医治疗体系向规范化和标准化方向发展。

开启中药现代化创新研究之路

整体观和辨证施治是中医药的精髓，如何正确理解"方证"对应关系是现代中医药研究的重大科学问题。军事医学科学院放射与辐射医学研究所王升启主持的"中药复方'方证'关系研究技术体系的建立及应用"，以复方丹参方为例，以中药有效成分与作用靶标的分子间相互作用研究为切入点，建立基于化学基因组学的中药"方证"关系研究技术平台，初步阐明复方丹参方治疗血瘀证的"方证"关系及其科学内涵，为复方丹参方功能、配伍及临床治疗提供了理论依据，对其他方剂的"方证"关系研究也具有很好的借鉴作用。

中国人民解放军第二军医大学药学院张卫东主持的"40 种中药及药用植物的化学成分与生物学功能研究"，深入系统地研究了 40 种药用植物中化学成分的结构与生物学功能，揭示了它们的药效物质基础、作用特点及在植物中的分布规律，发现了多种具有重要生物活性的化合物。从 40 种药用植物中共分离鉴定了 1050 多个天然化合物，其中国际上首次发现的新化合物近 150 个。

评审专家们认为，这些一等奖获奖项目反映出在国家大力扶持中医药事业发展的形势下，我国中医药科研水平进一步提升，科研项目创新性和实用性突出，社会和经济效益显著。

（马骏、李劲松、于宏伟,《中国中医药报》2009 年 3 月 11 日）

第七辑

舆论观察　新闻评论

评论有舆论监督、表明态度、正面引导等作用，每在重大节点或有新闻要事发生，及时发表评论有助读者明辨是非，指导实践，行业报作为坚强舆论主阵地，弘扬主旋律，让中医之声更嘹亮。

用改革创新答好历史"考卷"
——二论贯彻落实全国中医药工作会议精神

我国新一轮改革大幕已然拉启，中医药系统若坐等观看，必然"一蒿松劲退千寻"。大势当前，我们若久议不决、决而不行、行而不力，将坐失良机，拿什么来向历史交卷？

全国中医药工作会指出，加快中医药事业发展，出路在于深化改革；要切实增强改革的信心和勇气，用改革创新统领今年中医药工作。

改革创新，必须要有时不我待的机遇意识。党的十八届三中全会吹响了全面深化改革的进军号角，我国新一轮改革大幕已然拉启。医药卫生体制改革正在不断推进，中医药系统若坐等观看，必然"一蒿松劲退千寻"。近年来，中医药事业虽然有了长足发展，但问题仍交错复杂，需要全面创新突破。中医院评价机制、人才培养激励机制等改革势在必行。大势当前，我们若久议不决、决而不行、行而不力，将坐失良机，拿什么来向历史交卷？

改革创新，必须要有无私无畏的勇气担当。近几年，全国中医药系统初步形成了协调发展的可喜局面，但我们也要看到，某些地方中医药管理者滋生了满足懈怠、不思进取的思想；有的扶持到位，却干劲不足。当今社会"中流击水千帆竞"，何况中医药本就底子薄、基础差，我们若不自觉自强、躬身力践，将不进则退，拿什么来向人民交卷？

如何推进中医药改革创新？全国中医药工作会议给出了明确回答：正确、准确、有序、协调。

"正确"推进改革，要求我们不忘民生、满足需求。"不管走多远，都不要忘了当初为什么出发。"改革发展的实践证明，只有把增进人民健康作为一面镜子，随时审视中医药各方面工作，把"民生指向"作为事业的出发点、落脚点，才能保证中医药改革的正确方向。

"准确"推进改革，要求我们抓好调研，找准问题。马克思说过，"问题就是时代的声音",只有适应时代需求、发现问题、破解问题,才能准确推进改革。目前中医药系统的调查研究还不够全面深入,运用现代技术收集分析数据、找准问题,科学调研的能力还亟待提升。

"有序"推进改革,要求我们加紧探索、放手实干。机遇稍纵即逝,会议提出:对一些已经看准的问题,如中医药院校教育应强化传统文化培养等,要坚决改、尽快改。对一些还看不准的问题,如中医预防保健服务模式及监管,要积极调研、探索改。改革怎样"有序"?是对智慧、胆识、行动力的综合考量。

"协调"推进改革,要求我们统筹规划、整体协调。"三观互动"是近年整体推动中医药工作的运行机制和工作方法,当前改革步入"深水区",更需我们在实践中注重关联性和耦合性,注意把握顶层设计和重点突破、中央和地方、政府和市场的关系,发挥好中医药在深化医改、服务经济社会中的重要作用。

改革创新的集结号已经吹响,"完善中医药事业发展政策和机制"是中医药在改革全局中的切入点和着力点。"一分部署,九分落实",只要我们拥有"不做改革旁观者"的勇气担当,"功成不必在我"的宽阔胸襟,"行动胜过纲领"的大胆实践,这场改革"大考",中医药必能满分交卷。

（《中国中医药报》2014年1月23日）

坚持中西医并重
——三论贯彻落实扶持和促进中医药事业发展的若干意见

在当前中西医发展尚不平衡，还存在西医腿长、中医腿短的背景下，坚持中西医并重给各级政府和部门提出了更高的要求。若干年后，作为中国特色医药卫生事业的重要特征和显著优势，"坚持中西医并重"的实践将给世界卫生事业发展以启示。

坚持中西医并重是我国的基本卫生方针，新医改予以重申。作为医改的重要配套文件，《意见》再次明确坚持中西医并重，将其作为发展中医药事业的基本原则之一。

长期以来，中医药和西医药互相补充、协调发展，共同担负着维护和增进人民健康的任务，成为我国医药卫生事业的重要特征和显著优势，这是我国的现实国情。当前，我国人口多，人均收入水平低，城乡、区域差距大，长期处于社会主义初级阶段，这是我国的基本国情。无论现实国情，还是基本国情，都决定了推进医改，必须坚持中西医并重，充分发挥中医药作用。

因为，中医药简、便、验、廉、治未病等特点，中医药数千年扎根基层百姓的传统，以及二十世纪六七十年代农村医疗卫生主要靠"一根针、一把草"的丰富经验，都说明中医药可与西医药互补短长，这有助于中国走出一条供得起、重预防、保公平、可持续的医改成功之路。

当然，坚持中西医并重方针，各级政府必须肩负起义不容辞的责任，意味着推进医改时，要始终把中医药摆在与西医药同等重要的位置，坚持中西医在医疗服务体系、医疗保障、公共卫生、基本药物制度、公立医院改革等方方面面的平等地位。坚持中医与西医相互取长补短、发挥各自优势，促进中西医结合。

在当前中西医发展尚不平衡，还存在西医腿长、中医腿短的背景下，坚持中西医并重给各级政府和部门提出了更高的要求。比如，意见要求基本实现每个社区卫生服务站、村卫生室都能提供中医药服务，将符合条件的中医诊疗项目、中药品种和医疗机构中药制剂纳入报销范围，按照中西药并重原则合理确定基本药物目录中的中药品种，将有中医预防保健特色优势的中医药服务纳入公共卫生服务项目等。只有这样，才能让中医短腿尽快长起来，中西医并重、优势互补才有可能。

立足中国国情，着眼卫生现状，实现医改目标，中医药在中国特色医药卫生体制中具有不可或缺的地位和作用，坚持中西医并重重要而紧迫。落实好扶持意见精神，各级政府和有关部门要重视和关心中医药工作，扶持和推动中医药发展。若干年后，作为中国特色医药卫生事业的重要特征和显著优势，"坚持中西医并重"的实践将给世界卫生事业发展以启示。

（获第九届全国中医药好新闻一等奖，《中国中医药报》2009 年 5 月 20 日）

坚持继承与创新辩证统一
——四论贯彻落实扶持和促进中医药事业发展的若干意见

坚持"纯而又纯"拒绝现代科技的传统医学，注定缺乏竞争力和生命力；脱离中医药特色和规律的创新，必然无果而终。坚持继承和创新的辩证统一，将是相当长一段时期的历史任务。

中医药事业发展中坚持继承与创新，道理人所共知，但在实践中却时有把二者割裂或对立起来的现象发生。或片面主张继承，或片面强调创新，困扰着中医药事业发展。

《意见》明确提出，"坚持继承与创新的辩证统一，既要保持特色优势又要利用现代科技"。将此作为发展中医药事业的基本原则，对正确处理继承和创新的关系，保障中医药事业持续健康发展至关重要。继承是创新的源泉，创新是发展的动力。一定要在继承中医药学术的科学内涵、保持中医药特色优势的基础上，充分吸收借鉴现代科学知识和方法手段，创新发展中医药理论与实践。

五千年来，中医药生生不息、绵延不断，就是由于一代代中医药人在继承与创新中接续着中医药的血脉。扁鹊、张仲景、华佗、孙思邈、李东垣、李时珍、吴又可、王清任等许多在中医药发展史上具有里程碑意义的人物，在他们身上都可看到前人的影子和他们自身的创新，从而保持着中医药迄今旺盛的生命力。

坚持继承与创新的辩证统一，做好继承是前提。在近代百年现代医学的冲击下，中医药价值屡受质疑，中医药继承工作受到干扰，老中医药专家很多学术思想和经验得不到传承，一些特色诊疗技术、方法濒临失传。《意见》提出，要做好中医药古籍文献、名家医案和名老中医的学术思想、临床经验和技术的整理研究，以及民间民族医药知识和技术的挖掘整理和总结利用。

坚持继承与创新的辩证统一，创新是目标和要求。时代更替，如果不加以创新，必然落后于形势变化，甚至被淘汰。事实上，随着健康观念的变化和医学模式的转变，人们发现中医药作为一门复杂科学，既有实践的现实性，更具有理论的超前性和与其他学科的兼容性，有极大的创新发展潜力。针对当前中医药创新不足等问题，《意见》提出建立符合中医药特点的科技创新体系、评价体系和管理体制，开展中医药基础理论、诊疗技术、疗效评价等系统研究，推动中药新药和中医诊疗仪器、设备的研制开发。

坚持"纯而又纯"拒绝现代科技的传统医学，注定缺乏竞争力和生命力；脱离中医药特色和规律的创新，必然无果而终。改变当前中医药继承不够、创新不足的局面，尚需做大量工作。坚持继承和创新的辩证统一，将是相当长一段时期的历史任务。

（获第九届全国中医药好新闻一等奖，《中国中医药报》2009 年 5 月 21 日）

唤起中医典籍保护意识

珍贵的中医药典籍是中华民族文化中极具创新潜质的元素，承载着历代医家的经验智慧，是当代中医药学继承与创新的源泉。"申忆"成功，再次表明国际社会对中医药文化价值的广泛认同，也将更加增进世界各国民众对中医药的了解。

近日，我国《黄帝内经》和《本草纲目》两部中医药古籍成功入选《世界记忆名录》，这是继去年中医针灸"申遗"成功之后，中医药再一次在世界上为中华民族赢得殊荣，可喜可贺，这是炎黄子孙的骄傲和自豪！

"世界记忆工程"由联合国教科文组织于1992年发起，旨在对世界范围内正在逐渐老化、损毁、消失的人类记录进行抢救和保护。目前已涉及60多个国家。本次两部中医药古籍"申忆"成功，使我国在238项《世界记忆名录》中占有7项，是中医药典籍进入世界文献遗产保护工程的一项重要成果，对推动我国优秀传统文化走向世界具有重要意义。

中医药是中华文化的优秀代表，《黄帝内经》和《本草纲目》则是中医药伟大宝库中最为璀璨的明珠。时至今日，仍在有效指导着中医的医疗实践，并发挥着重要作用。珍贵的中医药典籍也是中华民族文化中极具创新潜质的元素，承载着历代医家的经验智慧，是当代中医药学继承与创新的源泉。这次"申忆"成功，不仅再次表明了国际社会对中医药文化价值的广泛认同，并将更加增进世界各国民众对中医药的了解。

近年来，我国党和政府对古籍的保护利用十分重视，实施了"中华古籍保护计划"，国务院发布了《关于进一步加强古籍保护工作的意见》，在《国务院关于扶持和促进中医药事业发展的若干意见》中也明确提出，要"开展中医药古籍普查登记，建立综合信息数据库和珍贵古籍名录，加强整理、出版、研究和利用。"我国中医药和民族医药古籍文献在收藏、保护、整理、研究、开发和利用等方面都取得了重要成就。

但是，在中医药古籍保护等方面也存在认识不到位、经费投入不足、散佚流失较多、保存条件较差、专业人才缺乏等问题。认真做好现存大量中医药古籍的原生性和再生性保护工作，普查调研各地和海外的中医药古籍资源、健全档案名录、修复保存研究等，尚有大量工作要做，而充分开发利用古籍资源更是一项艰巨任务。

此次"申忆"成功，再次唤起了我们对中医药古籍保护的意识。相信在国家高度重视和大力支持下，通过全国中医药科技工作者的继续努力，中医药古籍必将对增强我国传统医药国际竞争力、推动中华文化走向世界发挥更大作用。

（《中国中医药报》2011 年 6 月 2 日）

党的政策是中医药事业的胜利法宝

回顾中医药发展的历程，我们深切感到，党的政策是中医药事业不断取得胜利的法宝。这是被历史和实践反复证明了的一条基本经验。

今天是中国共产党 90 华诞的大喜日子。回顾中医药发展的历程，我们深切感到，党的政策是中医药事业不断取得胜利的法宝。全面正确贯彻党的中医药政策，中医药事业就发展壮大；偏离和违背党的中医药政策，中医药事业就停滞不前，甚而遭受挫折和破坏。这是被历史和实践反复证明了的一条基本经验。

早在革命战争时期，我党就十分重视发挥中医药的防病治病作用。新中国成立之初，党就把"团结中西医"作为我国卫生方针之一。针对建国初期中医药工作一度出现的严重问题，毛泽东主席亲自过问，及时纠正。1966 年至 1976 年间，中医药事业受到严重摧残和破坏，1978 年中共中央发出 56 号文件，拨乱反正，提出要"为中医创造良好的发展与提高的物质条件"。当数年前"取消中医"的荒谬言论甚嚣尘上时，又是党中央的坚定支持和政策扶持，为中医药事业发展指明了前进的方向。

党的历代领导集体，坚持发展中医药不动摇。在党和政府的关怀重视下，制定了一系列方针政策，将发展传统医药写入我国宪法，确立了"中西医并重"的方针，颁布实施了《中医药条例》，出台了《国务院关于扶持和促进中医药事业发展的若干意见》等，为中医药事业快速健康发展提供了根本保证。可以说，没有党的正确领导和中医政策，就没有中医药事业的今天。

"十二五"是深化医改和全面落实国务院《若干意见》的关键时期。面对新的形势和任务，我们要在党的领导下，以科学发展观统揽中医药发展全局，坚定不移地贯彻落实党和国家的一系列中医药方针政策，自信自强，奋发有为，肩负起历史的重任，推进中医药事业持续健康快速发展，为保障人民群众健康，实现中华民族的伟大复兴贡献出一分力量！

（《中国中医药报》2011 年 7 月 1 日）

公益与效益可并行不悖

落实"有钱无钱，救命第一"的服务承诺，山西中医学院附院用实践做出了明确回答：道德和金钱并非跷跷板的两端，医院的社会效益和经济效益可以并行不悖。

"救死扶伤，治病救人"本为医院天职。然而在相当一个时期以来，由于体制机制等原因，许多医院的公益性淡化，趋利倾向严重，甚至因无钱而拒收病人、延误救治，导致急危重症患者死亡的现象时有发生。"先缴费后救治"也已成为医院普遍的"潜规则"，院方担心欠费多了成为"福利机构"；医生不见缴费单不敢诊病，以防病人逃费后"自掏腰包"。

在此背景下，山西中医学院附院坚持"以病人为中心"的服务理念和"以德立院"的办院宗旨，坚定地把患者利益放在首位。6年来坚持"有钱无钱，救命第一"，对急危重症患者履行"先救治后交费"的服务承诺，第一时间抢救危急症患者5950人次，免除385人次欠费，医院垫付近60万元。

权衡得失，虽然医院垫付了这笔费用，但却挽救了几百位患者的生命，避免了这些患者家庭的破裂与贫穷，也缓解了许多社会矛盾的发生，促进了医患关系与社会的和谐，为中医医院和医护人员在老百姓心目中树立了良好的形象。人们担心的恶意欠费不但没有出现，反而赢得了群众的信赖和有口皆碑。靠服务、靠形象、靠品牌、靠口碑，吸引了大量患者，促进了医疗水平的提高，收入逐年大幅度增长，走上了健康发展的良性轨道。

尤其开展创先争优活动以来，该院进一步把落实"有钱无钱，救命第一"的服务承诺，作为为人民群众提供安全、优质、满意医疗服务的具体载体和抓手，深入推进。依据"对生命负责"的院训，更加响亮提出"在处理医患关系时，坚持患者利益第一；在抢救急危重症患者时，坚持有钱无钱救命第一；在加强管理上坚持狠抓细节、规范行为；在处方用药时，要求医生只用对的不用贵的"。不仅更好地坚守了公立医院的公益性和社会责任，也强化了医护人员的职业操守。

在去年五部委联合发布的《关于公立医院改革试点的指导意见》中明确指出，

改革的指导思想是"坚持公立医院的公益性质，把维护人民健康权益放在第一位"。在当前医疗资源有限和医院也要追求发展的前提下，怎样做到公益最大化，是很多公立医院面对的难题。

　　山西中医学院附院的实践做出了明确回答：道德和金钱并非跷跷板的两端，医院的社会效益和经济效益可以并行不悖。相信该院的实践，将给更多医院以信心和启迪。

　　　　　　　　　　　　　　　　　　（《中国中医药报》2011 年 4 月 14 日）

文明成果应人类共享

世界因为文化的多样而丰富多彩，人类因为文化而生生不息。中医针灸不只是中国的文化遗产，也是人类非物质文化遗产之一。申遗成功将有助在世界范围内提高对中医针灸的共享度，更好地服务全人类的生命健康。

长久的期盼、不懈的努力，中医针灸近日成功列入"人类非物质文化遗产代表作名录"，申遗成功了！这不只是我国中医药也是世界传统医药领域的首个入选项目，可喜可贺。它标志着我国中医药文化得到世界性认可，必将促进其更好地传承保护，为人类共享。

中医学是兼备人文和自然科学双重属性的医学，中医针灸申遗成功，意味得到国内和国际上的更广泛认同和尊重，大大提升了我国民众对中医针灸的认识，增强了民族自豪感。借此良机，我们应向社会大力宣传推广中医针灸，让那些社会偏见和民族虚无主义见鬼去。

申遗是为了更好地保护和传承。这种保护和传承不仅体现在我国将按照联合国公约，切实履行各项保护措施与承诺，为中医针灸自然、绿色的健康理念和方法营造良好的"生态环境"。同时对推动中医药理论的继承创新，必将产生积极而深远的影响。

从20世纪70年代尼克松访华掀起针灸传播热潮起，中医针灸已成为中华民族文化走向世界的一张"名片"，也是世界文化宝库中的一颗明珠。世界因为文化的多样而丰富多彩，人类因为文化而生生不息。中医针灸不只是中国的文化遗产，也是人类非物质文化遗产之一。申遗成功将有助在世界范围内提高对中医针灸的共享度，更好地服务全人类的生命健康。

站在新的历史起点，中医针灸从获得认可，到做好保护、世界共享，还有很多工作要做。在当今国际舞台上，中国已日益成长为经济和政治大国，在文化和技术方面如何体现我国实力，中医药理应做出贡献，也正在做出贡献，这是历史赋予我们新一代中医药人的神圣使命。

（《中国中医药报》2010年11月25日）

血脉相连走基层

从群众中来，到群众中去。中医药深深扎根于人民群众，做好中医药工作，应密切加强和群众的血肉联系。本着这一宗旨，今年2月在广西启动的中医中药中国行"进社区·进乡村·进家庭"系列活动拉开大幕。

如今医改稳步推进，基层医疗硬件条件趋于好转，然而人才短板的矛盾更为突出，农村医生普遍缺乏培训提高的机会，县乡村的广大人民群众对高质量的中医药医疗服务、对科学的中医药养生知识的渴求仍存在缺口。

计划培训6万名乡医、走遍全国30多个省市自治区几百个县的中医中药中国行"进社区·进乡村·进家庭"活动，回应了基层中医药发展的需求，其主旨就是要把中医药知识和适宜技术送到社区和乡村医生面前，把正确的中医药养生理念、具体可操作方法主动送到家庭，送到群众手中。

耐心访民意，倾情听呼声。该活动也是中国中医药报社响应中宣部等五部门对新闻媒体提出的"走基层、转作风、改文风"的重要举措，本报记者跟随活动一起下到县、乡、村深入调查研究，真实反映基层中医药改革发展的现状面貌，切实倾听人民群众对中医药工作的需求，做好中医药文化传播的宣传员和时代记录者。

顺应群众需求，不负时代重托，始于2007年的中医中药中国行活动成效显著，已成为中医药行业的品牌，龙年伊始，新一轮的活动必将调动更广泛的社会力量，走遍大江南北，惠及千万百姓，把中医药文化扎实传播开去。

（《中国中医药报》2012年2月13日）

让分级诊疗"转"下去

在深化医改中,"分级诊疗"旨在有效缓解患者扎堆大医院,真正吸引分流到基层。但在现实中,时有出现"被出院"的患者即"被抛弃",无法延续下一步康复治疗。而福建中医药系统,依托中医药的特色优势,中医分级诊疗走在了改革的时代前沿,探索出中医康复融合三级诊疗体系的新路。

他们一方面将内涵广泛、实用简便的中医康复带入社区,坚固了基层卫生网底的话语权和实力,使分级诊疗的末端有了实实在在的内容;一方面通过信息化建设,联结一个个"信息孤岛",并积极探索医疗联合体,构建一个能满足一个病人从治疗到康复等各个环节服务的完善体系。

福建的中医分级诊疗,对应于每一个患者的急性期、稳定期、恢复期,从高端综合的福建中医药大学附属人民医院、到精专特色的附属康复医院,再到中医技术方案一脉相承的社区卫生中心。对患者而言,医疗本没有级别,这一完善的诊疗体系、无缝隙的三级流动,使他们享受到了最合适、最有效、最便捷的无障碍服务。其经验值得各地同行体会借鉴。

(马骏、胡彬,《中国中医药报》2014 年 6 月 13 日)

"科班"中医，要不要放低姿态

也许，勇于把自己放在低处的人，最终会飞得更高。眼看中医养生、保健、针灸在国内外红火，"科班"中医们，若能放低姿态，深入实践，做强中医产业，或许也"广阔天地，大有可为"。

春季，又能看到大学生们抱着简历四处求职、赶跑招聘会的忙碌身影。然而，并不乐观的现实，让我们看到大学生当猪倌、做"高级保姆"的消息屡见报端，这里，又有中医大专生做"足底按摩师"的报道。

抛开我们头脑中"职业有尊卑"的旧观念，换个角度想想：难道他们的这种选择，真的仅仅出于无奈？就像 20 世纪 80 年代末的"下海"者，谁又能说他们不是明天另辟蹊径的成功者？也许，勇于把自己放在低处的人，最终会飞得更高。

今天，随意走进都市的美容院、养生馆、某些休闲会所，我们会发现这些地方做足了"中医文章"。懂一点或者一点不懂中医的老板在用中医的说辞赢得"卖点"；大侃中医养生经的，正是那些仅仅培训几天的按摩师们。听着他们似是而非的讲解，看着那么多信赖中医、喜爱中医的民众，消费着市场上良莠不齐的中医祛斑治痘、丰胸减肥、足疗项目，"科班中医"们，是不是也应该着着急了？

再这样下去，打中医招牌的商家赚了，然而民众很可能因为消费的技术不纯正，转而怀疑或看轻中医，最终，受损失的还是中医自己。

中医保健市场偌大，然而众多中医学者、教授们或许将其视为"小技"，也或许不愿与商业利益有染，在象牙塔里专攻学术，紧盯重大疾病研究，却少有专家能"俯身"研究规范中医保健的小项目、小技术，解决人们的微恙，并用于市场，为提高民众的健康指数服务。

眼看中医养生、保健、针灸在国内外红火，中医"治未病"的优势日益被广大民众认可，"科班"中医们，若能放低姿态，深入实践，做强中医产业，或许也"广阔天地，大有可为"。

（《中国中医药报》2007 年 3 月 14 日）

不是中医惹的祸

一波未平，一波又起，近年攻击中医的荒唐言论可谓此起彼伏。所幸群众的眼睛是雪亮的，浊泾清渭自当分，我们看到更多的民心向中医拢聚，历史，当是中医的见证人。

惊闻陈晓旭因病红消香断，几日来还没从惋惜、心痛的情绪中走出，不料坊间却有"陈晓旭命丧中医"等不负责任的言论传出，让人添堵。

利用善良群众对当事人的感情做歪曲文章是可耻的，陈晓旭这一悲剧的酿成，源于没能及时发现、尽早铲除癌魔，错，不在中医。

据多家媒体报道，因忙碌而无暇顾及身体的陈晓旭发现患病时，乳腺癌已经到了"骨扩散"的阶段，此时癌细胞已不能被控制，放化疗以及手术只能是尽量延长生命，无法治愈。因为希望保留完整的身体，她只是断续地服用些中药，这也是尊重病者的意愿。

假如时光可以重来，假如陈晓旭在乳腺癌晚期施行的是手术及放化疗，但最后受医学水平制约仍不治而去，请问，是否还有人谴责是"命丧西医"呢？

肿瘤是很复杂的疾病，是全人类共同面对的尚未攻克的医学难题。中、西医治疗肿瘤各有优势，中医药在减轻放化疗毒性、控制术后复发转移、提高患者生活质量等方面的作用，是有大量临床实践和科研数据为支撑的。

如果因为某些别有用心的人的蛊惑而放弃中医药治疗，受损失的只能是病家自己，而谁又能保证此生与癌症绝缘？

"一波未平，一波又起"，近年攻击中医的荒唐言论可谓此起彼伏。所幸群众的眼睛是雪亮的，"浊泾清渭自当分"，我们看到更多的民心向中医拢聚，历史，当是中医的见证人。

期待更多的中医科普明星

"深入浅出"，说来容易做来难。这意味着自己数年的研究成果，最终可能用诙谐的语言一带而过；意味着皓首穷经以后，还需要掌握化雅为俗的讲授技巧；意味着孜孜于本专业外，还要有为大众奉献的热情。

继"坛坛都是好酒"的《百家讲坛》栏目在央视"火"了以后，以专家的视角向大众解读中国传统经典著作的节目迅速在各电视台"开讲"，介绍中医养生知识、普及中医经典著作的电视节目也不乏其中。

有人说，中医之所以被淡化，基础知识的普及不够是罪魁祸首。从此意义上说，借助大众媒介为老百姓解开笼罩在中医身上的神秘面纱，无疑是件大好事。然而，学术普及并不容易。如何用深入浅出的现代语言，把深奥难解的中医理论全面、准确地呈现给大众，使之自始至终兴趣盎然，听得"解渴"，这对讲述者是有难度的。

有的中医专家虽然理论功底雄厚，临床功夫高超，但无奈是"茶壶煮饺子——有口倒不出"，讲得不"抓人"，观众不买账；有的人善于面对媒体大众，侃侃而谈，可如果没有中医深厚底蕴做支撑，单纯注重趣味性而忽略了中医学的精髓大义，则可能会闹出笑话，甚至偏离了中医科普的本意。"深入浅出"，说来容易做来难。这意味着自己数年的研究成果，最终可能用诙谐的语言一带而过；意味着皓首穷经以后，还需要掌握化雅为俗的讲授技巧；意味着孜孜于本专业外，还要有为大众奉献的热情……

今年，国家中医药管理局把中医科普宣传当作一项重要工作来抓。的确，群众了解中医越多，中医药事业就会越有前途。要做好中医科普，趣味、科学，一个都不能少。在中医科普队伍里，我们呼唤更多的肚里有货、嘴上能说的"阎崇年""易中天"的中医科普明星出现。

（《中国中医药报》2008 年 3 月 14 日）

中医需要展示自己

中医的传播，需要世界的视角和语言，从全球的宽视角来讲述中国故事。中医药要被更多人了解和认同，需要创新的智慧和富有想象力的语言，需要换位思考，积极主动把握机会、展示自己。

2008 年北京奥运会开幕式伴随着全球 40 亿观众的惊喜与震撼圆满结束，这场美轮美奂的汇集了汉字、印刷、戏曲、太极等诸多中国元素的文化盛宴，成功地向世界人民诠释了"同一个世界，同一个梦想"的主题。

作为一名中医人，虽然在张艺谋导演的开幕式上除了太极表演以外，并没有寻找到期待中的针灸、中药等中医元素，但是当数千名活字印刷演员从篆体到宋体变换着那个蕴涵太多深意的"和"字的时刻，笔者被久久感动着，讲求"天人合一"的中医药文化和中国的语言、艺术等传统文化血肉相连，一脉相承，中医药文化传播促进世界了解中国，而中国文化被世界人民的了解认同，更加为中医药走向世界铺以坦途。

奥运不仅是体育盛会，也是全世界了解主办国和主办城市的机会，北京奥运开幕式很好地抓住了这个机会展示中国特色，传播了中国文化。我们同样期待着中医药能更好地融入世界医学之林，为世界理解和认同。

唯有热情展示，唯有主动沟通，才能让更多人了解和接受，这是奥运会开幕式给中医药事业带来的启示。觉得神秘的，需要我们去展现；感到不可理解的，需要我们用效果来证明。

中医的传播，需要世界的视角和语言。文化是没有国界的。前一阵电影《功夫熊猫》和《赤壁》之所以大赚票房，其成功之处就在于从全球的宽视角来讲述中国故事，即便功夫熊猫吃的是肉包而非竹笋，即便刘备说的是现代语言，但这并不妨碍中国"止戈为武"和平理念的传播。中医药要被更多人了解和认同，同样需要打破常规的做法，需要创新的智慧和富有想象力的语言，需要换位思考，需要积极主动把握机会，展示自己。

"越是民族的，越是世界的，"奥运会开幕式的成功再一次向我们证明了这一点。中国本土的中医药文化，只要抱以开放的心态，摒弃故步自封的旧姿，必能收获精彩。

（《中国中医药报》2008 年 8 月 11 日）

发个《内经》背诵证书如何

> 强调背诵，是为了把中医经典的灵魂和精髓潜移默化地融入血脉，终身受益。用富有含金量的《经典记诵证书》，把学生的努力固化下来，勤和惰、优和劣之间有了分水岭，用人单位也多了种考评尺度。

近日在西藏藏医学院采访，对该校的一项小举措印象深刻。

背诵是藏医药经典学习的一项基本功。从入学开始，每名学生都力争把几万字的《四部医典》背诵下来，能在全校大会上接受《四部医典记诵证书》和奖学金，是藏医学生莫大的荣誉。考试是严格的，学生要在多名监考老师面前流利地从头背到尾，有一处失误就得从头再来。结果是可喜的，拥有"记诵证书"的学生，就业时炙手可热，走上工作岗位往往更胜一筹。

如同《英语六级证书》，用富有含金量的《经典记诵证书》，把学生的努力固化下来，勤和惰、优和劣之间有了分水岭，用人单位也多了种考评尺度，学生因此有了切实的奋斗目标。

对于传统医学而言，经典的重要性毋庸置疑。如同《四部医典》之于藏医药学，《黄帝内经》《伤寒论》等四大经典是中医药学理论和临床的重要基石，历史一再证明，学不好四大经典，就不可能成长为一名好中医。强调背诵，是为了把中医经典的灵魂和精髓潜移默化地融入血脉，终身受益。然而，目前一些中医院校学习经典的氛围不够浓，一些拿到毕业证书的学生，对经典理解不深，临床水平堪忧。

学不学，虽说是个人的事，但校方有引导和激励的责任。藏医学院的做法，对全国 20 多所中医药高等院校有所启示。能否也为愿意学、背得过的中医学生，颁发或《内经》或《伤寒论》等经典背诵证书。可以设想，此举好比在每个中医药人的起步阶段，埋下颗饱满的种子，必将在未来收获丰硕。学生们竞相背诵中医经典，院校整体的学术风气和教育水平也将因此提升，进而延展到中医的临床科研学术界……

小小措施，造福无穷。各中医药院校不妨一试。

（《中国中医药报》2009 年 8 月 17 日）

构建中医药人才高地

人才薄弱是制约中医药事业发展的瓶颈，尤其是基层和顶尖人才。历史上，每一次中医药学术发展的繁荣与高潮都是出类拔萃的中医药大家在引领。中医药人才培养自有规律，需要时间机缘、个人悟性和努力，但环境因素同样重要。

江苏省出台的"中医药领军人才培养实施办法"，在全国各地培养中医药领军人才方面，拔了头筹。计划投入3000万元，用5年时间培养30名中医药领军人才，颇具力度和胸怀。

此做法体现了江苏省对培养中医药高层次人才重要性的深刻认识和支持力度，在全国有示范性意义。人才薄弱是制约中医药事业发展的瓶颈，尤其是基层和顶尖人才。今年三名国医大师获奖者的先后辞世，更让人痛感中医顶尖人才的珍贵和不可复得。

和西医的"团体作业"相比，中医药的临床与理论更倚重个体专家的水平和能力。历史上，每一次中医药学术发展的繁荣与高潮都是出类拔萃的中医药大家在引领。如今，全国各中医药单位也多以其拥有的中医药顶尖人才为标志。高级人才的数量和质量，成为衡量一家单位、一个地区中医药实力和影响力的标准。

当然，中医药人才培养自有规律，顶尖人才的诞生和培养更需要时间机缘，需要个人悟性和努力，但环境因素同样重要。在恰当的历史时期，用恰当的政策来引导和鼓励，如全国评选国医大师，如江苏省出台培养领军人才的具体办法，来激发中医药人攀登科学高峰的勇气和决心，高级领军人才辈出的局面必将形成。可以预见，每位领军人才必将带出一个高水平团队，而若干高水平团队共同形成的人才高地，必将持续释放能量，带动中医药行业整体实力的跃升。

（《中国中医药报》2009年10月16日）

"左右不分"误了谁

这起"左右不分"的恶性医疗事故，发生在以"济世苍生、大医精诚"为使命的中医医院、以"小夹板"为特色优势的中医骨科，伤的是患者的腿，误的却是这家中医医院乃至整个中医界在患者心中的形象。

不久前，有媒体报道：湖北省通城县一名84岁的老人右腿不慎摔伤骨折住进医院，通城县中医院在手术时，主刀医生竟误将本该植入右腿的钢板植入到左腿。此事一出，舆论一片哗然。

这起"左右不分"的恶性医疗事故，和医疗技术水平无关，折射的是医院管理混乱和医生责任心缺失的问题。事故发生在以"济世苍生、大医精诚"为使命的中医医院、以"小夹板"为特色优势的中医骨科，伤的是患者的腿，误的却是这家中医医院乃至整个中医界在患者心中的形象。

虽然医患关系近年一直较为紧张，但中医医院大医精诚、以人为本的中医文化和医德精神，是其在医疗市场竞争中拥有的"服务王牌"。与此同时，中医特色医疗技术、优势学科病种更成为中医医院的"硬实力"。通城县中医院的这起医疗事故，给中医医院的两块招牌抹了黑，着实让人痛心。

相比上面让人痛心的那位中医所为，广州中医药大学第一附属医院中医袁浩的事迹，则让人心生敬意。袁浩和农民患者李敬斋绵延19年的感人至深的医患情，映射出中医工作者应有的"大医精诚"之美德。两相对比，让人感慨无限。

如今，中医药事业形势日趋好转，各地政府以及社会民众对中医药越发抱有善意和尊重，中医医院发展可谓天时、地利、人和，理应珍惜这个历史机遇，充分发扬"大医精诚"的医德风范，发挥中医药的特色优势，服务百姓。舆论环境越是有利，越是要小心谨慎，踏实做事。

目前该院院长已被撤职，湖北有关部门已向全省卫生系统发出通报要求引以为戒。希望中医医疗机构能认真吸取教训，切不可自毁长城。

（《中国中医药报》2009年12月9日）

附录部分

附录一

编辑匠心　报刊寄语

编辑是常年"为他人作嫁衣裳"的幕后角色，
但有时也需代表编辑部向读者阐发报刊的
编辑思想和策划意图，本辑收录的
新年寄语、卷首语、发刊词、
编者按等，均属此类。

【视点版新年寄语】

2007，我们期待精彩

岁末年初，总不禁要驻足回望。过去的一年，我们收获了什么、错失了什么？新的一年，我们又在期待什么？

从中医药申遗到沸沸扬扬的中医存废之争，2006年的中医药可谓喜忧参半。感谢热心读者和作者们的支持、鼓励，我们共同见证并参与了历史，而这正是新闻的魅力所在。

2007年，视点版将一如既往地追踪热点问题，及时深入报道，呈现事实真相，提供丰富的观点大餐。这是一个充满矛盾和冲突的世界，而真理常在冲突中闪现。

我们期待，不论您是高层管理者、权威专家学者，还是普通从业者、草根平民、业余"票友"，只要热爱中医，热心中医事业，在这里都能听到自己的声音，说自己想说的话。

2007中医将发生什么？我们能为之做些什么？

期待您的参与。因为有您，中医将更精彩。

（《中国中医药报》2007年1月5日）

【视点版编者按】

呼吁恢复"中医坐堂"

中药店中医坐堂行医是千百年来我国中医药界的传统，也是迄今中国香港及东南亚地区的合法行医方式，在我国内地则由于种种原因在数年前被禁止。禁令的本意是为规范医疗行为，然而目前全国各地某些药店里，"中医坐堂"仍半明半暗，禁而不止，同时呼吁"开禁"的声音亦不绝于耳。恢复"中医坐堂"到底有无必要，其利弊关系如何，欢迎读者朋友来稿发表意见。

（《中国中医药报》2007 年 1 月 30 日）

1 月 31 日刊登"取缔或恢复中医坐堂"的专题讨论以来，在社会上引起不小反响，许多热情读者来信或投稿发表自己的意见，对于中医坐堂是否应该回归、怎样回归的问题，各方依然观点不一。"前店后场"这一千百年来中医行医的传统模式已广为民众熟知并接受，要求其回归的呼声各地此起彼伏，然而在医疗市场日益规范、现代医学极为发达的今天，倘若中医坐堂"重现江湖"，必然会与之有所冲突，需要加以调整。本报对该话题将继续关注，现选登其中有代表性的两篇文章。

（《中国中医药报》2007 年 3 月 8 日）

【编后】

少点批评　多些建议

客观面对中医药的"热"和"冷"，不夜郎自大，亦不妄自菲薄，摆正了心态，埋头苦干。中医不需要口号，她需要方方面面的中医人拿出办法和成绩为之"说话"。

在关注"中医存废"之争，甚至有少数人提出将中医打入"伪科学"之列的"喧嚣吵闹"的眼下，我们更应该冷静地看到，千千万万在当前体制下缺少话语权的中国普通民众，对沿用已久的中医药是怎样一如既往地信赖、忠诚和热爱；更应该明了，我国政府对中医药始终持保护、关心和支持的态度，在近年国家的科技发展规划中，对中医药的支持投入力度更是达到前所未有的高度。

无疑，国家层面的"大环境"是好的，中医药在我国及世界各地民众间的"人气"也在不断攀升，然而，我们投身并热爱的这个行业，为什么会有这样、那样诸多的问题困扰我们自己，在某些时候竟似被"行外人"批得"体无完肤"？

客观面对中医药的"热"和"冷"，不夜郎自大，亦不妄自菲薄，摆正了心态，埋头苦干。中医不需要口号，她需要方方面面的中医人拿出办法和成绩为之"说话"。

文章列举去年国家支持中医药发展的重要举措的同时，也从不同侧面反映了当前中医药发展中存在的诸多困惑和问题。认真分析解决发展中存在的问题，不仅要靠中医人的自身努力，还需要得到政府和各方面的支持。对中医药的发展应科学、客观地评价，对存在的问题应少点批评、多点建设性意见。这也正是"视点"版编辑对您今年来稿的热忱期盼。

（《中国中医药报》2007年1月15日）

【编后】

呼唤新医保让百姓不再担忧

"在回答'因为什么原因担心自己或家人得大病'时，有 59.9% 的人选择经济负担重，46.8% 的人担心威胁生命，"这一反常的数据，读后令人震惊，甚而苦涩。当重疾来袭，本应最感忧虑的是生命健康能否得以保全，然而调查中有六成的百姓对经济承受能力的担心超越一切。

看病难看病贵的话题已经不再新鲜，人民群众也不再满足于对现实的揭示和抱怨上，"与其坐而论道，不如起而行之"，究竟中国医疗卫生改革向何处走，已经是全民关注的热点问题。借鉴发达国家经验，发展社区医疗，配合完善的转诊制度，缓解大医院人满为患的压力；发挥中医药简验便廉的优势，提高治愈率，降低医疗费用；推行医保政策，社会各界力量搭台出力，发展我国医疗保险事业，让百姓患了大病有"保"可依，这应是我国医疗改革的方向所在。

我们期望着新的医保政策，让百姓不再为看病贵担忧。

（《中国中医药报》2007 年 4 月 13 日）

【编者按】

"中医发展一家言" 开栏

中医药的发展正处在一个大好时期。尽管近期似乎颇受争议和攻击，但国家层面的支持无疑是坚决有力的，广大民众对中医药的喜爱可谓深入骨髓，中医药正在大步迈向世界。面对这样一个有利的外部环境，每个中医人的心头似乎仍在萦绕着一个老问题：具有几千年历史的中医药应如何适应现代社会，取得突破并证明自己？当传统、现代、特色、标准、文化、效益等各种概念和冲突纷至沓来，到底要怎样擦亮眼睛，找到一条适合自己的发展道路？

本报从今日起，推出"中医发展一家言"栏目。仁者见仁，智者见智，不论您居庙堂之上或处江湖之远，只要是热爱并忠诚于中医药事业的一分子，都希望您不吝赐稿，拿出自己的思考与心得和同仁分享。稿件长短不限，但求观点鲜明，有理有据，绝对原创。

（2007 年 6 月 20 日《中国中医药报》）

【编后】

不必拘泥一个"纯"字

其实,"纯中医"并没有排斥现代医学技术——他们所担心的,是能否保持纯正的中医临床思维。倘若我们把"纯"字理解为拥有扎实纯正的中医临床理论思维,此次争论,或许就可以偃旗息鼓了。

7月间,编者刊发了山东中医药大学皋永利先生的文章《培养"纯中医"不能脱离时代》,没想到,该文引发了一场不大不小的争鸣,想来和近年中医坐堂、重温经典等事件有一定关系。当今社会到底需不需要"纯中医"?这一方向是该提倡还是抑制?"纯中医"的标准又是什么?各方答案可谓见仁见智。

有读者认为,应该让"纯中医"成为过去式,如今早已不再是"一招鲜,走遍天"的时代了,不懂现代医学的中医师是无法在临床上生存的;也有读者认为,"纯中医"还是有一定社会需求的,现在缺的就是"纯而又纯"的中医,这也是当前名医大师贫乏、中医疗效不佳的重要原因,因此,应当宽容地给"纯中医"一条出路。

其实,争论双方都没有回避西医学占据医疗市场强势地位的事实,即便是"纯中医"的拥趸者也没有排斥现代医学技术——他们所担心的,是能否保持纯正的中医临床思维。

倘若我们对于"纯中医"的解读,不再拘泥于不懂现代医学、单纯掌握中医技术的"老古董"形象,而是把"纯"字理解为拥有扎实纯正的中医临床理论思维,此次争论,或许就可以偃旗息鼓了。

通晓现代医学的中医人才,一样拥有钻研中医、复兴中医的决心;在民间诊所、海外市场,面对更重视中医诊疗的求诊者,即便西医学欠缺的中医师依然有其一定的生存空间。

所以,重要的是持有中医纯正的内涵,而不必在乎什么形式。

【致读者】

点燃激情

印象里始终遥远的 2008，终于这样呼啸而来，让人仓促之余，又激情满怀。

2007 年视点版在大家的热情支持下，顺利走过一年，我们共同见证了历史，发出自己的声音。

感谢读者朋友！你们一封封或表扬或纠错的来信，捧读过后，总是心生感动，那浓浓的鼓励与期待，是我们前进的动力；感谢作者朋友！正是你们的勤于思索，慷慨赐稿，才支持我们的版面走到今天。

新的一年注定将是不平凡的一年。面对未来的机遇和挑战，所有中医人，都肩负着使命，满怀期待。

思考，思考，再思考！勇于破陈出新，勇于付诸行动。不要轻视我们个人的力量，振兴中医药事业，是每个人的历史使命。

理想呼唤激情，创造需要激情。张开双臂，勇敢担负起我们该担负的。新的一年，新的希望，这希望，属于您，也属于我们！

新年致读者

新的一年，总不免心生期待。伴随今年版面的全面调整，本版（视点版）也将呈现给读者新的姿态。

2008 年本版的变化主要有两个方面：其一，内容扩充了。今年，在保证原有版面的基础上，增加了中医科技教育的内容，将有"视点/管理""科技·教育"两个专版。

其二，栏目丰富了。视点版在原有独家观点、观点交锋、社会关注、医事议评、海外传真、读者来信等栏目的基础上，将增加本周关注、杏林之声、直言快语、建言献策等栏目；管理版在原有高层访谈、医生手记等栏目的基础上，将增设管理者说、农村与社区、医疗法规等栏目。并入的"科技·教育"版，在原有的科技信息、医古文知识系列讲座、教育信息等栏目基础上，将增设成果展示、思路方法、教学研究、成才之路、校园生活等栏目。

视野广了，领域宽了，不变的是我们精耕细编的追求，登您想看的，说您想说的是"视点"版始终如一的宗旨。这里是您为中医药事业振兴发展建言献策的舞台，无论是开卷有益的宏观思路还是一个具体建议，无论是褒奖行业新风还是针砭时弊，都可以发表观点。我们将关注中医药热点，瞄准医药卫生焦点，探究行业难点，继续打造"视点"品牌版面。

我们期待，2008 年的本版内容更贴近您的阅读需求，带给您更多的思考与启迪。同时，我们也期待您一如既往地关注和支持！

（《中国中医药报》2008 年 1 月 4 日）

古方今用，剂量何为

经方剂量，中医界已讨论了 20 多年，对"经方一两相当现代几克"的问题有数十种观点，教材、药典是一种规定，临床实践却是另一番情形。近年来，一些中医师勇于突破常规使用"大剂量"，在屡起沉疴的同时，也背负着违反药典的尴尬。

经方一两等于几克，这不只是学术问题，更是关系到用药安全、法律认可和临床疗效的大问题。最近有消息传来，国家将要开展中药的量效评价关系研究，新版药典也将取消"用量用法"的硬性规定，相信不久，讨论可以划上句点。

不迷信经典著作、教条本本，把是否对群众健康有利、是否对中医发展有利，作为一切讨论的出发点。经方剂量探讨，也应如此。

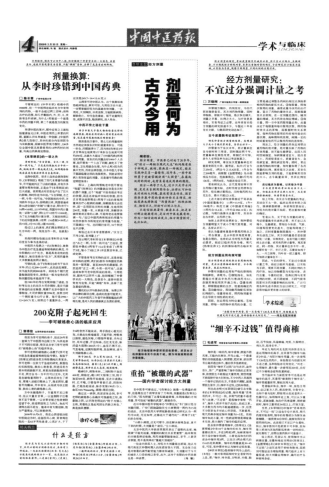

重拾"被缴的武器"
——国内学者探讨经方大剂量

老中医李可曾说过,"《伤寒论》就像一位勇猛的将军,但是现在这个将军没有了刀和剑。剂量就是《伤寒论》的刀剑。"因为把握了这看似超越常规、实则准确的方剂用量,李可拾起"被缴的武器",屡建奇功。

近日中国中医科学院举办"仲景论坛"专门探讨经方剂量问题。广安门医院副院长仝小林赞同一两约为 15 克的说法,北京中医药大学傅延龄教授通过研究认为一两约为 10 克,无论如何,这都远大于通行的"一两等于 3 克"的折合标准。

"小病小调理,这无可厚非。但在解决疑难急症,拿不下来的时候,大剂量是个途径。"仝小林说。

北京中医药大学教授聂惠民表达了谨慎的态度。她强调"不能光说量,剂量间的配比关系更重要"。临床取效的关键是辨证准确,用药剂量要随着地区、季节、人群灵活掌握,绝不是简单的"量越大效越好"。

一位业内资深人士,对经方大剂量提出质疑。他认为现代和东汉仲景时期人的体质有很大不同,无论体力还是对寒暑的调节耐受能力都有所减弱,大剂量对于今天的城市人口恐怕难以承受。此外,这对于有限的中药资源也是一种浪费。

(《中国中医药报》2009 年 3 月 30 日)

【编者按】

是是非非话"火神"

"火神派"又称扶阳学派，是中医药学的一个年轻流派，近年来它无疑是受人瞩目的，也是争议较大的。无论网站、书籍、培训，追随学习"火神"者众多，但质疑者也不乏其人，反对声不绝于耳。或许，这也是每个学派从新生到成熟必将走过的历程。

如何理性看待"火神派"是我们这期讨论的主题。抛开偏见，客观探讨这一学派的时代背景、理论基础和学术观点，公正评价其学术临床价值，是繁荣中医学术的必然。期待大家从此出发，积极参与讨论，共同推进中医药学术发展。

（《中国中医药报》2009 年 4 月 1 日）

中国中医药报 CHINA NEWS OF TRADITIONAL CHINESE MEDICINE

4　2009年4月1日 星期三
责任编辑：马骏　版式设计：冯静萱

学术与临床 LINCHUANG

话『火神』是是非非

当意识到"火神派"影响在扩大时，我开始关注网上的有关"火神派"的一些评论。网上不仅争论火热，甚至卧"口水战"演变成"漫骂"，而大部分参与争论的人都是问过不久的学生，或者是从业不久的医师，或者是请当今"火神"们诊治过疾病的人。

"火神派"似乎已偏离了原来的学术思想，成为一些神众取宠的噱头，不少人将附子的用量当成衡量医术水平的标志，动辄上百克的附子似乎成为一种向往。

理性看待火神现象

□ 毛以林 湖南省中医院

两年前，就有人同我对火神派的学术观点有何看法，说实话，我当时对"火神派"提法并不什么印象，后来又有人问我对李可等先生的《李可老中医急危重症疑难病经验专辑》的概貌理解……

（此处为密集正文，内容略）

冷眼看"火神"

□ 徐一慧 中国中医科学院针灸所

长期以来，四川医生以善用附子、干姜著称。清代未年，伤寒医家郑钦安更以善用姜、附的独特风格享誉巴蜀……

（此处为密集正文，内容略）

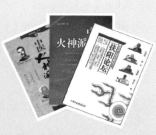

编者按："火神派"又称扶阳派，是中医药学的一个重要流派，近年来它无疑成为人们瞩目的、也是争议较大的、无论网络、书籍、培训，进而学习"火神"者众多。但是随着争论的兴起，火神已不知不觉中……

如何理性看待"火神"现象，看懂其本源的学术思想，客观探讨这一学派的时代背景，理论基础和学术观点，公正评价其学术临床价值，是摆在中医学者面前的重要课题。希望能理性看待"火神"现象，科学看待火神疗法的优缺点，共同推进中医学术的发展。

火神派的优缺点

□ 李寅 内蒙古赤峰喀拉沁旗西桥医院

由现代疾病的基本态势决定的，而未把重阳思想列入、那缺的分析更深入全面（详见《祝味菊医学丛书评家》）。其阴阳哪个重要，无法量化考证……

并非没有真正的阴虚

"阳主阴从"的观点由卢崇汉先生具体提出，作为一种立论之平衡观，扩展了传统阴阳"对立"的涵义……

重阴重阳之争纯属无谓

由于温补派、祝味菊、火神派之间的重阳观和并不尽相同，本着"治学"的立场态度，对今人宜宣"的原则，重点以疾病出发……

关于重阴重阳之争，自明代丹溪……

当代火神派已非钦安火神派

郑钦安，清末四川著名伤寒医家，以擅用大剂姜桂附而名之骨鼎。《邓稚县志》称其为"火神派首领"，以"专用附子干姜"而名之一时，学术界更愿意以"钦安学派"称之……

（此处为密集正文，内容略）

【新年寄语】

满足您的需求是我们的目标
——本报新年致读者

当新年的晨曦洒满大地，21 世纪的第二个 10 年缓缓开启。首先我们道一声感谢，感谢亲爱的读者多年来给予我们的支持！

今天，《中国中医药报》与您相约新的一年。我们将一如从前，全身心投入，尽所能把您需要的信息传递。我们是新闻人，也是中医人，有着和您一样的光荣和梦想、信念与守望。回首过去，多少次我们心手相连为中医药的命运同喜同忧，为开创中医药事业美好的未来齐声呐喊。这种坚持，已变成一种精神，一股动力，激励着我们勇往直前。

这一年，《中国中医药报》迎来了自己 20 岁生日。20 年的历程，《中国中医药报》在上级领导和广大读者的支持与帮助下，人才队伍不断壮大，编采质量逐年提高。翻开一期期报纸，每个标题、每篇文章、每块版面都是那么熟悉而亲切，虽然报纸记录的终成历史，但记录历史的过程将铭刻于你我的记忆。

我们及时解读中医药各项政策与措施，勇于阐明见解立场，致力推动中医药事业发展；我们精心揣摩版面主题和样式，珍惜读者和作者的每条反馈意见，力争新闻性和专业性并重；我们采访政府官员和专家，记述诸位可亲可敬的国医大师，更把老馆长、民间医生和乡医、大学生等普通民众请到台前。"围绕中心服务大局，面向行业服务需求，面向社会服务大众"的办报方针在我们心中坚定而扎实。

太阳每天都是新的。2010 年，我们将与中医药事业发展的脉搏共同跳动，继续全面宣传党和国家的中医药方针政策，密切关注中医药新事件、新典型、新经验、新观点。我们将坚持正确舆论导向，强化报纸的观点传播和深度报道，办好"时评"、"一得录"和"百言堂"评论栏目，着力将"新闻纵深"打造为报纸品牌栏目。新闻版块将加大对基层中医药的报道力度，同时面向全行业确保行业人员的知情权、参与权、表达权和监督权，突出引导性。专刊版块将瞄准行业内外群众的需求，增强策划和报道的亲和力、吸引力和感染力，突出服务性。

我们将遵循新闻传播规律，提高舆论引导能力，增强政治意识、全局意识，增强责任意识、质量意识，增强民生意识、服务意识，增强创新意识、开拓意识，增强忧患意识、学习意识，更好地为广大中医药工作者和读者服务，努力把中医药报打造成权威性和可读性并重的行业报纸。

满足您的需求是我们的目标。有了 20 年的积累和磨砺，我们坚信能做得更好，更期待着您与我们并肩同行。

(《中国中医药报》2010 年 1 月 1 日)

中国中药协会与本报合办
"中药产业"版今日推出

在中医药日益受到民众青睐的同时，欣欣向荣的中药产业犹如一匹黑马，不断用数据证明自己的实力。在去年受金融危机的影响和冲击的情况下，我国中药出口突破 14.6 亿美元，同比增长 11.72%；国内中成药制造业和中药饮片加工业仍增长 24% 和 28%，中药产业整体规模已达 2300 亿元。中药产业已成为我国国民经济和社会发展中具有较强发展优势和广阔市场前景的战略性产业。

然而，中药产业在前景看好，向规范化、标准化、现代化大步迈进的同时，仍存在中药资源濒危、中药企业创新能力不足、国际市场份额较低、中药技术标准和安全保障体系不够完善等亟待解决的问题。随着医改的深化和国家基本药物制度的不断推进，这些问题将深刻影响着我国药品市场格局和企业的生产经营。因此，在新形势下，中药产业的可持续健康发展，既需要国家政策的引导、扶持，也需要几千家中药企业的探索、实践，更需要社会各界人士的关心、关注。

目前，中医药行业正在规划"十二五"发展，"中药产业"专版的推出，可谓适逢其时，更具有重要意义。其旨在为中药企业、市场和政府之间搭建一个沟通交流的平台，在内容方面，将重点围绕我国中药产业发展中的热点、难点问题深入探讨，及时反映中药行业的呼声，宣传国家的中药产业政策、法律法规，集中介绍中药企业的改革发展和创新经验，以及生产管理、市场营销、新品研发、领军人物等，力求体现指导性，突出实用性和服务性。

"中药产业"专版开在本报第 7 版，每周五刊出，原第 6 版"健康关注"版将调至第 7 版，逢每周一、三、四刊出。原第 7 版"养生保健"版调至第六版。

敬请广大读者留意，并提出宝贵意见和建议。

(《中国中医药报》2010 年 8 月 6 日)

新年致读者

丰硕的 2012 年，今天将翻过。亲爱的读者朋友，感谢您过去一年给予我们的关注与支持。无数平常日子编报出版的喜悦与惶恐，在这个新旧更迭的时刻，再一次放大：我们距离您的要求和期待还有多远？您给我们过去一年的工作打出多少分？

因为有你——亲爱的读者，每当读到您不远千里寄来的信件、来稿与建议，听到电话那端的亲切话语，在采访一线看到您精心留存的本本剪报……我们心中瞬间被巨大的幸福充盈，无尽的热情和力量迸发，给予我们继续办好报纸，宣传中医药事业，传递中医药信息，传播中医药文化的动力和能量。

因为有你——亲爱的读者，在过去一年，我们克服临时搬迁的困难，精心耕耘，收获了报社建设和报纸发行的双丰收。我们喜迎党的十八大，学习贯彻宣传十八大精神，全方位报道中医药参与医改、创先争优的优秀典型，积极"走转改"，共同参与"黑熊取胆"、"打通任督二脉"等事件的争鸣与讨论，分享中药砷剂抗癌成果获奖、中医药服务贸易启航等诸多喜悦，无忘弘扬行业正气、促进改革发展的历史责任。

因为有你——亲爱的读者，在新的一年，我们信心满怀，锐意创新。我们将继续坚守崇高的新闻理想，坚持"围绕中心服务大局，面向行业服务需求，面向社会服务大众"的办报方针，为您呈现更及时的新闻报道，更实用的临床与学术经验，更精彩的中医药科普常识。在推进文化体制改革中，集思广益，奋发进取，砥砺前行。

亲爱的读者，因为路上有你关怀的目光，我们备感温暖；有你的支持帮助，我们勇气倍增。希望我们同感受、共携手，同思考、共行动，让《中国中医药报》伴随着中医药事业的发展乘胜向前。

（《中国中医药报》2012 年 12 月 31 日）

【特刊发刊词】

健康路上，我们与您同行
——写在中医药文化科普宣传周举办之际

古往今来，生命和健康，是人类关注的永恒命题；科学战胜愚昧，是人类进步的历史阶梯。

这是一个崇尚科学精神的时代。科学是人类对自然、对生命、对社会规律的揭示。中医药学是中华民族在几千年生产生活实践和与疾病做斗争中形成并不断丰富发展的医学科学，是无数医道先哲养生思想、健康理念和临证经验高度浓缩的结晶。

"人命至重，贵于千金"。上古圣人"用仁爱之道济以万民"。生为炎黄子孙是一种福气，我们拥有中医和西医两种医学。防重于治、整体观、辨证论治……伴随世界文明进步发展的中医智慧在今天更为珍贵。回归自然的人类愿望，呼唤着加速中医的继承发扬。社会进步，生活富足，养生成为民众追求的时尚，中医"治未病"思想更是受到推崇。

然而，科学与伪科学的斗争从未停止。近年来，"太医后人"刘弘章、"食疗专家"张悟本、道士李一等人，打着中医养生的幌子，利用百姓对中医的感情，骗取信任，大肆敛财；与此同时，一些不明真相的民众试图走捷径养生，从而造成了养生市场你方唱罢我登场的混乱局面。这些骗人之术伤害的不仅是民众的健康，也冲击了中医药的科学殿堂。

闹剧之后留给我们的反思，除了民众的科学素养不足、健康公共产品缺位，政府监管、媒体责任有待加强以外，中医药自身文化宣传、科学普及工作开展的力度、深度、广度还远远不足，还不能满足广大民众养生保健的迫切需要，正因如此，才会给那些巧舌如簧的骗子们留下了表演空间。

是时候发出声音了。科学宣扬中医药，不仅为中医自己，更为民众科学认识身体与健康的奥秘，不再被巧言蒙蔽；科学宣扬中医药，让人们的生命之旅更愉悦，人与自然更和谐；科学宣传中医药，为迎接人口老龄化、"超级细菌"蔓延、传染病频发等带来的挑战，建设和谐健康的幸福家园。

是时候发出声音了。好东西要大家分享，优秀文化应大力弘扬。为科学普及中医药，国家中医药管理局成立了专家委员会，今年又将组织中医药文化科普巡讲专家团；由 23 个部门一起主办的"中医中药中国行"科普宣传活动持续 3 年，走遍华夏大地；未来 3 年，活动还将走进社区、农村、家庭，怀着真诚的心，把中医药精粹送到民众身边。

是时候发出声音了。20 多年来，《中国中医药报》以一种义不容辞的使命感、责任感，为读者采编了最权威可信的中医药养生经验和方法，始终严谨规范地做着中医药文化科普工作。"沧海横流，方显英雄本色"，养生乱象面前，我们不会沉默。今天，在为期 6 天的首届中医药文化科普宣传周举办之际，我们精心制作出版了 16 个版中医药文化科普特刊，集中进行中医药文化科普宣传，作为本次活动的重要内容，是我们送给您的一份健康礼包。

驱散蒙昧和偏见，给您正确的养生保健知识。《中国中医药报》将一如既往，高擎大旗，汇聚最权威、最丰富的中医药资源，融入百姓的健康生活里。健康路上，我们以赤诚之心与您相伴，与您同行。

（《中国中医药报》2010 年 9 月 17 日）

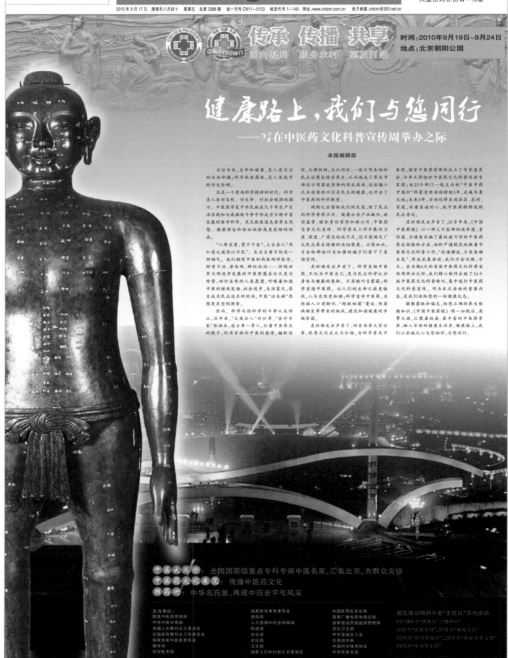

【特刊前言】

医道至诚　岐黄荣光
第二届国医大师候选人主要成就简介（116 位）

新中国成立以来，中医药事业蓬勃发展，一代大医俊耆、国医泰斗涌现杏林，造福四方百姓，传道岐黄、育人授业，成为中医药行业的旗帜和标杆。

2009 年，人力资源社会保障部、原卫生部、国家中医药管理局联合评选表彰 30 名首届"国医大师"，是新中国成立以来政府给予中医药界的至高荣誉。5 年来，首届"国医大师"以身垂范大医精诚的医德医风，无私传授自己的学术思想和临床经验，凝聚精神，照亮后学，在全行业营造起尊重人才、鼓励传承创新的良好氛围。

2013 年 10 月，为进一步继承发扬中医药学，人力资源社会保障部、国家卫生计生委、国家中医药管理局启动了第二届"国医大师"评选表彰工作。31 个省（区、市）、新疆生产建设兵团和 7 家社团（单位）组织成立了领导小组或工作机构，按照评选范围和评选条件，采取自下而上、逐级推荐的方式，认真组织推荐工作。经评选表彰工作领导小组办公室审查，第二届"国医大师"有效推荐人选共 116 人。

本册特刊记录的 116 位国医大师候选人，从业年限都超过了 50 年，他们平均年龄 80 岁，最小的 64 岁，最大的 101 岁，专业涉及内科、外科、妇科、儿科、骨伤、针灸、中药和藏、蒙、维、回、侗等民族医药。这些候选者具备了良好的政治素质、较高的医德医术和学术水平，是当前我国中医药界德艺双馨的优秀典范。

祝愿第二届"国医大师"评选工作顺利完成，期待 30 位新一届"国医大师"早日诞生。

（《中国中医药报》2014 年 5 月 29 日特刊）

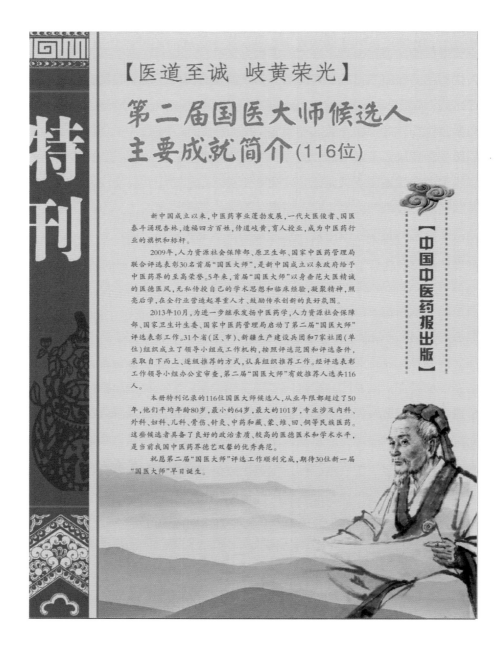

【医道至诚　岐黄荣光】

第二届国医大师候选人主要成就简介（116位）

【中国中医药报出版】

　　新中国成立以来，中医药事业蓬勃发展，一代大医俊彦、国医泰斗涌现杏林，造福四方百姓，传道岐黄，育人授业，成为中医药行业的旗帜和标杆。

　　2009年，人力资源社会保障部、原卫生部、国家中医药管理局联合评选表彰30名首届"国医大师"，是新中国成立以来政府给予中医药界的至高荣誉。5年来，首届"国医大师"以身垂范大医精诚的医德医风，无私传授自己的学术思想和临床经验，凝聚精神，照亮后学，在全行业营造起尊重人才、鼓励传承创新的良好氛围。

　　2013年10月，为进一步继承发扬中医药学，人力资源社会保障部、国家卫生计生委、国家中医药管理局启动了第二届"国医大师"评选表彰工作。31个省（区、市）、新疆生产建设兵团和7家社团（单位）组织成立了领导小组或工作机构，按照评选范围和评选条件，采取自下而上、逐级推荐的方式，认真组织推荐工作。经评选表彰工作领导小组办公室审查，第二届"国医大师"有效推荐人选共116人。

　　本册特刊记录的116位国医大师候选人，从业年限都超过了50年，他们平均年龄80岁，最小的64岁，最大的101岁，专业涉及内科、外科、妇科、儿科、骨伤、针灸、中药和藏、蒙、维、回、侗等民族医药。这些候选者具备了良好的政治素质、较高的医德医术和学术水平，是当前我国中医药界德艺双馨的优秀典范。

　　祝愿第二届"国医大师"评选工作顺利完成，期待30位新一届"国医大师"早日诞生。

【卷首语】

健康，不可私藏

　　这份杂志，我们将贯以报人的新闻 DNA，多采写原创文章和观点；我们将发挥行业熟知优势，诚心正意推荐真权威、真专家，传播真知识；我们将对准大健康产业，为亚健康人群和企业商家服务，给新知，启财智。

　　五年前，和一大群中央媒体朋友长途采访，众人用一个个趣闻段子铺平车轮下的颠簸。轮到我说是必须讲些中医绝招。于是，把治晕车、感冒、打嗝，热水泡脚祛病等私人秘藏一一道来，竟大受欢迎，一路上被各种咨询，被各种崇拜。

　　类似情景，和圈外朋友交流时屡有发生。其实这些办法并不难寻，可能是信任我的中医出身，因为这都是老师、医生亲口相传，我自己也实践过的真办法。

　　所以，互联网上各种养生信息触手可得，我知道；新旧媒体格局变更，纸媒衰退势不可挡，我知道；养生二字肆意泛滥，很难再创新意，我知道。但现代人的身体和精神健康急需关照，真实有用的中医灼识，于各种肤浅淹没中，恰似中流一壶，我也知道。

　　我们创办《中医健康养生》杂志，是行业主管和行业媒体面对奇特玄、炒冷饭的养生内容四处流传，应该担负起的对社会公众的健康教育责任。我们必须整合行业资源，掏出业界中医人自用的养生干货。健康，不可私享。

　　同时，我们更看到了一种趋势，发现了一片深耕领域。去年国务院提出健康服务业达 8 万亿的发展目标，这股政策暖风吹动了社会资本的热情，中医健康服务正蓬勃兴起。我们将不断关注、服务大健康产业，让这种新业态在中国产业经济中快速驰骋。

　　中医养生是中国人的健康生活方式，我们倡导中国式的生命周期健康管理。这份杂志，我们将贯以报人的新闻 DNA，多采写原创文章和观点；我们将发挥行业熟知优势，诚心正意推荐真权威、真专家，传播真知识；我们将对准大健康产业，为亚健康人群和企业商家服务，给新知，启财智。

　　您拿在手上的这份试刊号，不仅是版块内容的尝试，其实，更多是时间仓促之下，报人转型杂志的一种初尝：人员编辑、内容设计、排版制作、印刷调样，一切从零开始。还来不及真正采编策划走流程，这个急就章，但求能呈现杂志未来内容设想与风格的些许轮廓。

　　就这样，多种政策、机遇、偶然和必然促成了这本杂志的诞生。我们没有信心满满，直到此刻，很多工作还在进展中，很多内容还在思考中。

　　新事物的成长，总需要其历程。我们诚意地感激您，恳请对杂志多提宝贵意见与建议。

（《中医健康养生》2014 年 9 月试刊号）

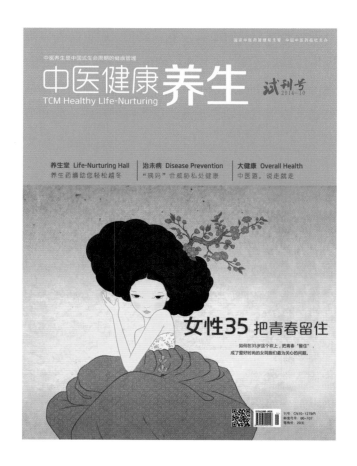

【卷首语】

让中医养生重归中国人的生活

当养生市场瓦釜与黄钟齐鸣、中医养生被泛滥为商业装饰，我们愿在移动互联时代做一次有意义的尝试，担负起中医药行业主流媒体在养生界的社会重任。

在电影《星际穿越》中，导演诺兰描绘的未来地球笼罩在沙尘里行将毁灭，生命与健康重归人类第一主旨。在这个纸媒已渐黯淡的新年，《中医健康养生》穿越北京的雾霾，踏雪而来，与您共赴一场温暖生命的约会。

我们祖先用"天人合一"的思想呵护了中华民族几千年，使富有中医特色的"生生之道"不仅成为我们习惯的生活方式，更蕴藏在日常生活智慧和处世态度中。在今天中国崛起于全球的时间节点，我们更需要传统文化的强大内核来提供动力和精神指引。

《中医健康养生》杂志生逢其时，她的创办正是基于对中国传统文化的自信和认同，秉持这个理念，既是新生，也是一种回归。当养生市场瓦釜与黄钟齐鸣、中医养生被泛滥为商业装饰，我们愿在移动互联时代做一次有意义的尝试，担负起中医药行业主流媒体在养生界的社会重任。

1989 年《中国中医药报》诞生。今天,《中医健康养生》立足报纸 26 年在中医行业的深厚积淀创刊。荀子曰："登高而招，臂非加长也，而见者远；顺风而呼，声非加疾也，而闻者彰。"我们将利用好行业权威平台，顺应健康产业快速驰骋的新趋势，传播中医人的养生干货。健康，你我分享。

我们将在中医、健康和养生领域重建与读者的信任对话，我们会坚持品质，避免流俗，以权威正道为第一宗旨，真正服务现代人的身心健康。

本刊包含封面报道、养生汇、治未病和大健康 4 个板块，突出权威性、实用性和服务性。贯之报人的新闻 DNA，澄清养生迷雾，成就原创文章和观点；发挥中医药行业核心优势，诚心正意推荐真权威、真专家、真方法；我们将深耕大健康产业，服务亚健康人群，扶植和推动健康产业成长，传新知，启财智。

想象未来的中国，倘若人人懂得"童心、蚁食、龟欲、猴行"的健康真谛，该是怎样一个气度雍容、明心智慧的民族，国家何惧不兴盛，人民何愁不幸福？

杂志创刊虽事诸繁杂，却收获了众多关心厚爱。在此真诚祈望各界继续鼎力支持，让这颗新破土的幼苗茁壮成长；愿中医健康养生，重归中国人的生活，温暖每个人的生命。

（《中医健康养生》2015 年 1 月创刊号）

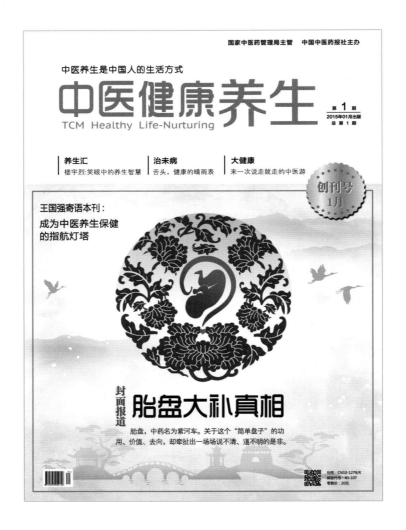

【卷首语】

从速食时代到素食时代

关注素食，既不是要为时尚、主义或宗教立言，也不单是为健康。只是尘世喧嚣，素食能让现代人回溯到另一种久违的感受，体会朴素、宁静和满足。中医养生需要经历一种缓慢的境界提升，虽有风云流变，却能情怀其中。

历经数月的精心策划，这期合刊终于赶在春节之前呈现在读者面前。本期主打"年味中的素食"，希望从羊年开始，你能餐桌加素、健康喜乐。

关注素食，既不是要为时尚、主义或宗教立言，也不单是为健康养生。只是繁华喧嚣太久，素食能让现代人回溯到另一种久违的感受，体会朴素、宁静和满足。其实，食物和健康的关系并非简单的1+1=2，借由素食造就的清和心境，你会发现人渐柔和，耐力愈增。

如同怀有对大自然的敬畏，面对读者，我们不敢有丝毫的懈怠。当我们筹划出一盘盘淡雅亮丽、营养丰富的养生大餐后，只敢净手肃立，等候读者品鉴。如得肯定，会让喜爱精雕细琢的我们更加坚信，即便在"速食"时代，高品质的内容仍是王道。

有人说，骄傲一下子就会了，谦卑却要一辈子来学习。为做素食选题，一向无肉不欢的我，决心做些改变。放下对过往的依赖和固执，换一种生活方式。

那天，我走进京城某知名素食馆，音乐裹挟着各种能量透过空气缕缕注入餐盘。我和朋友们惊叹着食物的精妙，色泽饱满的花花叶叶让心境也随之轻盈美好。女性天生是审美和健康的支持者，那一瞬，我触摸到感恩、宁静与节制的精髓。

饮食求真，"素心做人"。编辑们以原创、权威和实用为唯一标尺，对出镜专家推荐的养生方案，乐此不疲地试吃、试用和试做。看稿时我发现，原来一直在做的颈椎保养操，就是道家功夫中的"青牛望蹄"啊。相信我们，本期呈现的这么多真招行货，一定不会让你失望。

中医养生需要经历一种缓慢的境界提升，虽有风云流变，却能情怀其中。人在

　　异乡，过年是幸福的原点，也是回归、沉淀和重新出发的起点。好吧，今年春节团圆时，我定会潜心静气，为家人亲手做一道清正平和的素食，以致羊年。

　　为健康改变自己，我们愿意多一种人生体验。你呢，和我们一起行动吧！在速食时代，我"行"我"素"，不妨开启另一种素食模式。

（《中医健康养生》2015 年 2–3 月合刊）

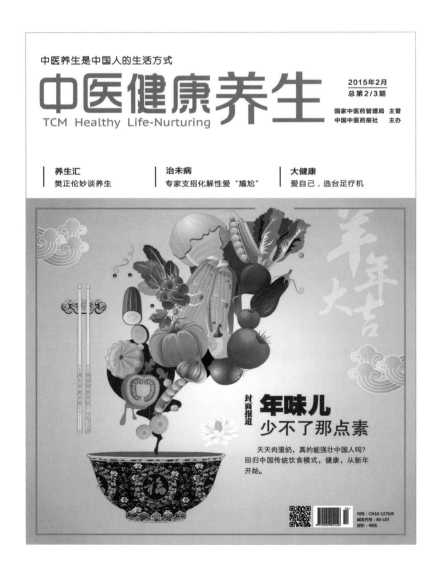

【卷首语】

人之生也柔弱

当头脑装载太多信息，适时打坐、辟谷，身体空虚之时，灵魂开始看见。可谓病由心生，境随心转，心态和思考方式变了，你会发现没什么是困难的。如此安静内照，放松心灵，或许是真正的养生吧。

女人初识，两个话题最易让气氛变得温暖活跃：一个是孩子，一个是养生。二者都反映了人性的柔软，再如何高冷范儿，说到如何保养自己，也常兴趣盎然。原来，在社会角色的坚硬外壳之下，人们有着相同的生老病死，喜怒爱憎。

然而如何活着，似乎每个人都有自己的方式，也都有自己的道理。但中医养生理论的魅力，就在于她给人以精神的指引，闻之感之，身心平和。当"天人合一""三因制宜""辨证论治"这些中医传统文化内核在头脑里沉淀成一个完整的逻辑体系时，再眼花缭乱的养生招式，也能取舍自如。

"屋子的墙壁离我比天还远，那是说，一切不和我发生关系，那是说，我的肚子太空了。"作家萧红在《商市街》里，对饥饿的描写令人目眩。虽然全球还有近10亿人处在饥饿之中，虽然父辈还保留着饥荒年代的深刻记忆，但是，我们有多久没有体会过饿的感觉了？

很多时候，人们求乐反苦，悖论产生于此。老子说："五色令人目盲，五味令人口爽，驰骋畋猎令人心发狂。"饱餐暴饮过后，常常悔意暗生。用食物填满的只能是肚子，而依旧空虚的大脑和心灵，却尝不到真正的喜悦。物质太丰富，欲望易满足，我们一次次追求、到达，又永远疲惫，从食物到生活、到工作，概莫能外。

有人说，吃是最低等级的欲望，然而控制却远不是那么简单。近来辟谷风行，体重超标者有之，身材精瘦者亦有之。眼见对方视满桌珍馐不见，只抱清水一杯、谈笑风生，光是这种强大的定力就让人心生敬佩，何况看起来还真是"不吃不饿有精神"。

被采访者说："辟谷不是为了身体减肥；而是心肥了，需要调整一下。"节制让人产生力量，空腹更能感恩生活。当头脑装载太多信息，各种正负能量反复冲击，经适时打坐、辟谷、弃绝贪嗔痴，身体空虚之时，灵魂开始看见。可谓病由心生，境随心转，心态和思考方式变了，你会发现没什么是困难的。这样的安静内照，放松心灵，或许才是真正的养生吧。

人之生而柔弱，我们没有办法和世界对抗硬拼，只能选择自制和内省。让谦虚和节制如影随形，把苦难煎熬成宝贵的财富，那时，我们会拥有更强大的精神和健康体魄。

本期探讨的辟谷话题，虽然编辑们没有尝试，但由此更懂得了节制。如我，此刻正乐享两顿没进食的饥饿感和成就感，计划着今晚的慢跑，决心给身体和心灵减负，伴着春天，轻盈登场。

（《中医健康养生》2015 年 4 月）

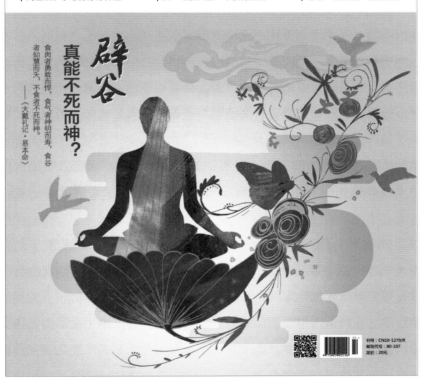

【卷首语】

以梦为马

> 万物生长，来来往往，欢笑和哭泣站在生命两旁。做名骑者吧，既然终有离去的一天，不论生命的自由或困境，不论感情的从容或胁迫，只要坚持，总会有驾火焰马车拉着你到达理想国。

一向明媚的北京春日，突遇九级大风尘沙。当处理完各种琐事，安静坐下来把整本杂志样稿一口气读完，心里顿如窗外风沙已过的天空，清澈如水。相信这期《中医健康养生》会给您带来同样美好的感受。

白色紫色的丁香花在路边肆意绽放，春天里却传来老友离世的讯息。万物生长，来来往往，欢笑和哭泣站在生命两旁。有时，我们可以被一句话打动得泪流满面，有时，我们可以竹杖芒鞋独自走过很长一段路，人之脆弱与坚强都可能超乎自己想象。

谁都躲不掉生命最后的狙击，但明知如此，我们还会成包成箱地买各种保养保健品，看到体检指标不正常就失魂落魄，对"病"的关心远远大于对"生"的投入……

"冷眼一瞥，生与死。骑者，且前行！"这是诗人叶芝的告别语。做名骑者吧，既然终有离去的一天，不论生命的自由或困境，不论感情的从容或胁迫，只要坚持，总会有驾火焰马车拉着你到达理想国。

本期杂志，我们试图触摸国医大师刘敏如"热腾腾"的生命活力，体会作家苏叔阳三度抗癌的"养病"哲学。是的，"一个颓废的老人只是个废物，是件破外衣支在一根木棍上，除非灵魂拍手作歌，为了它的皮囊的每个裂绽唱得更响亮。"淡然忘记年龄和病痛，能折腾的老人会更长寿，我们采访过的名家楼宇烈、樊正伦都是这样的智者。

封面报道《三问太极拳》，采访了众多练拳人，我们深感太极拳行云流水、皓月清风之美，抱元守一，虚静为本，饱含宇宙太极之大道。如水太极，能拨生命的千金之重，自然令人"精神内守，病安从来"。练拳实为炼人，专题中我们去其玄虚，择其精髓，平实开讲。您看后不论是否练习，若能体会太极之心，会比任何时候更有力量。

　　想来，选择编辑这样一本杂志，也让我们在现世的嬗变与纷繁中，觅到一种气静神闲的恒定。每月杂志的制作约耗费每位编辑生命的 1/900，但我们认为这是一件有意义的事。以梦为马，《中医健康养生》让生命更自由。

（《中医健康养生》2015 年 5 月）

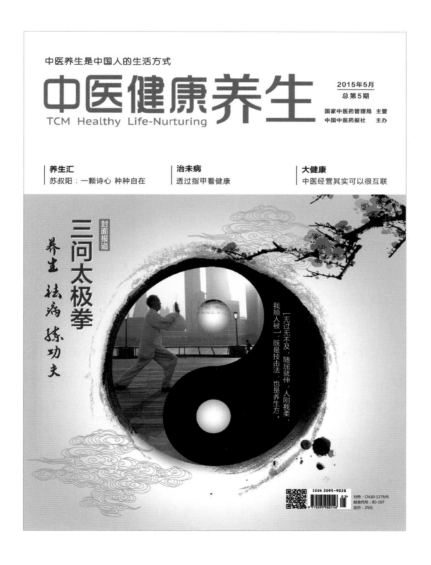

【卷首语】

知止而后定

　　养生这件事，智慧和行动力缺一不可。每个人都有自我修复的能力和方式，只要坚持就能找到内心那根定海神针——如此，活得有节有度，如此，思虑澄明安宁。

　　四月五月不减肥，六月徒伤悲。最近常听朋友吐槽，节食、散步、瑜伽，加之各种神器不停折腾，就为了入夏前能减上几斤，可是，今年这些法子突然都不灵了！仔细一想，人到中年使然，不禁感慨万千。

　　人为什么会衰老？《黄帝内经》云"女子五七，阳明脉衰，面始焦，发始堕"，这是生命的自然节律。生命科学认为，人的寿命由细胞染色体的端粒长短决定，和自由基的损伤积累有关，个体难以控制。长生不老和永葆青春是亘古的神话，才因此成为最美的善祈善颂。

　　上半场比学历、职位、薪金，下半场看血压、血脂、血糖……人生犹如赛场，身边多少人都把力气花在上半场，到了下半场仍不善取舍，只能被迫离场。对身体各种抗议的声音，人们常常要躺在病床上，才有时间认真思考。既然生命仓促，终要归于尘土，我更欣赏大道至简的养生态度：如何才能修身，如何才能有得，"知止"而已。

　　人到了一定年纪，不能再"相逢意气为君饮，系马高楼垂柳边"般恣意纵情，必须懂得爱自己、做自己。每个人都有自我修复的能力和方式，或读书写字，或打球练拳，只要坚持就能找到内心那根定海神针——如此，活得有节有度，如此，思虑澄明安宁。

　　知易行难，知行合一的品性更显可贵。养生尤其如此。道理懂得一箩筐、光说不练、我行我素，自然是没效果。然而，听风就是雨、唯专家的话马首是瞻，不去思考整体和特殊性，更是要不得。所谓"知而不行非真知，行而不知非真行"，养生这件事，智慧和行动力缺一不可。

天下一理，人事皆然。只要坚持必有回响，始终朝着一个方向，哪怕踽踽前行也能到达远方。每每看到大家围着新杂志争相先睹为快，唯一想做能做的，就是把最美好、最真实、最有益地呈现出来。杂志已然半岁，我们一直竭尽全力，想真正办一本对得起读者支持的好刊，做更精彩的封面报道，提供更好的实用知识，发掘更多的权威作者。然而，时间总是目光炯炯，还未及嗟叹上期的不如意处，就得厉兵秣马直奔前方。

六月徂暑，本期凉茶的探讨希望带给您一丝清凉，刊中也新开了纠错回望，基于读者和领导们的支持厚爱，我们有了更多前行的动力和成长的勇气。

无论如何，夏天到了。海子说，"你来人间一趟，你要看看太阳。"

（《中医健康养生》2015 年 6 月）

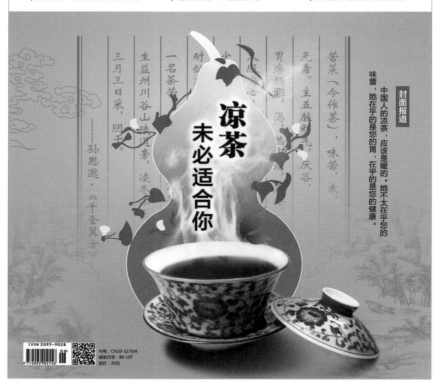

【卷首语】

门口的野蛮人

好的杂志一定会有灵魂，我们信奉青山无言、静水深流，一次次选材把关，一期期枕戈待旦，不知不觉，这本新创刊的杂志已成为养生领域的一种独立存在，并有所担当。

转做杂志一年，24个节气走过，12期《中医健康养生》齐整摆放面前。尽管"世界那么大"，我们依然平心静气做"旧世界里的人"，满怀诚意地采写编辑，认真尽力做好这样一件小事。世事如局日新，道路名目繁多，但我们选择信自己。

乙未年把中医药带进前所未有的黄金期，屠呦呦获诺奖、中医药法审议、习总书记贺信，种种政策利好加之资本大量涌入，中医健康产业也愈显生机勃勃。实体店铺连锁如雨后春笋，移动互联更予无限想象空间。

鼎沸之中，人人攀附。一些项目机构鼓噪唇舌，一些高人大师炮制着"伪中产""伪文青"，某些无良媒体危言耸听、煞有介事，迷失健康的人们被喂食着各种"黑暗料理"……

浸润中医起伏冷暖20年，去除各种标签化、情绪化，如今我懂得平视中医：中医养生就是要圆融道法术，去除纷繁芜杂，探求生命的本质规律。在这条删繁就简、修炼自我的道路上，最关键处是摆正养生的理念：系统、平衡和专注。

须知，日光之下，几千年多少万亿人，都在重复着生老病死，《中医健康养生》无意做现代社会养生方法的评判。我们推荐的言者，要经得起岁月锤炼，拥有强大稳定的身心；我们倡导的方式，是回归于中国人的生活，涵盖养生娱乐休闲，映射其价值观和世界观。

基于此，我们在读者作者间达成默契。好的杂志一定会有灵魂，来源于独立客观的立场和独有风格的坚持。我们信奉青山无言、静水深流，一次次选材把关，一期期枕戈待旦，不知不觉，这本新创刊的杂志已成为养生领域的一种独立存在，并有所担当。

　　明净高远，去岁风华，丙申新年将至，编辑部特奉上这本精心设计、朴实暖心的尚食特刊。希望在忙碌的岁末年初，你能得以闲暇神游古今，体味传统之美；待到春天，呵护生命的种子必将破土萌发，生长万物。

　　此时窗外，霾锁京城，金融领域的宝万之争让"门口的野蛮人"成为热词。其实华尔街之外，每个人的门口都可能遭遇各色野蛮人，稍有不慎就会迷失。不被世界改变，只有紧握拳头坚持自己，方不负此生。

（《中医健康养生》2016 年 1–2 月合刊）

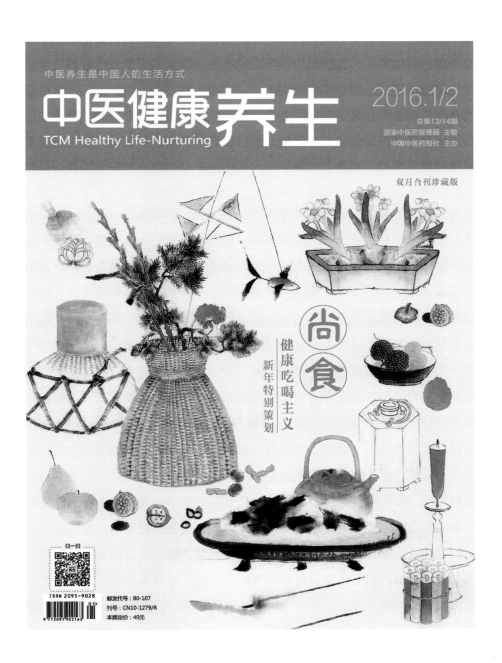

【卷首语】

继雅开新与未来融通

　　编辑如匠，匠心筑梦，虽然三年来孜矻坎坷，但中医健康养生科普工作的现实社会价值，让我们保持尊严并感欣慰。新时代的中医养生，需有"快"的便捷，但不应丢失"慢"的涵养。一本好杂志，对社会和人心的影响是润物无声、植根久远。

　　任何一个中医药人都将铭记，2017年我们的执著与追求，终成国家的法律意志；传承发展中医药事业，也作为党的历史使命，写入了十九大报告。习总书记强调："坚持古为今用，努力实现中医药健康养生文化的创造性转化、创新性发展，使之与现代健康理念相融相通，服务于人民健康。"中医健康养生，正在、即将也必然成为中国人的生活方式。

　　当昔日芳华流逝，当人工智能成为热词，"未来"已来，唯"变"不变，陌上无人，固守流年。《中医健康养生》始终秉持"双创"方针，古为今用，继雅开新，挖掘富有时代价值的中医药健康养生文化内涵，让藏在古籍、散在民间的中医药健康养生智慧鲜活起来，"使之与现代健康理念相融相通"。正是基于对中华优秀传统文化的自信，基于对肩上责任的使命担当，创刊三年来，面对喧嚣芜杂，我们不畏将来，不乱于心，百舸争流中力做奋楫者。

　　编辑如匠，匠心筑梦，虽然三年来孜矻坎坷，但中医健康养生科普工作的现实社会价值，让我们保持尊严并感欣慰。36期月刊始终把人民群众的健康需要放在首位，坚持"权威、原创、实用、科学"的编辑原则，传播渠道既重视传统的纸质出版，亦适应"读屏时代"拓展到网站、微信公众号、今日头条号、喜马拉雅等十几家知名媒体平台与核心数据库，包括视频、音频、H5等多种创新形式，拥趸者达50万多人，累计阅读量已超1000万人次，在国家中医药局科普期刊评审中连年获评"优秀"。

　　这三年，我们欣喜地看到中医科普环境好转：专家学者从轻视科普到愿意"抛头露面"；发表科普文章开始纳入医药高级职称评审体系；中医药健康教育进入中小学……但与此同时，仍有媒体只图经济利益包装所谓的电视神医；中药安全性屡屡被拿来说事儿；寄望"买买买"中药保健品来个"养生速成"，90后"啤酒加枸杞、熬夜加面膜"的"异类养生"，着实令人不安。中医科普仍任重而道远。

新时代的中医养生，需有"快"的便捷，但不应丢失"慢"的涵养。好身体应基于科学健康的生活方式，岂可速成？一本好杂志，对社会和人心的影响是润物无声、植根久远的。我和同事们在编辑策划中总是把读者当作自己的父母家人，不厌其烦地把一方一法与养生理论相融相通。我们坚信，在日积月累的中医药文化浸润过后，大家终将明白：养生大道，实则至简，贵在坚持。

"等闲识得东风面，万紫千红总是春。"新的一年，我们将更深入做好纸媒与新媒体的互动融合，为中医药健康养生产业提供更多平台服务。希望发掘更多的中医科普大V及养生佳作，杂志能与更多有识之士携手共进，愿读者朋友把健康真知付诸实践——愿我们就这样，长久陪伴。

让我们共同把老祖宗留下来的中医药宝贵财富保护好、传承好、发展好。

生活就是不停地前行。有德必有勇，正直的人从不胆怯。

（《中医健康养生》2018年1月）

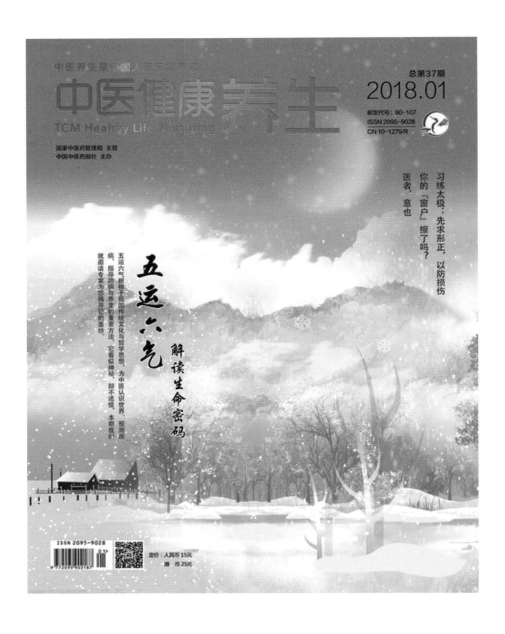

【卷首语】

不可战胜的夏天

4年光阴似箭，两千多篇原创权威文章，近60万新媒体用户，面对融媒挑战和社会担当，我们正持续成长为健康养生领域的主流平台。是的，前方没有平坦的大道，然而借时代之光，凭浩然正气，远山上分明有迤逦灯火一路上行。

亲爱的朋友，2019年1月是《中医健康养生》4周岁生日，50册月刊静静盛放，四千多页文章被时光翻动沙沙细响，无数字节在空气中闪烁跳动，在广袤的互联网用户指尖流淌，于无声处，润泽万千。

"我们愿在移动互联时代做一次有意义的尝试，担负起中医药行业媒体在养生界的社会重任"，创刊号上初心犹在。4年光阴似箭，两千多篇绝对原创权威文章，近60万固定活跃的杂志官方微信和今日头条号用户，几千万全网络阅读传播，面对融媒挑战和社会担当，我们正在持续稳定地成长为健康养生领域的主流平台。2018年9月，在几千种期刊中，《中医健康养生》脱颖而出，成为"中国最美期刊"和全国"期刊数字影响力100强"，勇夺中国刊博会双项大奖。

2018年多位大师溘然长逝，尤其那些英年猝死的消息，令人慨叹生命无常、健康可贵，更多社会和家庭的支柱们领悟到健康是一切的基础，开始关注身体与事业的平衡。这一年涌现基因编辑婴儿、肿瘤基因预测、AI智能、各种零添加……在突飞猛进的现代科技面前，选择越来越多，答案却似乎越发复杂难解。

《论语》有言，"岁寒，然后知松柏之后凋也。"在节奏和压力剧增的现代社会，人们重新认识到中医药的独特价值优势。身心和谐与天地、四时以及社会息息相关，没有绝对正确、放之四海皆准的最好保健方法，只有最适合自己的方式。中医养生的优势恰恰在于因人施养，三因制宜，理论简明、内涵丰富。《中医健康养生》一路走来，这种一期一会的日常陪伴，希望从生活的点点滴滴入手，帮助每个人寻求和坚持属于自己的健康生活方式，久久为功，润物无声。

中国人的身体和精神，离不开这方水土的孕育。陈寅恪曾说，"吾侪所学关天意"，我们希望《中医健康养生》牢牢扎根中国传统文化，是给人宁静、安恬、慰藉的一方港湾，在此不仅可以收获身体健康，更能洗去心灵的贪婪与浮躁，重回人和自然的关系，对身体和灵魂坦诚相待，指引人们做出正确的选择。

中和之道，上善若水，德不孤、必有邻。虽然变革时代充斥各色斑驳杂音，虽然过去的一年寒冬凛冽，经济发展放缓，创业维艰，但是中国传统文化的滋养，赋予了杂志丰满的情怀和智慧，一大批真正理解自然、热爱生活的专家读者汇聚于此，温暖心灵，使我们得以始终坚持在中医健康养生的正途。

是的，前方没有平坦的大道，然而借时代之光，凭浩然正气，远山上分明有逦迤灯火一路上行。阿尔贝·加缪告诉我们，"在隆冬，我终于知道，我身上有一个不可战胜的夏天。"

我想，那就是藏在每个人心中的火焰。

（《中医健康养生》2019 年 1 月）

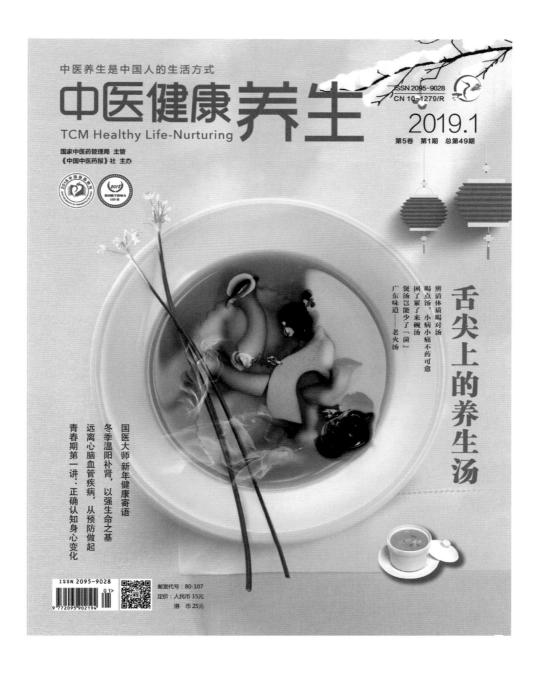

【卷首语】

平凡的幸福

波澜壮阔的时代变局中,《中医健康养生》杂志重构一片清朗洁净的精神家园,为中国人守护健康,提供传统文化的心灵抚慰,功莫大焉,善莫大焉。

倏忽间,杂志创刊已是 5 周年,《中医健康养生》从当初一个简单发心成长到如今的全媒体呈现。1800 多个日子难免琐碎艰辛,然而每次看到装扮好的新刊被熟悉或陌生的朋友捧在手里,听到铁粉们各种赞扬和一期不落的收藏,不禁从内心深处满溢出一种真实的喜悦。

刚刚过去的 2019 年,国家发布了《健康中国行动(2019—2030 年)》和《关于促进中医药传承创新发展的意见》,当国人不再为吃穿发愁,即将迈进小康社会之际,健康与中医药摆在了党和国家事业最优先位置。"凡益之道,与时偕行",作为一本专注传播中医的健康科普刊,我们听到时代的呼唤,传承发展中医药,服务健康中国,倍感肩上责任重大。

健康中国首先需要民众具备较高的健康素养和良好生活方式。放眼望去,身边工作 996、熬夜刷屏、思虑过度、情绪崩溃、心梗猝死的现象每天都在成年人的世界上演。叔本华说:"人类所能犯的最大错误,就是拿健康来换取其他身外之物。"人一生要追求的东西太多,如何取舍是终身功课,而健康只能依靠点滴积累,无法透支。

解决中国的健康问题,必须依靠中国智慧。明代龚廷贤在《寿世保元》中说:"物来顺应,事过心宁,可以延年。"养生并非追求长命百岁,而是尽享天年,生命不是为战胜疾病,而是接纳并不断精进。养生一直是中国人骨子里的生活方式。在波澜壮阔的时代变局中,《中医健康养生》杂志重构一片清朗洁净的精神家园,为中国人守护健康,提供传统文化的心灵抚慰,功莫大焉,善莫大焉。

某种意义上,做科普要有一种"但愿人皆健,何妨我独贫"的慈悲与情怀,才能日复一日扛好健康舆论的大旗。中医健康科普面临多重困境:公益责任缺失,语言文化隔阂，考核激励评价困难，中医养生被污名化，互联网乱象让人无所适从。面对挑战，中医药主流媒体必须勇于担当，积极推进"互联网＋中医科普"的媒体版图重构，促进公民从健康信息知晓、认同，到态度和行为发生转变。

老子曰："不失其所者久，死而不亡者寿"，记住最初的召唤，并拼尽全力地保护它。我国各类慢病群体数量庞大，对健康知识有着强烈渴求，一次有益的健康传播造福无数，或许比一次诊疗更具有普世价值。英国斯宾塞说："时间有限，不只由于人生短促，更由于人事繁杂。我们应该力求把我们所有的时间用去做最有益的事情。"

因为知道自己在做一件有意义的事，所以每一天都内心平静，从容深耕，"纵浪大化中，不喜亦不惧"，这就是本刊编辑的平凡的幸福。2020 年第一刊，感恩所有，与诸君共勉。

（《中医健康养生》2020 年 1 月）

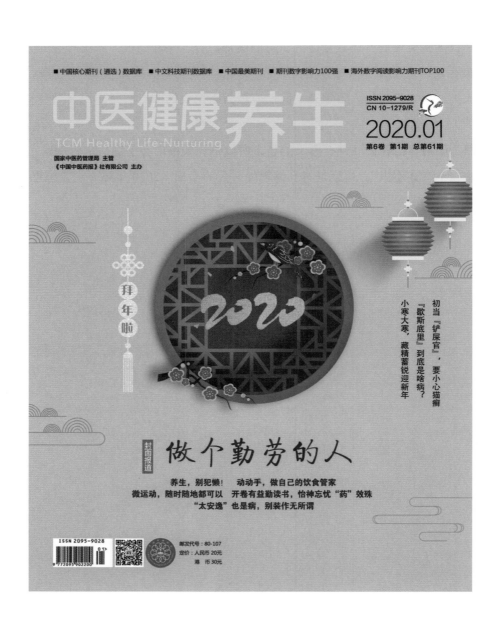

附录二

报刊新闻　理论研究

全媒体时代中医科普期刊运营的思考与实践

移动互联网时代，大众的健康需求以及信息传播规律都在不断变化，中医科普期刊的全媒体转型涉及内容、产品、技术、机制等方方面面，如何变革传统的发行广告盈利运营模式，是摆在所有健康科普期刊面前的重要课题。

一、中医健康科普传播的现状及困境

没有全民健康就没有全面小康，《中医药发展战略规划纲要 (2016—2030 年)》和《中医药健康服务发展规划 (2015—2020 年)》均明确提出要 "大力发展中医养生保健服务"。2017 年，新颁布实施的《中华人民共和国中医药法》第六章第 45 条规定，"县级以上人民政府应当加强中医药文化宣传，普及中医药知识，鼓励组织和个人创作中医药文化和科普作品。" 这些政策方针为中医健康科普的政治环境提供了良好保障。

（一）中医健康传播的现状

从文献看，我国健康传播研究主要从 2003 年非典疫情后开始受到重视，主要集中在三个领域：总结国外健康传播研究史；总结中国古代健康传播文献；对控烟、献血、防艾滋等报道内容进行定量分析。[1] 健康科普领域普遍表现为西医强、中医弱，公共卫生管理体系多年来设有健康教育职能部门，基础较好，而中医药管理体系尚不够健全，而且中医理论体系语言和现代科技生活存在一定文化隔阂，中医药科普更具难度。

2017 年，中国公民中医药健康文化素养调查结果显示，每 100 位 15—69 岁的人群中，只有 13 人具备基本的中医药健康文化素养。[2] 可见，中医健康科普工作还需大大加强。科普期刊为健康传播提供大量内容，笔者通过国家新闻出版广电总局官网查询，刊名含有 "养生" 的期刊 10 家，含有 "保健" 的期刊 22 家。张红艳 [3] 统计，我国 154 种中医药期刊中，正式出版的中医科普类期刊有 14 种，约占 10%。

（二）中医科普期刊传播的困境

美国学者拉斯韦尔提出了著名的 5W 理论，认为传播过程包括传播者、信息、媒介、受传者、效果五个因素。全媒体时代尤其是社交媒体的全民使用，健康传播中这五个因素都在改变：传播者从少数变为人人皆可，信息从文字演化为各种动画、音视频，数据浩瀚似大海，新型媒介层出不穷，受传者进化为兼具传播者、评论者等角色，这四种因素的改变最终导致健康媒体的传播效果减弱，地位不再稳固。

1. 以往的健康媒体不再独占话语权

自媒体来势汹涌，专业媒体机构难复往日风光。众多医院药企纷纷开发客户端和微信公众号，有些医生个人公众号的粉丝数比健康媒体机构还多。公众也习惯从百度、健康网站、微信、微博、今日头条号等渠道来主动获取医学健康信息。健康科普阵地更加多元化。

健康类媒体在这场新媒体竞赛中不占优势，2019年2月，清博指数健康类微信公众号的前十位中，没有健康科普类杂志；新浪博客、微博的健康类榜单排名中，健康科普期刊也不占优势地位，取而代之的是丁香、春雨等新兴健康互联网企业及个人自媒体号。胡百精[4]认为，健康传播困境源于三方面：信息的飞沫化，传者的去中心化，大众生活的"社交媒体化"，新媒体特别是社交媒体加剧放大了健康传播经典范式知信行的局限。

2. 中医科普环境被商业化污染

健康科普信息鱼龙混杂，商业化严重泛滥，一些所谓科普讲座、体验活动和科普文章中最后强行诱导至某种仪器、产品、保健品，欺骗民众感情、侵犯权益，却屡禁不止。更有打着"中医排毒""纯中医配方""祖传几代老中医"等中医旗号的非法行医招摇撞骗，严重侵害了中医药的口碑和信誉度。目前，随着国家对非法保健品直销及一些违规养生会所的清理，大城市中医养生商业环境有所净化，但一些隐蔽违法活动又转移到三四线城市蒙骗百姓，共同做好舆论监督、揭露伪科学成为中医科普期刊的重要社会责任。

3. 科普经费及政策支持不足

《中华人民共和国科学技术普及法》第四条和第十三条指出：科普是公益事业，是社会主义物质文明和精神文明建设的重要内容，科普是全社会的共同任务。科普期刊承担着提高中华民族科学素质的重要任务，办刊应以社会效益为主要目的，决策部门应更多以社会价值来评价科普期刊。

我国政府在"农家书屋"等出版项目中对图书类支持较多，对期刊扶持较少。科技界的项目审批、职称政策及评奖中，重学术、轻科普的情况一直存在，科普期刊发展缺少政府经费和政策支持受到严重掣肘。与知乎、虎嗅、丁香这些实力雄厚的新兴科普网站相比，科普期刊市场竞争乏力。

4.体制机制障碍与人才缺乏

体制机制和人才储备不足也是期刊发展的制约因素，从全国十几家中医科普期刊看，其组织架构、用人机制、分配制度和管理体制等已普遍不适应新媒体时代快速发展、快速决策的要求，如《中医健康养生》杂志仍是事业单位、企业化管理，期刊社转型运营亟须既懂内容逻辑又懂产品逻辑的复合型人才，从以往单一的编辑人员扩展为拥有销售、市场、技术、财务、法务等多方面人才的期刊社，没有良好的薪酬待遇和灵活机制做保障，难以吸引和凝聚优秀人才。

二、全媒体时代中医科普期刊的运营思路与实践

杂志的营利点正快速从纸刊向新媒体倾斜，广告客户对纸刊兴趣越来越少，更看重新媒体产品，新媒体的商业价值越发凸显。《中医健康养生》的全媒体运营，从流量变现到扩大服务、开发衍生产品做过多种尝试，比如，我们把实用性强的养生好文章分类制成电子产品，参照电子书定价方便有专项需求的用户在线购买学习；比如组织举办中医科普巡讲进中央机关活动，策划组织 2017 年、2018 年北京外语游园会中医药展览等，通过线下活动扩大品牌影响力；杂志社为一些品牌活动授权，为提高会议规格做背书；策划出版《中医健康素养轻松学》读物，开发一系列中医文化创意产品等，我社在开发挖掘内容资源方面做过各种尝试，获得了收益和宝贵的经验。

通过实践我们认为，期刊要从科普产业链的一个点发展为文化产业链的枢纽、科普宣传的聚合中心，期刊社的经营要转向客户导向，强化市场服务能力，加强精准化服务与垂直内容提供，在产业链条中尽快找到期刊转型的突破口。

（一）社会效益为先，做好精准健康科普服务

健康科普期刊的使命宗旨，就是要提高国民健康素养，传播医学成果和科学思想、科学精神。只有引导读者建立科学的思维方式，才可能举一反三，避免各种健康误区。《中医健康养生》是国家中医药管理局主管、中国中医药报社主办的国家级科普月刊，以"传播科学中医养生理念方法，提高人民群众中医健康素养"为办刊宗旨，杂志荣获"2018 年中国最美期刊"。

1.秉持提高大众健康素养的办刊宗旨

面对养生乱象，《中医健康养生》始终树正气、引舆论，在拨乱反正中我们发

现，养生闹剧的发生，归根结底，民众辨别力不够是重要因素之一。如果每位民众都能清楚"保健品和食品、药品的区别"，都明白"不说清楚剂量的基础上妄言毒性、致癌都是'耍流氓'"，都理解"因人而异、因证施治"是中医临床精髓，就不会有那么多中医"高级黑"和"低级红"以及各种养生骗局发生。中医科普期刊编辑肩负重任，务必具备严格的职业道德操守，对不实信息、营销类稿件坚决剔除，始终严守底线，摒弃某些不良科普期刊大肆刊发软文、植入广告的做法，文章务以科学性、准确性为要。

2.服务人群分类，做精准健康科普

目前，全国 100 多种医学科普期刊大多定位都是大众科普，一刊包括全生命周期，并没有针对人群做精细划分。有学者 [5] 提出，为了能让患者在最短时间内获得自身需要的健康科普知识，需要加深重点疾病的科普研究，并在健康科普领域推行精准健康科普的概念。

中医健康科普应分人群进行聚焦，提供系统的养生方案，如针对中老年人、老年人、高龄老人，分别重点做心血管保健、骨关节疾病、家庭养护类选题；针对婴幼儿、儿童、青春期不同年龄段，有重点做小儿按摩、儿童减肥、增高等不同内容。不同受众科普调性也有所区分，中老年人偏重实用，知识分子侧重科学性，青少年则突出趣味性。

结合精准分类科普的思路，期刊新媒体可细分为女性频道、育儿经、食疗等版块，打造新媒体矩阵，粉丝分类做社群营销，按妇科、育儿、糖尿病、心血管、癌症、养生功法等把有相同需求人群发展为不同社群，开展健康交流活动，推荐科普读物，进行线上语音视频讲座和线下培训等。一老一小的健康服务空间巨大，针对青少年组织中医药夏令营、冬令营，在成熟社区建立中医药养生养老中心开展文化阅读、养生技能体验、健身康复、气功拳法等综合活动，进而引入人工智能产品普及推广，建成新时代的智能养老社区。

（二）遵循新媒体传播规律

新媒体转型，内容创意和新技术缺一不可。《中医健康养生》全媒体平台已实现一体化生产方式，编辑部录制养生药膳、按摩功法等视频后运用 PR、AE 视频软件进行剪辑和特效动画加工，目前制作的原创视频播放量达 50 多万人次，杂志入选"2018 年期刊数字影响力 100 强"（大众类）和"2018 数字阅读影响力期刊 TOP100"。

1. 服务受众需求，健康传播产生行动力

互联网技术释放了健康媒体受众对实用、个性、交互性内容的需求。我们发现，平台上读者咨询、问健康类内容总是最受欢迎，各种在线答疑最能提高粉丝黏性和忠诚度，《中医健康养生》今日头条号的粉丝有 46 万，分析用户转发和留言发现，趣味性健康信息更易传播，比如《人到底能活多久，老祖宗早已把生命周期算好了》一文达到 112 万人次阅读量。

社交媒体构筑的关系网具有强大行动力，利用健康信息传播扩散的干预规律，《中医健康养生》杂志官方微博常会借热点综艺节目传播养生知识，再通过年轻粉丝的层层转发拓宽传播面。在拥有大量忠诚用户基础上，未来杂志社将有意识组织引领健康公益项目，如早起早睡打卡、慢跑骑行群、静坐站桩群、太极拳交流群等，发展活跃粉丝组织活动，培养用户意见领袖以产生良性循环。

2. 期刊数字化营销，发展知识付费产品

2016 年，我国数字阅读行业市场规模达 120 亿元，同比增长 25%，但收入主要集中在网络文学，期刊所占份额较小。[6] 目前在期刊社和大型数据库的签约合作中，期刊的版权收益普遍微薄，利润方仍以中国知网等数据库为主。

目前，付费阅读已被互联网用户接受，知识付费成为期刊社盈利的重要方向，如《三联生活周刊》开发了"中读"知识付费产品。《中医健康养生》大量原创的养生精品内容应进一步合理开发利用，如构建知识数据库，利用手机阅读软件或小程序开发出版数字内容，数字营销手段上可利用期刊微博、微信、头条号等通过推行会员制、优先阅读权、与移动运营商合作等多种方式进行运营。

中医健康科普期刊的粉丝大多是爱自然爱养生、重视健康喜爱传统文化的群体，更有意愿进行健康投资，我们应利用媒体公信力为用户选择更多可靠有效的健康好物，丰富现有杂志微店的商品，提高粉丝购买转化率。伴随 5G、人工智能、数据库的发展，相信手机移动端健康服务产品将更加丰富有趣。

（三）合力发展中医科普产业

1. 策划实施优秀中医科普项目

中医科普期刊参与中医药科普文化传播事业义不容辞，如果有政府扶持和资金做保障，就能在发挥社会效益的同时，促进期刊社自身发展。在全国 23 家部委联合举办的中医中药中国行大型科普宣传活动中，《中医健康养生》杂志社制作了一系列活动配套的科普读物，并加入融媒体技术把日常养生保健方法制成视频配以二维码便于演示，读物发放到全国各省市自治区以及香港、澳门活动现场受到热烈好评，提高了期刊社会影响力和辐射力。

通过政府委托项目或购买服务的方式，《中医健康养生》杂志社还承办国家中医药管理局以及北京市中医管理局的科普项目，这些活动项目进一步培养了期刊专业作者，编辑在策划方案和具体实施中提升了能力素质，也更贴近社会群众了解需求。目前，随着"一带一路"倡议实施，怎样把经络穴位养生、中药茶饮、中医文化内涵等优秀养生文化传播到海外，吸引国外友人体验中华养生旅游，有广泛的项目设计空间。

2. 期刊运营要与产业充分融合

在如火如荼的大健康产业中，健康期刊的发展严重落后于产业，未能实现同频共振和商业共荣。中医药健康文化科普应和农业、饮食业、旅游业、文化产业充分结合。[7]影视剧《老中医》、纪录片《本草中国》等就是近期涌现的中医药科普和文化产业结合的精品佳作。

科普是多业态产业，包括科普出版、科普展教品、影视动漫、科普玩具、科普游戏、科普旅游、数字科普、科普创意等，科普出版可以说位于中枢环节。[7]科普产业链中，期刊应积极参与科普作品的设计，开发自有品牌，举办科普会展活动等，中医科普期刊完全有能力研发中医药科普教材、教具等。中医药科普产业目前还处于初级阶段，在中医药智能展览、儿童中医职业体验、中医药博物馆和科普中心的配套设计中，如何凸显直观性、参与性与趣味性，与时代和群众紧密相连，中医科普期刊应发挥专家智库作用与科普产业充分融合。

3. 多平台整合资源共享

媒体融合不止关乎媒体发展，更关乎意识形态和国家治理。《中医健康养生》杂志的媒体融合还处于探索和起步阶段，从全媒体布局及数字影响力看，虽领先于全国其他的中医科普期刊，但是距离一个国家新型主流的养生保健媒体平台应具备的功能和影响力还存在一定差距。随着社交媒体、自媒体大量兴起，主流媒体的舆论引导难度加大，需要投入更多技术、人力和资金支持，养生保健领域亟须拥有国家层面的独立自主的数据平台。

目前，中医行业各级管理机构、中医高校、三甲医院、行业协会等纷纷开设自媒体进行中医科普宣传，然而由于缺乏统筹规划、优势资源分散，未能发挥最大效用，行业权威主流的声音还较弱小，缺乏平台有效整合难成合力。中医健康科普需要国家顶层设计，通过软性和硬性机制甄选并集中放大优秀内容，扩展权威中医养生的影响力版图，整合创建国家层面的养生保健信息公共平台，协助国家养生保健的规范治理，共同建设健康中国。

三、结语

中医药科普期刊的良好发展，关系到国家养生保健行业治理和健康中国建设，务必引起重视并加强主流舆论的引导研究。科普是全社会的共同事业，需要政策资金与项目保障，同时期刊社自身务必积极转变观念，适应全媒体时代影响健康传播因素的转变，遵循新媒体传播规律，做好精准健康科普与数字化营销，与大健康产业同频共荣，引领中医药科普产业的发展。

参考文献

[1] 徐思凡 . 机遇即挑战：新媒体时代的健康传播研究 [J]. 青年记者，2018(11)：24-25.

[2] 李芮 . 百人中 13 人具中医药健康文化素养 [N]. 中国中医药报，2018-12-27(1 版).

[3] 张红艳 . 我国现代中医药期刊的现状研究 [D]. 北京：中国中医科学院，2016(73).

[4] 胡百精 . 健康传播观念创新与范式转换 [J]. 国际新闻界，2012(6)：6-10.

[5] 吴一波，李荀 . 高血压患者药学科普微信干预模式构建 [J]. 医学信息学，2016(12)：56-60.

[6] 谭建成 . 基于"12448"模式的中医药健康文化科普机制探讨 [J]. 中国社会医学杂志，2018(10)：460-463.

[7] 房桦 . 科普期刊参与科普产业经营的可行性与途径探讨 [J]. 科技与出版，2013(7)：27-29.

（《中国传媒科技》2019 年 3 月）

全媒体时代健康科普期刊发展路径探析
——以《中医健康养生》杂志为例

　　健康科普期刊处于传媒与健康的交叉地带，一边是健康中国、银发社会带来的新时代机遇，一边是纸媒衰退、期刊关停并转的颓败浪潮。笔者通过国家新闻出版广电总局官网查询发现，刊名含有"健康"的期刊 62 家，含有"养生"的期刊 10 家，含有"保健"的期刊 22 家，综合估计我国目前市场公开出版发行的健康科普类期刊有 100 种左右。如何在全媒体时代紧抓媒体融合、健康产业发展的窗口期，快速开辟新路径，实现融媒体转型升级？本文试以《中医健康养生》杂志为例做思考和实践分析。

一、全媒体时代对健康科普期刊的挑战与冲击

（一）健康科普刊发行量断崖式下跌

　　数字阅读时代的来临，对期刊发行产生巨大冲击，2018 年 7 月国家新闻出版署发布《2017 年新闻出版产业分析报告》指出，期刊出版总印数降低 7.6%，总印张降低 10.1%，降幅有所扩大。和学术期刊相比，科普期刊缺乏行政经费拨款和版面费用，收入来源中发行占比较大，受网络海量信息冲击更加严重。目前，我国大多数医学科普期刊的每月发行量不足 5 万份。

（二）健康信息发布获取渠道多元

　　笔者观察，2019 年 2 月清博指数健康类微信公众号的前十位中没有健康科普类杂志，健康科普期刊也不在新浪博客、微博的健康类榜单前列，排名靠前的是丁香、春雨等新兴健康互联网企业及个人自媒体号。

　　目前，很多医生成为网络科普大 V，有的个人粉丝数比健康媒体机构还多。众多医院和药企也纷纷利用专家优势，开发客户端和微信公众号，健康科普主阵地从专业媒体向自媒体转移，更加多元。公众也习惯从百度、健康网站、微信、微博、今日头条号等新媒体途径主动获取医学健康信息。

（三）健康热点频现、用户要求更高

　　近年健康领域的热点突发事件不断，权健事件、毒疫苗、基因编辑等新闻热点

频现，而纸质杂志因出版周期长难以及时解疑释惑。公众在传播链条中角色发生变化，不只是健康信息接收者，也成了再传播者和评论者，这对健康媒体的时效性和互动性提出更高要求。

随着新技术在健康科普领域运用，纸质版面的传统图文形式过于单薄，在阐释人体解剖结构、血液流变、经络走向、养生功法过程中，运用音视频、动画、漫画、VR、AR 等无疑更加直观生动，更有助于生命科学的奥妙展示。吴一波等研究2000 年到 2015 年间的健康科普方式，发现新媒体方式越来越受到研究人员关注，期刊类关注度从 49% 下降到 10%。

二、健康科普期刊全媒体转型的"三变两不变"

《中医健康养生》于 2015 年创刊，是国家中医药管理局主管、中国中医药报社主办的国家级科普月刊，以"传播科学中医养生理念方法，提高人民群众中医健康素养"为办刊宗旨。面对纸媒下滑与期刊转型的挑战，《中医健康养生》杂志社经过STOW 分析，认为其优势在于专业编辑队伍、强大的专家资源以及权威官方品牌背景，经过探索实践，总结提出全媒体时代健康科普期刊的可行化发展方案。

全媒体时代健康科普期刊既要树立信心，同时必须及时转变发展理念，转型中要做到"三变两不变"：正面舆论导向、高品质内容要求不变，人员能力结构、产品制作、运营模式务必转变，期刊社应对准用户新需求，深度挖掘自身资源和独特优势，放大核心竞争力。

（一）弘扬主流正能量，权威引导舆论

目前互联网上健康信息浩如烟海，混杂过载，其来源与专业性、真实性等很难辨别，而用户需要的是经过甄选与考证的权威科学养生内容。更有些机构和个人打着中医旗号、假借传播健康养生信息实现其商业盈利推销的目的，健康养生领域一直是谣言重灾区，对此，主流媒体的权威声音必须有效放大，公众健康素养的"水位"才能提升。

1. 高素质健康媒体从业者把关

网络中之所以会产生"牛奶是给牛喝的，不是给人喝的""酸性体质是百病之源"等健康谣言，和一些新媒体运营编辑缺乏基本医学素养和专业知识、不具备科学辨识力有关。《中医健康养生》致力做好把关人角色，在芜杂信息大海中成为一股清流。

目前杂志编辑队伍中 2/3 拥有中医硕士或博士学历，1/3 编辑具备中医执业医师资格证书，1/3 编辑拥有新闻硕士学历，编辑流程严格执行三审三校，同时拥有近2000 名全国三甲中医院及高等院校副高以上职称专家队伍，并聘请专业医学审读，层层把关确保内容科学性。

2. 树立养生正气，直斥负面声音

内容权威性是纸质期刊与网媒竞争的最大利器，是主流媒体的最宝贵信任资产。《中医健康养生》注重专家作者的权威性以及对信息来源的判断核实。来稿中的中药药性、经典引言、科研进展等，编辑都会一一查阅核实。杂志注重普及传播中医药行业主管部门推荐的健康素养常识和最新科研成果，如 2015 年 10 月刊发的一套广受读者欢迎的颈椎康复操，就是由中国中医科学院望京医院领衔的一项国家科技进步二等奖成果改编，以图文并茂的形式惠及读者。

面对社会养生乱象，《中医健康养生》坚持树正气、引舆论，对负面声音直接驳斥。如 2018 年 3 月针对社会涌现的中药伤肝、阿胶就是水煮驴皮等不负责任言论，编辑部在当期稿件已然齐备之时决定紧急换稿，日夜兼程赶制 10 页特别策划专题"中药总被'怼'为哪般"，邀请专家从中药作用机理、保健品与食品药品的区别、东西方文化异同等角度，理性分析解疑释惑，引导舆论广受赞誉，树立杂志权威品牌。

（二）深耕细作，坚持高品质内容输出

习近平总书记在中央政治局第十二次集体学习会议上说，全媒体融合要坚持"导向为魂、移动为先、内容为王、创新为要"。"内容为王"是优质媒体转型升级的底气所在。

1. 选题策划切中用户需求

专题策划力，最为考验期刊编辑水平，《中医健康养生》创刊伊始每期都组织长达 20 页左右的大众关切或值得倡导的封面报道，如二胎政策放开之际，策划"生命的约会""安胎保卫战"等中医求嗣安胎的实用性专题，脱发人群日益增多，策划"挽救头顶大事"专题回应读者关切，春季讲过敏、秋季谈秋燥、跑马谈运动损伤，这些时效性、实用性选题大大提高了杂志可读性，因封面报道策划的独特魅力，很多过刊仍然长销不衰。

2. 独家原创内容奠定融媒体基石

《中医健康养生》始终秉持"权威性、科学性、原创性、实用性"，对原创首发

的坚持使杂志在同质化竞争中脱颖而出，在新媒体传播中先人一步、更胜一筹，为版权合作打下坚实基础。在一百多种健康科普期刊中，《中医健康养生》独具中医专业化特色，用系列原创话题引导深度阅读。我们认为，健康科普杂志不仅是传播养生知识、技巧、方法，更要传播平衡自在、天人相应、防重于治等中医价值理念，希望通过润物无声的文化渗透，人们不再忙于应对层出不穷的身体状况，而是懂得养生重在养心等中医文化内涵，能够主导调节自身健康，让中医养生成为中国人的生活方式。

（三）编辑人员的思维和能力全方位转变

我们认为，要适应智媒时代、健康时代带来的转变，最关键一点是媒体人员思维观念的互联网转变，提升新媒体内容制作、技术和运营能力，完成一体化生产方式转变，重新树立发展信心。

1. 传统思维向互联网思维转变

在融媒体转型中，随着传播方式链条重构，传统编辑思维需要向互联网思维转变。比如我们要学习杠杆思维，警惕健康领域可能出现的黑天鹅、灰犀牛，借鉴策划写家书等小事件进行舆论撬动，通过朋友圈分享集赞、抽奖送福利等活动调动用户积极性，策划口碑营销；比如学习运用数据化思维，注意分析用户数据的扩散、分享情况，研究新老用户增粉及流失规律；强化用户思维，重视维护专家大V、意见领袖等核心用户，将其吸纳入杂志编委会并给予一定优先权，与杂志粉丝中的活跃分子充分互动，通过科普比赛等方式激发在校大学生创造优质健康科普内容。

2. 一体化生产方式的实践

媒体融合，关键是人的融合，《中医健康养生》杂志社利用后发优势，初步实现了采编发流程再造的一体化生产机制，一次采集分类加工，多元发布，生产流程反而简约。比如2019年3月份编辑部操作中医特色防治肛肠病的科普选题，采访中记者和新媒体编辑携摄像机、照相机同行，回头分别写科普稿、编辑视频，再配备不同照片、题目、视频等发布于中国中医药报、杂志、微信、腾讯、今日头条号等多个渠道，收到全网立体化的传播效果。

一体化生产方式要求编辑部做选题策划时就要整体考虑纸质版面、新媒体不同渠道的立体输出。《中医健康养生》每期杂志都配有不同二维码，读者扫描后就可直接观看当期食疗制作、功法演示、专家采访等视频内容，便于理解运用。

3. 提高新媒体内容制作、技术与运营能力

全媒体时代的编辑部既生产传统杂志，同时生产、运营各类新媒体产品，编辑集策划、约稿、采访、编辑、录音、摄像、制作、传播、运营等为一体，新时代对期刊编辑的技术能力提出更高要求。编辑要分析头条号、微信号、微博的各项指标数据，优化用户感兴趣的话题并研究时段推出规律，还要掌握新型叙事方式，学习在线直播、短视频、摄影剪辑等技术，善于讲述和表达编辑选题背后的故事，利用新媒体用户生产内容的 UGC 形式反哺杂志内容，加强互动。

《中医健康养生》编辑学习运用 AE 动画软件、PR 剪辑技术等创新完成大量工作，目前已完成 100 多件听养生作品，自拍自导 50 多件高水平原创视频，在腾讯视频、西瓜视频等网站播出，适合多种使用场景，及时为社会民众做权威科学的中医科普，弘扬中医健康养生文化。

（四）产品重点转向移动端，构建全媒体矩阵

在融媒体转型中，很多科普期刊的弊端是只简单复制平移图文，这种方式适合 PC 端网民，但不适于小屏阅读的手机用户。截至 2018 年 6 月我国移动互联网用户人均单日使用时长达到 289.7 分钟。所以全媒体格局构建要以移动用户人群为重点，信息传播中以短篇和中篇推文为主，符合小屏碎片化阅读习惯。

《中医健康养生》在推动媒体融合转型、打造新媒体矩阵方面取得一定成绩，杂志目前完成全媒体矩阵，形成包括杂志官网、今日头条号、大鱼号、微信、微博、微店、喜马拉雅、数字杂志，涵盖刊、网、微、屏等多种载体的全媒体矩阵，用户可在电脑、手机、iPad、kindle 上多屏阅读，数字影响力居全国大众期刊前列。杂志今日头条号用户 46 万人，前三名爆款文章阅读量分别为 117 万、90 万、55 万人次；微信用户 17 万人，可提供疾病查询、养生周边产品购买等服务。

杂志微信公众号不仅做健康科普，还提供了疾病查询、健康咨询、中英双语等服务，未来还可链接医院挂号、中药知识查询等。杂志数字版全文录入 CNKI、中国万方数据库、中国龙源数据库、中国维普数据库、读览天下、超星、锋阅、中邮阅读、博看网等，被中国国家图书馆、上海图书馆、日本国会图书馆等数千家多家大型机构订阅，各数据平台养生文章阅读及下载量数百万以上。杂志还开办微博做外向型推广，利用明星热点话题等及时、灵活地引导千禧一代关注中医养生，努力占领新的舆论阵地，让科学中医的正能量更强劲，规范养生的主旋律更高昂。

（五）期刊盈利模式的全媒体转型

期刊盈利模式已经从传统的发行、广告，发展到第三次售卖，即利用期刊的品牌资源开发衍生产品，如出版合订本、图书，出售版权数据库，举办活动、会展，进行品牌授权，提供个性化延伸服务等。杂志的营销模式正在快速向新媒体转变、倾斜和靠拢。广告客户对纸媒兴趣越来越少，更多是直指新媒体产品，新媒体的商业价值越发凸显。

1. 利用品牌延展服务内容

从流量变现到扩大服务项目、开发衍生产品，《中医健康养生》做过多种尝试。比如，我们把实用性强的养生好文章按人群、病种、饮食运动等分类制作电子版，参照电子书定价上线方便有需求用户单项购买使用。杂志社组织举办中医科普巡讲进中央机关活动，策划组织 2017 年、2018 年北京外语游园会中医药展览等，通过线下活动扩大品牌影响力。杂志社还为一些会议进行品牌授权，利用原创内容策划出版《中医健康素养轻松学》手册，开发一系列中医文化创意产品，通过多项实践获得社会效益和经济效益。

2. 做健康科普产业链枢纽

以往科普期刊只是科普产业链的一个点，我们认为要改变运营模式，务必发挥期刊社的专家智库效应，把《中医健康养生》发展为中医药文化产业的枢纽、中医药科普宣传的聚合中心。取法其上得乎其中，取法其中得乎其下，务必要有把平台做强做大的胸襟。期刊社的多元化经营发展，务必坚持客户导向并强化市场服务能力，在全媒体运营中我们深感在此方面开发不够，用户精准化服务、垂直内容提供需要拓展。《中医健康养生》属于行业特色鲜明的期刊，不应简单追求传播量，而应在产业链中尽快找到市场转型突破口。

3. 提高新媒体用户转化率

《中医健康养生》的粉丝大多是爱自然爱养生、重视健康生活、喜爱传统文化的群体，更有意愿进行健康投资，我们应发挥媒体公信力，为用户选择更多可靠有效的健康好物，提高粉丝购买转化率。健康科普传播不只是"知"和"信"，更重要的是"行"，今后杂志社将进一步提供健康课程服务，把用户进行精准分类，建立妇科、育儿、心血管、癌症、养生功法等圈层社群进行营销，有针对性地开展健康养生方案订制、俱乐部式科普讲座、健康培训等服务。

三、结语

全媒体时代摆在中医健康科普期刊面前的，一半是海水一半是火焰。从媒体属性看，务必尽快从内容、技术、运营方面完成新媒体转型，在与自媒体的竞争中占据主流媒体舆论阵地；从健康行业属性看，则需要从宣传定位扩展到服务定位，把触角深扎到健康产业链中，利用品牌优势扩充健康产品及服务项目。健康科普期刊转型中，要坚持正面舆论导向、高品质内容不变，而人员能力结构、产品制作、运营模式务必及时转变，应对准用户新需求深度挖掘自身资源和独特优势，放大核心竞争力。然而道阻且长，媒体融合运营需要足够的资金投入，而杂志社除政府项目经费或媒体集团自投外，受体制所限吸引社会资本和投资入股等方式难以实现，这限制了期刊社短期内快速做大做强。期刊社原有的事业单位企业化运作的管理机制，早已不适应新媒体时代快速发展、快速决策的要求，媒体体制机制更需改革创新。

参考文献

[1] 黄薏 . 科普"黄金时代"医学科普期刊如何"脱颖而出"[J]. 科技期刊发展与导向，2018(11)：12-16.

[2] 吴一波等 . 我国 20 年健康科普研究的文献分析 [J]. 科普研究，2017(3)：39-45.

[3] 袁梦 . 科普期刊数字出版困局及突破路径 [J]. 新媒体研究，2018(19)：111-112.

[4] 程蔚 . 期刊赢利的"第三条道路"[J]. 新闻记者，2004(02)：56-58.

[5] 闫伟娜 . 全媒体视域下科普期刊用户类别化运营机制探索 [J]. 中国科技期刊研究，2018(07).

[6] 俞敏 . 科普期刊内容产品化和全品牌运营的转型发展 [J]. 中国科技期刊研究，2018(06).

[7] 赵湘 . 科普期刊数字出版存在的问题及突破路径 [J]. 科技传播，2018(06).

[8] 柯春晓 . 基于知识服务的科普期刊办刊模式研究 [J]. 出版科学，2018(01).

[9] 张波 . 我国科普期刊研究流变与态势 [J]. 中国科技期刊研究，2018(01).

（《传媒论坛》2019 年 3 月）

新时期中医药行业报纸的发展策略分析

行业报是我国报业体系里的一个重要类别，是以报道行业问题为宗旨，为特定行业发展服务的专业类报纸。行业报起步于20世纪50年代，为促进我国经济建设和各行各业改革发展发挥不可替代的作用。然而，近年来随着文化体制改革的不断深化与加速，决定其前途命运的时刻日渐临近。中国中医药报由国家中医药管理局主管，在全国70多家中央级行业报队伍中比上不足，比下有余，暂时生存无虞。然而从外部环境看，卫生健康类媒体竞争激烈，中医药行业规模小、在医药卫生领域并非强势；从报社内部看，存在办报方针不明确、缺乏社会影响力、人才匮乏等问题，因此，需尽早制定发展策略。

一、中医药行业报发展的挑战与优势

（一）挑战——新旧夹击，竞争激烈

进入21世纪，行业报的发展可谓内外交困。从外部看，行业报面临诸多挑战，如都市报、党报、综合类报纸纷纷推出专刊、专版，网络、手机、广播、电视等其他媒体的竞争，以及日益紧迫的新闻出版体制改革等。从自身角度看，行业报囿于观念和先天不足，存在诸多问题。

1. 面临体制改革

当前，新闻出版体制改革日益深入，文化体制改革一向比经济体制改革复杂，新闻出版业的束缚多，新闻单位的改制更难于出版单位。我国报刊退出机制已经在辽宁、河北试点。传统纸媒受到新媒体的冲击，已是全球性问题。国际金融危机发生以来，美国报刊业不断有报纸停办印刷版或倒闭的消息传来，《西雅图电邮报》已停刊，有百年历史的《基督教科学箴言报》也停止印刷版，改为网上版。我国传媒业同样遭受冲击，广告额下滑，以报纸为代表的纸媒，由于原材料成本、人力成本上升，更是内外交困。

2. 卫生健康类媒体竞争激烈

我国的卫生健康类报纸有40多家，近年来一些综合性报纸开始创办医药健康类专版或专刊。就中医药行业报纸而言，在20世纪八九十年代最高峰时有十几家，如浙江的《中医报》、重庆的《中药事业报》、成都的《中医药信息报》、河南的《中

医护理报》、上海的《上海中医药报》、广西的《民族医药报》、沈阳的《中药科技报》，以及中国中医科学院院报以及各中医学院的院报等 [1]。以上这些中医药类报纸，大多在几次报业调整中撤销了，现存只有《上海中医药报》《民族医药报》等少数几家。

3. 中医药行业面窄

一般来说，经济发展水平越高的行业，为办报提供良好的物质条件，相关行业报的质量越高。比如邮电行业、电子电器行业、IT 行业等拥有相对成熟、高水平的行业读者。从这一点说，中医药行业报的兴衰和中医药行业的兴衰息息相关。中医近代发展之路充满曲折，而今中医药事业受到国家和政府重视。党的十七大报告强调要"坚持中西医并重""扶持中医药和民族医药事业发展"。中医药行业被人们视为朝阳产业。虽然当前媒体提倡细分市场，但倘若中医药行业报限于业内，受行业人数规模和经济效益限制，对广告客户缺乏足够的吸引力，发展潜力有限。然而如果转型跳出行业，面向大众，以提供中医药健康科普知识为主，就会丧失了报纸的新闻价值，失去新闻媒体的优势。究竟是要窄众还是泛众，是中医药行业报转型期面临的抉择。营造媒体的影响力是媒介经济法则的核心，这一般由发行量和品牌价值决定。中医药行业报受行业窄的"原罪"所限，全国中医药系统从业人员数量不多，发行量难有大的突破，潜力有限。

（二）优势——权威性和专业性

凡事有利有弊，中医药行业报背靠政府资源和业内专家联系广泛，具有权威性，这些特点应充分加以利用。一些针对性较强的中医药行业广告，在投放时更愿意选择能吸引有效读者的媒介，以获取明确的效益。从这个角度而言，专业就是实力，窄众并非劣势。在内容上，中医药行业报刊载的行业内相关政策、学术动态、趋势分析等文章，全面地满足中医药业内人士的需求，和一般综合性报纸相比，行业报的专业性即是优势。行业报的优势还表现在政治权威性。中医药行业报的记者便于了解到国家中医药管理局等部委高层的动态、政策信息，在信息获取上具备先天优势。而且部委主管的报纸审稿制度严格，专家资源丰富，权威性一向为读者公认。一些行业报搞活动、拉赞助，吸引广告商的正是这块"权威性"招牌。中国中医药报是中医药系统的唯一全国权威大报，是中医药发展历史的记录者、是中医药改革发展的推动者、是传统优秀文化和中医药科普知识的传播者，行业对中医药报是有需求的，报纸的前景是光明的。

二、中医药行业报的发展策略分析

面对内外挤压，前途要靠自己争取。在厘清自身优势和弱势的同时，中医药行业报首先应明晰定位，"特色"是必打的基本牌，"品牌"是走向辉煌的关键牌，"整合"是增强实力与后劲的创新牌。

（一）中医药特色浓厚

当今报业同质化竞争激烈，行业报令都市报深感羡慕的一点，就是近乎垄断性地为特定人群服务。有特色才能生存，特色就是生命力。行业报的特色体现在受众和内容两个方面。受众定位上，行业报应找准自己的细分市场，寻找市场空白点。在内容上，要着力报道真正对读者的工作、生活产生影响的业内新闻。

有些行业报看似天天报道行业，事无巨细地报道各种会议信息，然而内容却并不解渴。读者需要的是新闻背后的真正意义，是趋势判断，是价值观点，而不是全景扫描或细节白描。在这方面，中医药行业报必须比其他媒体挖得深，做得透，专业味十足，假如中医药行业报的报道和综合性报纸一样泛泛甚至不如其专业，那么这样一张缺乏特色的报纸早晚要被行业抛弃。

中国中医药报"中医味儿"要浓。平时报道要瞄准中医药领域，能中不西；一样的重大社会新闻，要用中医药的视角、中医药的评判方法。比如新医改，中国中医药报关注的是中医药在医改中能发挥什么作用，中医药怎么发挥作用。这些内容拉近了报纸和读者的距离，体现了中医药行业报的竞争力。

特色一旦确定，要相对稳定，常中有变。"变"可以在版式、栏目、内容上表现出来，做到静中有动，体现中医药报纸的生长力与竞争力。

（二）树立报纸品牌

市场经济中，拥有品牌就等于拥有了大量无形资产。报纸作为一种快速消费品，树立品牌至关重要，有了品牌，就等于拥有了大批忠诚的读者群和长期稳定的广告客户。中医药行业报求发展，必须先用心做好质量文章，重视深度报道，以求行业的认可和美誉度，培养"铁杆读者"来树立报纸的品牌形象。同时加强策划社会活动，不求多但求精，通过活动扩大报纸的社会影响力并吸引广告商，使二者相得益彰。

1. 用深度报道打造行业品牌

深度报道是运用解释、分析、预测等方法，从历史渊源、因果关系、矛盾演变、影响作用、发展趋势等方面报道新闻的形式 [2]。不仅要报道新闻"是什么"，还要分析其由来"为什么",探究其影响会"怎么样"。中医药行业报受出版周期和邮发的发行渠道限制,报纸送到读者手中常常晚了一两天,所以追求时效性不是行业报的优势。要想赢得读者,还得从加大深度报道入手。

做好中医药的深度报道,应在内容和形式上充分利用各种编辑手段,把内容做深做透,把形式做活做美,重在深度而不是长度。中医药行业报的任务就是要帮助行业工作者站得更高、看得更远,要成为社会上对中医药领域报道最全面、最深入的媒体,对应该关注、可能关注的重要问题不能有遗漏、盲点。

谋划深度报道选题时,应注重中医药行业与社会的结合点,这可以更好地扩大报纸品牌的社会影响力,在业内和社会都称好,把内容千方百计做到位,逐渐扩大报纸的社会影响力。比如对开放药店坐堂医、中药注射剂、批驳取消中医论调等的报道,应不惜版面,深入采访报道。

深度报道的内容和形式都应做到位。报道方式可选择连续式、系列式、组合式、集中式,体裁有通讯、评论、消息、特写等,在栏目设置、版面设计、标题制作等版面元素上要充分体现,不惜版面,营造强势,给读者以强烈的视觉冲击。在重大事件报道,同期的多个版面可摆脱常规,前后联动,增强报道气势。

2. 办活动和树品牌相得益彰

中国黄金报社社长张炳南认为,举办活动是树立企业品牌的一种很好的方式[3]。中医药行业报办活动拥有其他报纸不具备的政府资源、行业资源、关联资源等。报纸可以依托行业的特点和优势,把中医药企业广告商、赞助商与专家、读者联系在一起,以中医药行业专题性展会、专家论坛、研讨会等形式,吸引政府官员、医药企业和社会公众的广泛参与。此外,还可以与国家中医药管理局等政府部门、中医药各行业协会等联合组织专业测试、技能比赛等活动。大型活动往往能够迅速聚集人气,扩大品牌知名度和影响力。

中国中医药报自 2007 年起连续 3 年承办国家 23 个部委联合主办的"中医中药中国行"大型科普宣传活动,深入到全国 30 多个省市自治区以及香港、澳门特别行政区,此举迅速扩大了报纸的知名度和社会影响力。此外报社与企业合作每年组织的好头条评选、年度十大中医药新闻评选等也成为名牌活动,取得良好的社会效益和经济效益。

(三)整合资源,发掘利润增长点

行业报的市场化转型,就是把报社当成一个信息服务提供商,将新闻报道当成高质量的产品。《中国报业年度发展报告 (2005)》提出："未来 10 年，以 10～20 家品牌行业专业报为发展基础的专业性媒体集团，将在所属行业确立领先的专业资讯提供商和增值业务服务商地位。"这意味着行业报的利润增长点将发生改变，广告和发行的收入比重逐年下降，而内容增值服务收入将成为报社主要收入来源，比如提供数据库查询、咨询代理、人力资源培训等。近年来，已有一些行业报较早开始面向市场的改革，积极构建行业资源信息平台，为行业上下游提供政策解读、决策咨询等行业信息服务，成为行业报领域的佼佼者。从成本角度看，行业报通过第一手采访获得的信息如果多次传播，可以摊平成本，实现信息增值。

长期以来，中医药行业报做着单一的产品，已不能适应数字技术的发展和媒体大融合的市场格局，应及时向多介质、多媒体的产品延伸。例如，把中医药报纸上一些好的选题和文章与出版社合作集结出书，既深入挖掘利用了报纸的资源，又为报社创造了良好的社会效益和经济效益。中医药行业报同样可以拥有自己的手机报、电子报和网站，应尝试探索与广播、电视合作开办养生健康频道和栏目，形成立体化的中医养生传播网络。中医药行业报的网站有潜力可挖，在服务产品上，目前虽开设了中医药网上书店，但业务还没完全开展起来，还没有建立中国中医药报数据库，没有搜索引擎服务。从其他行业报网站看，数据库查询是较受欢迎和有盈利的项目，中医药行业报可考虑建立中药材数据库、中医方剂数据库、全国中医院重点专科、各类疾病中医治疗方法数据库等，提供查询服务，重在"用"而不是看，发掘新的利润增长点。

总之，中医药行业报的发展，内容、广告、发行三部分要通盘考虑，既要为中医药行业提供权威性、独特性、服务性报道，把内容做深、做精、做透，突出"中医味儿"，也要重视品牌、活动的经营，提高为客户、读者服务的水平和意识，整合新媒体资源，开辟盈利新领域。

参考文献

[1] 中国中医药报通讯.1989 年第 2 期，内部资料.

[2] 季洪光.浅谈科技新闻的深度报道.大众科技报，2005，7—21.

[3] 陈国权.走什么样的道路.中国记者，2008，4.

发掘中医药新闻的规律和方法

当前，中医药行业的新闻宣传意识越来越强，大多数中医医院、中医药企业、科研单位、院校、学会等都设有专门的宣传部门，中国中医药报社的驻地记者、通讯员也遍布全国各省、市、自治区，这对加强中医药行业信息交流、推动中医药事业发展大有裨益。然而，在通讯员投稿以及各单位和新闻媒体打交道的过程中，普遍暴露出中医药新闻点挖掘不够、自身的宣传需求和媒体的报道方向不能很好对接等问题。怎样更好更及时地抓住中医药新闻，达到最佳宣传效果，是一个值得研究的课题。

一、中医药新闻的定义

新闻的定义有上百种。目前，新闻界公认的是陆定一同志在 1943 年指出的："新闻的定义，就是新近发生的事实的报道。"各行业的新闻报道有其自身特点，中医药新闻可以理解为新近发生的有价值的中医药事实的报道。具体有四方面内涵：事情是最近发生的；是有价值的；一定有关中医药的；一定是真实的。

一般来说，中医药新闻的报道内容包括国家、各级政府出台的有关中医药的政策法规或文件；国家领导人、中医药部门负责人等有关中医药的重要活动；国家中医药政策解读；各地有关中医药工作的先进做法经验成果报道；中医药各领域典型人物的报道；当前中医药热点难点观察分析；中医药领域的突发事件，以及参与社会重大事件的报道；中医药工作的批评与监督；中医药领域各团体单位的学术文化传播和国际交流；中医药常规活动、获奖荣誉及其他。

二、中医药新闻的基本规律

中医药新闻面对的是窄众，属于专业报道中的科技报道领域，专职人员少，普遍对新闻报道理论、规律和技术掌握不够，缺乏中医药学和新闻学的交叉型人才。近年来，中医药事业整体快速发展，新闻宣传工作越来越受到各级领导和单位的重视，某些综合性媒体也开设了中医药专版，一些新闻专业人才也投身到中医药领域，中医药新闻作品水平在逐渐提高，这一点从历届中医药好新闻评奖活动的获奖作品中可以看出。

中医药新闻写作首先应符合新闻学的一般规律。不论是写消息还是通讯，都要求具备新闻"六要素"：何时、何地、何人、何事、为何、如何，所选择事实具有的新闻价值越多越好，新闻价值可以从时效性、重要性、接近性、显著性、人情味、冲突性、异常性等判断[1]。新闻报道力求全面、客观、求证、平衡，要用客观的、真实的、公正的事实，来表达目的观点。

和其他医疗卫生媒体相比，中医药新闻报道的内容除了医疗、研究、教育、产业、管理等以外，还有其独特内容，如学术传承、治未病、特色疗法、历史文化、现代化、科学性、发展方向等内容，这也要求中医药领域的新闻宣传员，要了解中医药，热爱中医药，为中医鼓与呼。

三、中医药新闻挖掘存在不足

目前，中医药新闻的社会性越来越强，如中医药参与和服务奥运会、世博会，汶川地震、玉树地震，防治 SARS、甲流、手足口等重大社会事件或突发公卫事件，社会媒体对中医药关注越来越多，全国各地的电视、广播、报纸、杂志、图书、网站等，养生科普、特色疗法等内容广受欢迎。这些既是我们的机遇，也给专业的中医药新闻报道工作者带来挑战。如何更有效地服务中医药工作大局，更权威地传播中医药科学知识，需要全国各地各单位的中医药宣传员思考和总结。

新闻无时不有，无处不在，虽然中医药新闻领域窄，经验少，但社会关注度越来越高，有着广泛的挖掘前景和提升空间。怎样发现和挖掘新闻，需要经验积累和总结一定的方法技巧。

四、发现策略和方法

（一）转换思维方式

一般来说，一家中医药单位的新闻报道内容包括：当前国家中医药热点在本单位工作中的体现；社会热点、地方卫生工作要点、宣传重点与单位活动的有机结合；各类节日、纪念日单位的重要活动；典型人物、先进的管理方法、科研成果等。

要想突破常规报道模式，需要改变固有的严谨的医学思维，改变写报告的文件思维，变为点式思维，善于寻找新闻点、找角度。不要求全，而是把最亮的、最有价值的一点凸显出来。

要善于找特色，多问"为什么"。练习在别人看不到的司空见惯的地方找出特色，在别人报道的题材中找出特色，以质疑的态度找出特色。

（二）政治意识

新闻宣传的目的是为了推动中医药工作，引导舆论，要求宣传员具备较高的政治素质。"三点一线"是衡量要不要写、内容是否重要的标尺[2]。

1. 上面高层一点

可分为国家、卫生、中医药三个层面。从国家的坐标系看，"保增长、保民生、保稳定"是当前国家工作的大局。因此，选择新闻时可以考虑，中医药"治未病"在医院服务中的延伸、中药材种植质致富，属于保经济增长；反映中医药简便验廉的内容，是服务民生；中医药、民族医药深入农村社区，深受群众喜爱认可，是保社会稳定。深化医改则是当前卫生工作的大局。选择新闻时要考虑中医药在医改中如何发挥作用，促进医改的顺利实施。比如，公立中医院体制改革试点中，要研究公立中医院的特殊性问题，如何建立有利于中医药特色优势发挥的投入补偿机制，建立体现中医技术劳务价值的价格形成机制，建立有利于中医药人员专心提供中医药服务的分配机制。

从中医药坐标系看，贯彻落实《国务院关于扶持和促进中医药事业发展的若干意见》（国务院 22 号文件）是当前最大的大局。选取新闻时，就要考虑所在地方的工作是否对接《若干意见》的精神，如果有，就是可以写作的点。

2. 下面基层一点

考虑行业内群众关注什么，普通百姓关心什么。实际工作中，必然存在这样、那样的问题，必然存在行业内群众关心的热点和焦点问题，必然存在普通百姓对中医药最热切的需求。宣传员要平日的工作、生活中，要做一个有心人，眼睛向下看，随时把握基层的脉搏。

3. 三点一线，或两点一线

当一个新闻事实，既关系着国家、卫生、中医药工作的大局，又反映了行业和基层民众的呼声和关注的热点、焦点，这就是一条重大新闻。当然，有的新闻事实只是连接一点，成两点一线。或是符合基层关注的那一点，但上面尚未关注到并且还没有相应政策的；或是符合上面要求各地贯彻落实的那一点，但下面仍无动于衷的。前者属反映情况，后者属探讨原因，最终是为了推动工作。上下一点，犹如打靶的标尺和准星，掌握不好，即使碰到好的新闻事实，也没有感觉，或许会擦身而过。即使写，也不会有高远的立意，或切中问题的要害。

这要求中医药宣传者必须熟悉国家政策、省局文件，有政策意识，稿件不要违背中央和省政府、卫生厅、中医药管理局等有关政策和文件精神，例如宣传报道没有医师执照的民间中医、没资格的药店坐堂医、把院内制剂调配到其他医院等，即使文笔再好，再翔实，也是徒劳，因为报道的方向就是错的。

（三）操作理念

"不识庐山真面目，只缘身在此山中。"有时，中医药记者或通讯员之所以对新闻视而不见，或者说感到没什么可写的，可能是因为对小环境过于熟悉，反而会麻木，出现"感觉剥夺"，新闻敏感度不够。选取新闻上，要求既能跳进，也能跳出。跳进是指全面了解和熟悉本单位、本地区的各项工作活动，如同用显微镜仔细观察；跳出是指跳出单位的圈子，戴上望远镜，在一个新的高度和更大的范围（全省、全国）去看待本单位工作和活动。只有具备全局意识，才知道自己的位置，知道自己的选题，领先还是落后，是新还是不新。跳进是为了深入了解要采写的新闻内容，跳出是为了更准确把握新闻的主题和挖掘新闻的意义。比如，秋冬季节，各地反映中医膏方的新闻很多，还想写这个内容，除了熟悉本单位情况外，还需要戴上望远镜，重新找一个角度，看看能否从严格把关开膏方的资质、需要注意的事项等其他方面来写。再比如某中医院开展早餐读书会，放在全国视野看，目前其他中医院还没有报道过这方面内容，这就是亮点，也符合建设学习型组织的导向。

（四）社会实践：跑口撒网，延伸触角

作为中医药系统的宣传员，不仅要熟悉本单位各科室，还应跑口上级管理部门，如各地市的卫生局、中医药管理部门，了解本地食品药品监督管理局、疾控中心、妇幼保健部门的中医药工作政策，了解当地综合医院中医科、中医院、中药房、中药材种植销售的情况，同时，要多和乡镇的基层中医交朋友，及时了解问题和情况。社区和农村的中医药工作是当前国家中医药管理局的重点工作之一，基层空间广阔，可以挖掘很多典型。以前将记者工作叫跑外勤，记者需要"无事也登三宝殿"，腿勤、口勤、眼勤、手勤、脑勤。多交朋友，才能信息多。争取做一个社会活动家，处处留心多思考。

（五）学习积累：建资料库

通讯员要力争做杂家，努力钻研新闻业务和中医药专业知识。只有精通两方面知识，写出的东西才既有专业深度，又符合新闻传播规律。任何一个记者都需要建立自己的资料库，没有这个基础，就不会有深度报道。资料库包括两方面内容：一

是新闻性、文学性作品，如一些优秀的消息、特写、人物通讯等，积累下来，作为自己学习的典范，写作临摹的对象。平时看到好的句词文章，可以写在笔记本上，或是做剪报，看到好的报道结构，要反复揣摩。二是中医药方面的政策资料，如一些基础的统计数据、重要的学术观点、典型案例等。可以按问题归类，如中医专科建设、学术进展、中医院文化、中医教育，这样，慢慢自己也成为某一方面的专家。

（六）抓住各种时机

1. 新出台的政策措施

政策都是指导全局的，是符合上面一点的，当地的政策至少在当地具有新闻价值，如果这一政策在全国是首创，在全国层面上就具有新闻价值。如北京市财政补助中医院的政策，在全国来说，也具有新闻价值。

2. 新的工作经验

行业内总有许多困扰和问题，有些单位会尝试去改革解决那些问题。如果取得好的经验，就具有新闻价值。比如北京中医药大学尝试院校教育、师承教育、家传教育相结合，这对中医药教育改革方面就是好的探索经验。

3. 名人或优秀的人物典型

名人出新闻，名人出效应。从中医药领域来说，两院院士、国医大师、高层领导等就是名人。他们的言论、观点、活动，很可能成为新闻。医院院长、专家、中药企业领导、基层卫生工作人员，他们积极进取使工作有超乎常人的飞跃，这些事情也具有新闻价值，他们的做法、经验、精神，可供其他地方和相关领域人员借鉴。中医院的名医资源需要挖掘利用。一个有名的专家可以带动一个科、一个院，增加专家在媒体的出镜率、见报率，谈养生、讲学术，对树立本单位形象大有裨益。

4. 意义重大的科研成果

中医药最具原始创新潜力，各中医院、中医药科研院所等有着诸多专家，从事多项科研课题，对学科发展、防病治病有重大意义。写科技新闻，要深入浅出，最好落脚在解决百姓医疗问题，贴近生活。

5. 利用会议资源

会议总是要解决一些问题的，有的会议内容有着重要新闻价值。而且会议通常有诸多权威专家出席，会上会下他们对行业内的许多问题发表的看法和观点，有些也具有新闻价值。

6. 抓住社会热点

通讯员要善于把握大事件，联系社会热点，及时报道中医系统在奥运、世博会、防灾救助方面的作为。如玉树地震，集中收治地震伤员的中医院屈指可数。而广东省中医院的宣传措施很灵活，虽然本身没有收治伤员，但通讯员来稿讲述了该院儿科大夫许尤佳救治青海的藏族女孩的故事，抓住机会，社会效果很好。

总之，做好中医药新闻宣传不是一朝一夕的事情，除了对中医药事业的热爱和责任感，还需要培养新闻敏感、新闻眼光，掌握新闻规律技巧，积累足够的经验。在中医药行业全面提速的大背景下，随着宣传队伍的壮大和水平的提高，中医药新闻宣传工作定会开创新局面。

参考文献

[1] 高钢 . 新闻写作精要 [M]. 北京：首都经济贸易大学出版社，2005：28-36.

[2] 董岩，丁洪亮 . 跟梁衡学新闻 [M]. 北京：同心出版社，2007：14-16.

（《国际中医中药杂志》2010 年 9 月）

中医药报刊发展理论探讨

在现代信息传播方式中，虽然互联网、手机等日受青睐，但传统的报刊仍然受到人们的重视和欢迎，这主要是因为其具有内容权威、方便阅读、可保存的特点。特别是行业报刊，更汇集了大量行业内最新的研究成果、学术动态、管理经验等信息，成为专业工作者不可或缺的重要帮手。在日渐激烈的文化产业竞争中，每一种行业报刊都必须具有自己鲜明的特点和个性，否则，就很难有广泛的影响和长久的生命力。现仅就中医药行业报刊的发展策略问题略陈管见。

一、宗旨阐明方向

中医药报刊以为行业读者交流信息、向广大群众普及中医药科学知识、服务人类健康为己任。报刊的全部采编活动必须符合党的方针政策，遵守党和国家的法令，以真实、科学、公正的态度对社会和公众负责，是中医药行业的喉舌和前沿阵地。

首先，在报刊宗旨、编辑意图、文章编排等各个方面，必须全面贯彻党的路线、方针、政策。不仅要始终坚持正确的舆论导向，还必须充分发挥信息量大、传播范围广、剖析深入的优势，牢牢把握中医药行业发展的正确方向。

其次，要迅速及时传播中医药行业信息，反映中医药行业新的理论研究成果、新的经验教训、动态信息等，以指导中医药行业有关人员的工作学习，甚至引导中医药行业在一定时期内工作重点的确立和转移，为领导决策提供必要的科学依据。

最后，中医药报刊既是信息的汇集者，又是信息的传播者，也是信息反馈的接收者，因而应该成为行业内耳目最灵、信息最新、最便于及时了解行业现状的渠道。为此，必须不断深入中医药行业实际，深入读者和基层群众，在了解新情况、提出新问题的基础上，围绕这些问题组织稿件。除了要认真学习宣传中医药行业政策性的文件外，要充分体现行业报刊专、快、新的特点，以中医药专门知识为主，办出自己的特色和风格，力求对中医药行业的工作起到指导和推动作用。同时，也要体现行业报刊对个人学习阅读的指导、帮助和教育作用，要尽可能多地传播中医药技术、文化、知识、观点，启发思考，使更多的人能够将中医药报刊作为提高中医药专业水平的重要读物，并在此基础上加以提高。

二、内容决定特色

报刊不仅有服务读者的义务，而且有引导的责任。因而报刊编辑部必须将单向传播变成双向交流，使广大读者、群众、专家关心报刊，形成采、编、读共同办刊的和谐氛围。要不断彰显自己的特色，形成对作者和读者的吸引力，有利于作者队伍的建设和读者队伍的稳定。更重要的是，当报刊以其鲜明的特色和美誉度在社会和读者心目中占有一席之地时，对编辑部成员会产生凝聚力和荣誉感，必然促使记者编辑对报刊特色更加珍惜，并激励他们在发扬特色的基础上不断创新出彩。

运用系统整体原则，规划报刊内容，使报刊特色逐渐彰显。报刊有没有特色，固然取决于文章质量的高低，但更重要的取决于报刊的栏目规划、编辑记者的功力，这正像不同的佐料在不同的厨师手中做出味道大不相同的菜肴一样。以中医药报刊常见的健康科普类文章为例，这类文章中有权威专家谈养生防病，有来自基层实践的行之有效的单方、验方，有结合社会热点的健康知识。这些文章有长有短，亦庄亦谐，如果将其有机地整合在一起，从标题上相互呼应，内容上相互补充，版面上相得益彰，使读者在阅读这些文章时，产生对比、联想、推理和启迪。

保持固有特色，做到常中有变。报刊特色的形成与编辑人员的素质、创办历史等有着密切的关系，与所处的时代环境、作者构成也有着不可分割的联系。具有一定创办历史，办刊经验就相对丰富些，也逐步形成了自身的特色。一旦特色形成，就要尽量去完善，不要轻易变更，以免影响它的稳定性。稳定性是成熟的表现，丧失了稳定性，其风格、特色也就随之消失。同时又要不断总结经验教训、吸取新的信息才能使报刊生机盎然。读者的阅读心理，一方面喜欢新颖，另一方面有阅读习惯性，在满足读者求新心理的同时，还要珍惜这种阅读习惯性，二者兼顾的最好办法就是常中有变。常而不变会使人觉得呆板、僵化，唯其有变才能既保持其特色而又生动新颖。"变"可以在版式、栏目、内容上表现出来，比如每期都有固定的栏目，但可以增设新栏目，或更换、轮流出现，做到静中有动。当它形成不可替代、不可重复的特色的时候，报刊的生长力与竞争力就充分体现出来了。

三、特色体现文化

报刊是一种文化产品，文化属性和信息属性是其立足的根本。但行业报刊的理论性、专业性都比较强，如果办得生动活泼、有声有色，具有一定的审美欣赏价值，使读者在接受专业知识信息的同时，也得到情感愉悦和审美享受，阅读就变得更为主动，读者就乐于储存、应用并反馈这些信息；相反，如果摆在读者面前的都是些艰涩高深的理论文章，或者只是枯燥无味的工作总结和概念化、公式化的口号，读者就不会形成良好的接受心理，就会失去热情和期望，丧失阅读动力，这样也就很难达到传播专业知识的目的。

在这方面，中医药报刊具有其他行业报刊无可比拟的优势。众所周知，中医药学植根于中国传统文化，无论在理论基础还是思维方式等方面，都与中国传统文化一脉相承。在中国传统文化中，中医药学可能是最有潜力、最有代表性的。在中国走向世界的进程中，以人人都能接触到、感受到、体验到的中医药文化为切入点来宣传中国传统文化，更易于被不同国家、民族的人们所认知和接受。因此，中医药已经成为我国文化软实力的重要组成部分，是"打开中华文明宝库的钥匙"。充分利用中医药报刊，大力宣传中医药的科学性以及在保障人民群众健康方面的地位、作用和优势，宣传中医药文化，普及中医药知识，扩大社会对中医药特色和优势的认知度，具有十分重要的历史和现实意义。

四、思路推动发展

如今已经进入网读和读图时代，信息的获得越来越容易。在新的形势下，中医药报刊的发展应跳出传统报刊的局限，借鉴其他媒体优势，将报刊打造成为信息传播、文化传承、合作共赢的平台。通过这个平台，了解读者需求，调动各种资源，把报道和经营范围向产业的上下游延伸，在走向市场的过程中不断拓展收益渠道，而不能把精力仅仅停留在"纸"上。

首先，必须处理好中医药实用信息和新闻资讯的关系，在板块和栏目设置上以真实、客观、公正的新闻资讯为主，实现新闻资讯和实用信息的互补与互动。在资讯采编上要以原创为主，探讨新闻背后隐含的问题和规律，向深度挖掘，为读者解惑，以培养"铁杆"读者，实现差异化竞争和生存。

其次，中医药报刊要建立、整合大型网站，进军手机报等，以实现报网互动。报刊的优势在于一手鲜活的信息内容，手段上可以通过互联网和其他各种媒体形式进行多次传播。这种多次传播，其实也是报刊的影响力之所在。此外，还可以举办网络论坛、网络讲堂，成立专业网络书店，建立中医药数据库，横向拓展，形成多点支撑的赢利局面，并以此形成自己的核心竞争力。

再次，利用好政府资源、行业资源、关联资源等，举办各种专题活动。政府资源主要包括权威信息，主要来自于行业报的主管部委机关，行业资源主要指行业内的生产商、经销商和客户等等，关联资源主要指关联行业的资金、客户关系、信息渠道、管理团队、运作经验等。中医药行业报刊可以依托行业的特点和优势，把读者、专家、广告商、赞助商联系在一起，精心设计活动环节和层次，相互借势，优势互补，通过专题性展会、博览会和专家论坛、研讨会、新闻发布会等形式，吸引政府官员、企业和社会公众的广泛参与。还可以利用专业知识强、与政府主管部门和行业协会联系紧密的优势，与主管部门、行业协会联合组织评比认证、专业测试、技能比赛等活动。

最后，还应寻找开放的、多元化的传播途径和沟通方式，"借船出海"，与大型门户网站、广播电台、电视台等联合举办专题活动、开展知识竞赛、为读者义诊和召开各种类型的读者、作者座谈会等等。只有建立并维持与社会公众的良好关系，创造最佳的社会环境，才能使中医药报刊的特色更加鲜明，影响更为深远，生命力更长久。

（《山东中医药大学学报》2010 年 11 月）

立足行业，以内容取胜
——浅谈《中国中医药报》的发展策略

行业报是我国报业体系里的一个重要类别，是以报道行业问题为宗旨，为特定行业发展服务的专业类报纸，总量占据我国报纸的半壁江山。行业报起步于 20 世纪 50 年代，为促进我国经济社会建设和各行各业改革发展发挥不可替代的作用。然而，近年来行业报的体制弊端日益凸显，随着文化体制改革的不断深化与加速，决定其前途命运的时刻日渐临近。

《中国中医药报》由国家中医药管理局主管，在全国 70 多家中央级行业报队伍中比上不足，比下有余，暂时生存无虞。然而从外部环境看，卫生健康类媒体竞争激烈，中医药行业规模小、在医药卫生领域并非强势，从报社内部看，存在办报方针不明确、缺乏社会影响力、人才匮乏等问题，需尽早制定发展策略。

一、中国中医药报的定位分析

市场经济下，定位是传媒生存和发展的关键，办报者必须对办报方针、办报活动各个方面进行具体界定。很多行业报以前的定位都太过宽泛，没有实质性具体内容，可操作性差。

《中国中医药报》虽然没有强大的资金做后盾，人少力薄，但中医特色优势突出，拥有一批长期的中医药读者和作者队伍。全国有县以上中医医院 3000 多家，3 万多家中医诊所，每个省市自治区都是中医管理机构和科研、教学单位，仅执业中医师有 60 多万，因此中国中医药报的主要读者对象应是这些中医药普通从业人员，重要读者是中医药界管理决策人士，辐射到社会上关心热爱中医药的相关人群。

二、中国中医药报以内容取胜

报纸内容是增加订户和吸引广告的源泉。一张报纸的内容能否吸引读者，能吸引多少读者，吸引的是哪部分读者，至关重要。广告商最为看重报纸读者的数量和构成，内容越能吸引读者的报纸，广告商越愿意投放广告。报纸质量内容和广告收入，一为因，一为果。

中国中医药报的发展策略，最根本一条应以内容取胜，立足中医行业，面向市场，突出特色。提高质量需要花大力气，费慢工夫，要有一批人来共同努力。我们有义务有能力为中医药行业提供富有独特性、权威性、服务性的报道，把内容做深、做精、做透，让中医药行业的读者需要这张报纸，离不开这张报纸。

（一）汇总行业信息

中国中医药报要做成中医药行业信息最全面最丰富的平台，注重中医药行业政策、管理、科研、教育、国际合作、适宜技术、中药产业等各方面信息的汇总，力争将中医药行业以及和中医药有关的各方面社会信息一网打尽。

事实上，中国中医药报的一版要闻和二版综合新闻阅读率一直很高，报纸首先是新闻纸，读者看报的第一需求就是获取信息。和其他报纸相比，中医药报行业信息丰富是一大优势，今后应想办法充分调动全国各地几十家记者站的积极性，不晚报、不漏报重要信息，并利用报纸网站的多媒体优势，上传重要中医药会议活动的视频、音频，使内容产品更加丰富。

（二）重视独特性

《中国中医药报》"中医味儿"要浓。平时报道的比例，要侧重中医药领域，能中不西；一样的重大社会新闻，要用专业的视角、专业的评价方法。

内容要重视新意。行业报常有写熟人、熟人写的现象，日常报道围着熟悉的专家或联系密切的行业领导转。这些报道，除了让熟人"露脸"外，大多没多少新闻价值，圈外、圈内的读者都没有阅读兴趣，影响了报纸的权威性、公正性。

（三）做好深度报道

深度报道涉及总体策划、采编人员、人力资源组织、资金支持，有时还需要广告、发行部门的配合，体现的是报社的综合竞争力。深度报道要关注行业新闻热点，关注焦点，这样报纸才能有"卖点"。

深度报道的内容和形式都应做到位。报道方式可选择连续式、系列式、组合式、集中式，体裁有通讯、评论、消息、特写等，在栏目设置、版面设计、标题制作等版面元素上要充分体现，不惜版面，营造强势，给读者以强烈的视觉冲击。在重大事件报道，同期的多个版面可摆脱常规，前后联动，增强报道气势。

（四）权威性和服务性并重

权威性是行业报的优势，报纸和政府机构、权威专家常有较好联系，在行业主管部门发布重大情况之前，能预先得到情报，提前做好准备。在发布出台重要法规、公布统计数字的同时，报纸可以请政府领导和专家解读政策、介绍背景、阐明政策将产生的影响等。中国中医药报的信息一向准确，和政府沟通密切，其政策导向的权威性被行业看重，可以说掌握着中医药界的主流话语权。

毕竟脱胎于机关报，今后中国中医药报内容上还需在服务上多下功夫。注意提供信息的有用性，增强和读者的互动，提高服务意识，多为中医药行业的读者提供可学、可用、可操作的工作经验，多为决策者提供反馈信息，以及决策前的建议和呼声。编辑记者要换位思考，争取做中医院的参谋助手，做中医师的好朋友。

（五）平民视角，做好舆论监督

行业报走向市场后，仍应具有政治意识、大局意识和责任意识，宣传行业政策、引导行业健康发展的功能不能丢。体现在报道上不是随声附和，步步紧跟政府的重点工作，不是只对领导机关负责，而应多以平民视角、从行业普通从业者的角度看问题，抓主题，贴近实际生活、贴近读者、贴近基层。

应正确看待正面宣传和开展批评、舆论监督的关系，不能回避负面报道，以为"家丑不可外扬"，实行行业保护主义。如今信息越来越透明化，捂是捂不住的，这样反而容易陷入被动，也不利于问题的解决。

三、中国中医药报的经营运行理念

媒体具有意识形态属性和产品属性的双重属性，需要获得社会效益和经济效益。行业报进入市场成为竞争主体后，经营的理念越发重要，采编、发行、广告三者应形成良性互动。

发行量螺旋理论认为，媒体的内容、广告和发行应是等边三角形，任何一个都不能牺牲其他两个获得优先地位，否则等边三角形的平衡将被破坏。一般来说，内容越好越吸引读者，发行量就越高，而发行量越高，广告商就越愿意投放广告，广告越多效益越好，可以聘请更多优秀记者写出高质量报道，如此，三者循环上升。

（一）发行既重数量又重效果

发行量是衡量报纸发展状态的一个最根本指标，没有发行量，就谈不上影响力，报纸经营成了无源之水。然而行业报中，发行量一直是薄弱环节，没有"红头文件"，多数行业报发行量都在下滑。

发行是最花钱的，见效慢，但最根本也最重要。中国中医药报的发行不必追求量的最大化，但一定要让应该读到的读者知道它、看到它，因此需要做好发行广告的宣传，做好推销服务。以往的中医药报发行，看重各省的大型中医院，其实从数量上看，3 万多家中医诊所是本报尚待深度开掘的资源。中医诊所对中医药信息动态、中医药学术临床内容有同样需求，在专职发行人员有限的情况下，这需要中国中医药报各地驻地记者的联络和帮助，点对点地宣传到位。

（二）广告经营可持续发展

广告经营是报纸最快捷、便利的赢利手段，是报纸收入的主要来源。中国中医药报如今采取独家广告代理制。广告代理制是国际广告市场的规范运作机制，由于实行了广告业务的专业化运作，因而效率较高。在报社经营人才匮乏的情况下，广告代理制可降低报社经营风险，旱涝保收，然而公司都是逐利的，在合同期内，容易对广告资源毁灭性开采，不考虑广告的长期投放和报社的长远发展，破坏报社形象。

理事会制是近年一些行业报采取的经营方式，成员一般是行业中规模大、经济效益好的龙头企事业单位，中国中医药报也于 2000 年成立了理事会。理事会制的好处是报社有一笔较稳定的收入，可及时掌握企业动态，但有人担心新闻的公正性会遭到破坏，在报道内容上有所避忌。从实践上看，这些企业大多较规范，很少发生因为是理事会单位而撤稿的现象。在规范理事会成员单位的基础上，这种方式还是值得提倡的。

行业报组织会议会展有天然优势，只要策划得当，有合适的由头，比较容易把企业组织起来，这既提升了报纸的行业形象又得到经济效益。今后广告经营中，应重视提供服务的水平和意识，诚信为本，帮助广告客户做策划，维护长远合作关。

（三）行业报网站潜力可挖

中国中医药报电子网络版 (http://www.cntcm.com.cn) 在 1999 年正式进入国际互联网，是我国医药卫生行业最早上网的报纸之一。然而，其后报纸网站发展较慢，2005 年推出中国中医药论坛，2007 年开辟视频，但主体内容还是报纸的网络翻版，目前只有少数几个人负责维护网站和报纸内容的上传。

网络媒体的产品有内容产品、技术产品、服务产品、社区产品。内容产品上，中国中医药报的内容和传统大型媒体的医药频道相比不具有竞争力，而且网站的知晓率不高。提供技术产品不是行业报网站的优势。

在服务产品上，虽然开设了中医药报网上书店，但业务还没开展起来，目前只有少量图书。往期报纸的查询很受用户欢迎，但尚没建立中国中医药报数据库，没有搜索引擎服务。从其他行业报网站看，数据库查询是较受欢迎和有盈利的项目，中国中医药报可考虑建立中药材数据库、中医方剂数据库、全国中医院重点专科、各类疾病中医治疗方法数据库等等。

信息收费在美国已成习惯，但在中国并不受欢迎，因此中国中医药报网站虽然为其他众多网站提供原创内容，用户可免费查询往期报纸内容，但收取费用不太可行。中国中医药报网站应逐步建立数据库系统，提供查询服务，重在"用"而不是看，这样才可能经营成功。

总之，中国中医药报的发展，首先要重新定位，解决为什么办报、为谁办、怎么办的问题。内容、广告、发行三部分要通盘考虑，中医药报要为行业提供权威性、独特性、服务性报道，把内容做深、做精、做透，突出"中医味儿"，做有气势的深度报道。经营运行中，发行是根本，中医药报应注重有效发行和传阅率，广告经营中重视提供服务的水平和意识，维护长远合作关系。网站建设方面可考虑建立多种数据库，提供查询服务等。

当前，中医药事业迎来难得的战略发展机遇。全国各地将中医药纳入经济社会发展的重要日程，中医药是我国文化软实力的重要体现，中医药走向世界的步伐明显加快。中国中医药报是中医药系统的唯一全国权威大报，这张报纸始终和中医药行业同呼吸、共命运，拥有一批忠实读者。只要抓住机遇，迎难而上，中国中医药报的前景是光明的。

（《科技创新导报》2010 年 1 月）

柳暗花明又一村
——新形势下行业报改革发展的突围策略

在全国报纸中，行业报是个不小的报纸群。据新闻出版总署统计，2006 年在全国 1938 种报纸中，专业报有 1129 种，占 58%，[①]仅中央级的行业报就有 70 多家。行业报起步于 20 世纪 50 年代，为促进我国经济社会建设和各行各业改革发展发挥不可替代的作用。然而，近年来行业报的体制弊端日益凸显，随着文化体制改革的不断深化与加速，决定其前途命运的时刻日渐临近。这样一种庞大的报纸群该何去何从？它们还有没有必要保留？其存在对社会发展有什么作用？要想突破困境，行业报该采取什么策略，以实现完美转身？是新形势带给行业报的重大课题。

一、我国行业报的基本概况

我国的行业报，实际上就是中央部委为指导工作，传播经验，发布行业信息的需求而创立的所属相关行业或专业的报纸。[②]行业报始创于 20 世纪 50 年代，从 80 年代开始蓬勃发展，从最初的几家迅速扩大到 20 世纪末的 700 多家。当时的报纸审批政策策规定中央部委包括副部级部门都可以拥有一报、一刊和一个出版社。名为"行业报"，但管理体制机制和当时"机关报"基本相同。经费由主管部门划拨，发行依靠"红头文件"，基本衣食无忧。客观上这批行业报传播了专业知识、加强行业交流，为促进中国经济发展发挥了不可替代的重要作用。笔者供职的《中国中医药报》就是 1989 年由国家中医药管理局主管并主办。

然而，随着市场经济发展，行业报"吃大锅饭"的弊端日益凸显。从 1996 年开始，国家对行业报进行了三次较大的调整，包括不允许发文件征订报纸、实行事业单位企业化管理、省以下地厅级不允许办报等。中央级的行业报有的划转到党报或报业集团，如《中国建材报》划归到《经济日报》；有的归类于企业报，如《中国黄金报》；还有一部分由协会主管。这些调整使行业报初具市场意识，改变了原

---

① 中国出版信息网 http：//cppinfo.com

② 王秋和 . 中国当代报业发展研究 [M]. 北京：人民日报出版社，2004.

有的依赖思想，一批优秀的行业报如《中国计算机报》《中国汽车报》《中国经营报》等在此时期脱颖而出。

但是，改革的步伐远未停止，经过调整保留下来的行业报并非从此就可高枕无忧。恰恰相反，优胜劣汰的市场经济规律，把行业报更深地推向了市场。自负盈亏以后，行业报面临的生存和发展压力更为巨大。事实上，从 20 世纪末开始，除少数几家报纸外，大多数行业报开始走下坡路，无论发行量和广告收入都远不及当年，面对改革和发展，行业报任重而道远。

二、我国行业报发展的瓶颈与前景

21 世纪以来，行业报面临诸多新的挑战：都市报异军崛起，抢占着各地有限的报纸市场；网络媒体的便利快捷和海量传播对传统媒体形成巨大冲击；许多综合类报纸也纷纷推出健康、房产、汽车等专刊专版。这一切，对本来就脚跟不稳的行业报的生存空间，构成了严重威胁。

（一）挑战：体制机制改革

1. **体制不顺**。在政策层面，新闻出版总署在《全国报纸出版业"十一五"发展纲要》行动计划中制定了行业报计划目标，引导行业类报纸树立"资源中心观"，努力建构行业信息资源平台，面向所在行业提供新闻、资讯和增值服务。2008 年初我国大部制改革的推行，对各部委所属的行业报产生重要影响。文化体制改革的步伐正在日益临近，新闻出版总署署长柳斌杰表示，报刊改革要分三步走，国有企事业单位主办的非时政类报刊在第一阶段完成改革，第二阶段是行业协会等社会团体主办的非时政类报刊，第三阶段是部委所办的报刊。力争 3 年内建立新的管理体制基本框架。[1]

2. **机制堪忧**。虽然经过三次调整，但这些脱胎于部委机关报的行业报，报社领导多由主管部门直接指派，"外行指导内行"；报社内部竞争激励机制不足，人员"能上不能下，能进不能出"，机关习气严重；在 2006 年第二届全国行业报质量检查通报中，全国 42 家受检报纸竟无一合格。[2]报纸质量令人堪忧。部分业内人士据此认为行业报前景黯淡，对其是否应继续存在提出质疑。

---

[1] "柳斌杰：文化体制改革，既有路线图也有时间表"，人民日报，2008 年 6 月 19 日
[2] 行业报质检报告，晋雅芬，http://www.bookb2b.com/news/detail.php？id=4735

（二）优势：行业需求和专业权威

1.**存在源于行业需求**。事实上，行业报并非"中国特色"，即使在报业发达的欧美国家，也保有行业报的一席之地。在美国，几乎每个行业都有自己的信息报刊，专门交流电脑信息的报刊就有几十种。日本按其产业分工也有几十种产业报，比如化工类报纸、电缆类报纸等。中国的行业报，某种意义上如同中国股市，政策色彩较浓，虽然表现不尽如人意，但也不能一概抹煞。可以说，只要行业存在，这一行业的人群就必然有其特殊需求，行业内部需要上传下达，生产、销售到研发、宣传诸多环节间需要信息沟通、政策协调，从业人员需要专业指导和交流，行业报无疑就是这样一种渠道和平台。以《中国中医药报》为例，大到国家政策对本行业的影响和解读，小到某味中药的科研进展、某家中医院的新疗法，这些内容都需要一个专业媒体来集体呈现，并且这种行业需求是持续存在的。因此，笔者以为，行业报的存在有其必要性和光明前景。行业报不尽人意的表现，主要是体制机制造成的服务不到位，亟须改革，但不必革命。

2.**权威、专业的优势**。从广告商来说，一些针对性较强的广告，他们在投放时更愿意选择能吸引有效读者的媒介，获取明确效益。从这个角度而言，专业就是实力，窄众并非劣势。同时行业报的优势还表现在政治权威性。虽然主管部门是政府，容易使行业报的宣传性大于新闻性，但上下级的密切关系，也使报纸能更多了解到行业高层动态、会议信息，在信息获取上具备先天优势。而且部委主管的报纸审稿制度严格，专家资源丰富，权威性为读者公认。一些行业报搞活动、拉赞助，吸引广告商的正是"权威性"这块招牌。此外，行业报大多成立较晚，没太多退休人员的负担，便于转型，易于生存。这些都是行业报优于党报或都市报的特点。

（三）前景：区别对待，不宜盲目悲观

基于对行业报优势特色的认识，笔者对其前景持乐观态度，但这仅就中央级行业报而言，并不包括省市厅局主办的各类行业报。

1.**省市厅局行业报宜早寻出路**。在过去的几次调整中，发行量小于3万份、省市厅局主办的行业报都在整顿之列，但由于地方保护和难以转归"消化"等原因，整顿并不成功，目前还存有上百家各种类型的省市厅局行业报。这类报纸市场定位有限，大多生存困难，属于全国近2000家报纸中的"弱势群体"，宜尽早寻求出路，或小小联合、并入大报，或转为企业报、杂志。

2. **中央级行业报要区别对待。**中央级行业报虽暂时生存无虞，但仍需改革调整，彻底进行用人制度、分配和财务制度改革，实行现代企业化管理。但改革是否要把所有的行业报推向市场？对此，中国报协行业报委员会会长吕华麟认为，"各个行业报特点千差万别，要区别对待，分类实施，不能一刀切。"①他把中央行业报的改革方向分为三大类：一是所服务的行业市场化程度比较高，如《中国汽车报》《中国黄金报》，管理上可侧重考虑其企业特征；二是主管单位是大型企业的行业报，如《中国石油报》《中国石化报》，跟随企业改革的节拍同步进行即可；三是社会公益性、关乎国民经济命脉、有政策制定和行政执法权的部委报纸，改革中宜强调其事业单位特征，否则过重的生存压力会影响公正性。

3. **前途要靠自己争取。**行业报究竟路向何方？国家政策指引是一方面，但最重要的恐怕还是行业报自身能否顺应形势，转变方针策略。说到底，市场买不买账，人民群众满不满意才是硬道理。从这个意义上讲，行业报的前途命运其实掌握在自己手中，掌握在报纸当家人的手中。改革必然涉及利益的重新分配，报纸掌门人有没有足够的勇气、决心和智慧，成为引领行业报走出低谷的关键。

三、我国行业报的突围策略

行业报内为观念、惰性、人才所困，外受都市报、新媒体的挤压，要想重整河山，并非易事。梳理行业报的历史、现状和趋势，肯定"办好行业报是为社会经济和人民生活做贡献"，笔者认为从战略层面来说，要办好行业报，"特色"是必打的基本牌，"品牌"是走向辉煌的关键牌，"整合"是增强实力与后劲的创新牌。

（一）特色是行业报发展的根本

1. **细分市场，做透内容。**当今报业同质化竞争激烈，行业报令都市报深感羡慕的一点，就是近乎垄断性地为特定人群服务，有特色才能生存，特色就是生命力。行业报的特色体现在受众和内容两个方面。受众定位上，行业报应找准自己的细分市场，一般来说，读者确定为行业和企业的管理者比较适宜，如果定为全行业所有从业者则较难兼顾。在内容上，要着力报道真正对读者的工作、生活产生影响的业内新闻。在这方面，行业报必须比其他媒体挖得深，做得透，专业味十足，假如行业报的报道和都市报一样泛泛甚至不如都市报专业，那么这样一张缺乏特色的报纸

---

① 陈芳，有关行业报运作特色的五个话题，中国记者，2008 年第 4 期

早晚要被行业抛弃。要注意的是，有些行业报看似天天报道行业，事无巨细地报道各种会议信息，然而内容却并不解渴。读者需要的是新闻背后的真正意义，是趋势判断，是价值观点，而不是全景扫描或细节白描。

2. 保持特色，不为所动。 说来容易做来难，很多行业报在实践中，都曾迷失过特色。近年来，某些报纸受都市报"厚报"之风影响，却忽视行业新闻资源的有限性，也盲目扩版、扩期，甚至从周报改为日报，浪费版面不说，还导致质量下降，成本加大，可谓得不偿失。现在《中国汽车报》等报纸已从日报返回到周报，更好地把新闻报道做深、做细。还有的行业报看到社会上健康养生比较热门，也腾出大量版面做科普休闲，导致报纸内容和受众严重错位，弱化了原有的特色优势。老读者觉着不需要，新读者又因为发行步骤跟不上根本就无从读到报纸。这些在内容和受众上没有坚持特色的例子需要引以为戒。

（二）品牌是行业报的制胜之道

一般来说，报纸营利的渠道包括发行和广告。行业报的领域相对较窄，能发行到 10 万份就已经相当不错。在有限的范围内花大力气去搞发行，十之八九会得不偿失。拼命去拉广告客户吗？诸多某些行业报为求眼前利益，大量廉价地刊登各种硬广告或软文，反而丧失报纸公信力，走向了恶性循环。这种情况下，品牌对于行业报是一种重要的战略选择。

广告专家约翰·菲利普·琼斯认为，品牌就是能为顾客提供其认为值得购买的功能利益及附加价值的产品。市场经济中，拥有品牌就等于拥有了大量无形资产。报纸作为一种快速消费品，树立品牌至关重要，有了品牌，就等于拥有了大批忠诚的读者群和长期稳定的广告客户。因此，行业报的发展，必须先用心做好质量文章，重视深度报道，以求行业的认可和美誉度，培养铁杆和忠实读者来树立报纸的品牌形象。同时加强策划社会活动，不求多但求精，通过活动扩大报纸的社会影响力并吸引广告商，使二者相得益彰。

1. 深度报道是行业报塑造品牌的基石。 单纯追求时效性并非行业报所长，要想赢得读者，还得从加大深度报道入手，而这恰恰是都市报的"软肋"，也是行业报的优势所在。很多行业报记者并非新闻科班出身，但由于对行业难点、重点问题的长期关注和研究，几乎可以称为"半个专家"，容易把选题做实挖透。为扩大品牌社会影响力，谋划深度报道选题时可考虑行业与社会的结合点，力争业内和社会都叫座称好。近年来，《中国审计报》提出"审计新闻社会化"的方针，把审计署重点抓的工作和社会关注热点结合起来，得到业界和社会的认可，有一半发行量在审计系统外。①

2. 举办活动提升品牌知名度。行业报办活动拥有都市报不具备的政府资源、行业资源、关联资源等。报纸可以依托行业的特点和优势，把广告商、赞助商与其顾客联系在一起，以行业专题性展会、专家论坛、研讨会等形式，吸引政府官员、企业和社会公众的广泛参与。此外，还可以与主管部门、行业协会联合组织专业测试、技能比赛等活动。②大型活动往往能够迅速聚集人气，扩大品牌知名度和影响力。《中国中医药报》自 2007 年起连续二年承办 22 个部委联合主办的"中医中药中国行"大型科普宣传活动，深入全国 20 多个省市自治区以及香港、澳门特别行政区，此举迅速扩大了报纸的知名度和社会影响力。

（三）整合资源，开辟赢利新领域

"资源中心观"是对传统的媒体中心观的颠覆。报纸不再是行业报纸出版的核心，而是报社众多产品里的一个；报社不再是简单一张报纸的生产者，而是多种相关服务的提供者，还可以制作、生产、销售多种相关内容产品，使信息价值增值。这是一种观念的更新，拥有资源就是拥有财富，这种观念大大拓宽了行业报的发展空间，有助于节约成本。行业报凭借其权威专业性，在业内拥有广泛的人脉和专家库，这种优势除了体现在报纸上，还可开发多种途径取得收益。浙江省市场导报报社的核心资源并非报纸本身，而是该省企业开业的数据库和订户数据库。报纸每期刊登的 2~3 个整版的企业开业信息，可谓浙江省最翔实也最及时的动态企业"出生记录"，成为很多广告商眼中的金矿。

此外，与其他媒体合作，借助网络或广播、电视再次传播行业报内容，也是行业报扩大影响的新途径。从成本角度看，报纸通过第一手采访获得的信息如果多次传播，可以摊平成本，实现信息增值。如《浙江城市广播电视报》与浙江电视台的合作，就探索了电视与报纸互动的新途径。报纸每周出版一期《新青年制造》专刊，成本由电视台承担，既提高了报纸知名度，也增强了与同类报纸的竞争力。③

---

① 宋兆宽，行业报实施品牌战略的思考，浙江在线新闻实践，2004 年 11 月 1 日
② 陈国权，走什么样的道路，中国记者，2008 年 4 期
③ 崔砺金，寻找行业报"蓝海"战略，传媒，2008 年 12 期 69-70 页

四、结语

在市场经济体制越来越完善的中国，面对网络、手机等新兴媒体的压力，积弊甚多的行业报要在传统党报和都市报的夹缝中寻求突破，还需要足够多的勇气、智慧和决心，但行业报的前景和地位都是不可忽视的。要走出低谷，行业报需要坚定信念，积极进行体制机制改革，深深植根于行业，利用自己的专业特色与优势，为读者提供优质服务，力争树立响亮的报纸品牌，开拓资源服务、媒体合作等多种经营路径，打好"特色""品牌""整合"这三张战略牌。总之，依托于行业的行业报，其发展必然与行业兴衰有难以割舍的关系，反过来，其完善的服务更可大力推动行业发展；同时行业报也是我国平面媒体的重要组成部分，其发展前景关系到我国传媒经济结构。笔者真诚地期待行业报能振奋精神，突破自我，融入我国经济社会大潮，为中国经济社会的发展添砖加瓦。

参考资料

[1]《中国新闻年鉴》，北京，中国新闻年鉴出版社，1982 — 2006 年

[2] 孙惠卿主编,《产业报论文集》，北京，中国建材工业出版社，1998 年 6 月出版

[3] 吕华麟、汪大绶主编,《纵论 21 世纪中国行业报》，北京，中国建材出版社，2001 年 7 月出版

[4] 邵培仁、陈兵,《媒介战略管理》，上海，复旦大学出版社，2003 年 5 月出版

[5] 王秋和，中国当代报业发展研究，北京，人民日报出版社，2004 年 7 月出版

[6] 孙燕君，报业中国，中国三峡出版社，2002 年 2 月出版

[7] 凯勒著，李乃和等译，战略品牌管理（第二版），中国人民大学出版社

[8] 苏菲，如何提高行业报竞争力，中国记者，2007 年第 7 期

[9] 余杨，从行业报的特色培植看其职能优化，中南大学 2008 年硕士学位论文

[10] 吴伟红，我国行业报现状及生存策略研究，中央民族大学 2007 年硕士学位论文

（《映像整合》中国传媒大学出版社 2009 年 5 月）